马王堆

MAWANGDUI

YANG SHENG WEN HUA YAN JIU

养生文化研究

主编 何清湖 葛晓舒

中国中医药出版社
·北京·

图书在版编目（CIP）数据

马王堆养生文化研究 / 何清湖，葛晓舒主编 . -- 北京 : 中国中医药出版社 , 2024.10
ISBN 978-7-5132-7589-7

Ⅰ . ①马… Ⅱ . ①何… ②葛… Ⅲ . ①养生（中医）— 研究 Ⅳ . ① R212

中国版本图书馆 CIP 数据核字 (2022) 第 072258 号

中国中医药出版社出版

北京经济技术开发区科创十三街 31 号院二区 8 号楼
邮政编码　100176
传真　010-64405721
山东润声印务有限公司印刷
各地新华书店经销

开本 710×1000　1/16　印张 13.25　字数 230 千字
2024 年 10 月第 1 版　2024 年 10 月第 1 次印刷
书号　ISBN 978 - 7 - 5132 - 7589 - 7

定价　58.00 元
网址　www.cptcm.com

服 务 热 线　010-64405510
购 书 热 线　010-89535836
维 权 打 假　010-64405753

微信服务号　zgzyycbs
微商城网址　https://kdt.im/LIdUGr
官 方 微 博　http://e.weibo.com/cptcm
天猫旗舰店网址　https://zgzyycbs.tmall.com

如有印装质量问题请与本社出版部联系（010-64405510）

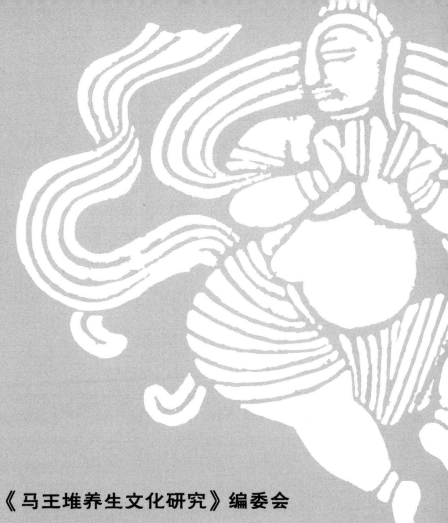

《马王堆养生文化研究》编委会

主　　编　何清湖　葛晓舒

副 主 编　曾晓进　周　曦　魏一苇

编　　委　（按姓氏笔画排序）

　　　　　冯　雪　向科霞　陈　洪

　　　　　胡以仁　胡宗仁

学术秘书　张冀东

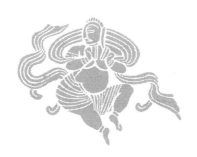

前　言

　　长沙马王堆汉墓是西汉初年长沙国丞相轪侯利苍的家族墓地，于1972～1974年进行了三次考古发掘。一号墓为轪侯利苍的夫人辛追之墓，二号墓为轪侯利苍之墓，三号墓为利苍与辛追之子利豨的墓。在声势浩大的发掘工作中，三座墓葬以其结构之宏伟、陪葬品之丰富、出土文物之精美深深震惊了全世界！因此也掀起了一波长盛不衰的马王堆文化研究热潮。50年来，国内、国际的众多学者都围绕马王堆文化从不同角度进行了深入研究，硕果累累，成就喜人。每隔10年定期举行的马王堆文化研究国际会议，更是荟聚了各国学者，激荡起璀璨的思想火花，让马王堆文化不断发出绚丽夺目的光芒。如今以马王堆汉墓文物展览为主体的湖南博物院早已享誉国内外，成为湖湘文化的一张靓丽名片。马王堆三号墓出土了大量简帛书籍，其中有14种是医书，堪称早期湖湘医学文化的代表著作，也一直是湖南中医药大学学术研究的重点对象。从最早进行马王堆医书考注的周一谋、萧佐桃、彭坚教授，到不遗余力宣传马王堆养生文化的我和陈小平教授，缜密验证马王堆医药疗效的周德生、旷惠桃教授，再到发掘马王堆文化当代价值、提出产业创新的新一代青年学者们，几代人的努力和奋斗，再次印证了马王堆文化是一个取之不尽、用之不竭的宝库，对它的研究值得更加细致深入地进行下去！

　　作为湖南中医药大学第二代马王堆医学文化研究学者，我校的青年学子在马王堆医书的数字化建设、马王堆医学文化在中医理论成熟期的历史价值、马王堆养生文化的体系化构建与梳理、"一带一路"倡议下马王堆医学文化的跨文化传播等领域进行了不懈地耕耘和探索。寒窗读书不觉苦，唯有书香暗自生。马王堆医学文化仍以它独特的魅力吸引着当代湖湘中医学者。古雅深邃的简帛医书展现了古人高远的智慧，还有很大的挖掘、研究空间，还有可以汲取的众多养分，还有更多值得湖湘医学文化骄傲的研究成果有待问世！

　　马王堆14种简帛医书呈现的是两千多年前南楚之地的医学成果，其中的养生文化尤其令人瞩目。马王堆养生文化自成体系，环环相扣，既兼容并包，又独成一家，哲学理念成熟严谨，养生方法全面有效。其独特的十一脉经脉学说，奠定了砭灸、热熨、按摩、导引等外养法的基础。其丰富的方药体系、颇有讲究的药物炮制方法、五花八门的剂型创造，都展现了中医药养生的时代精华。其四时起居和饮食养生中的天人相应、与时相谐理念，房中养生的理性、严谨精神，让我们佩服古人豁达成熟的宇宙观、生命观、健康观。就连楚文化特色最鲜明的祝由术，也体现了浪漫不屈的楚地人文风貌！

马王堆养生文化是湖南中医药大学中医养生、康复等专业学生的限选课程，这部《马王堆养生文化研究》作为马王堆医书出土 50 周年献礼之作，既是对 50 年研究成果的总结，也可以作为教材使用。更希望借此抛砖引玉，引领湖湘学子深耕马王堆文化，让马王堆医书研究从训诂考释为主转为研究发掘、产业创新为主，让马王堆养生文化在新时代焕发更大魅力，惠及更多湖湘百姓！

为了落实湖南省"三高四新"战略，进一步发掘马王堆医学的中医药精髓，研究和推广湖湘中医药文化，更好地满足人民对美好生活品质的需求，促进地方经济、社会发展，湖南医药学院与湖南中医药大学等企事业单位共同成立了马王堆医学研究院。本书的编写集中了湖南中医药大学、湖南医药学院马王堆医学研究院与国内外学者的研究成果，在各组团队充分整理论证的基础上，其中第一、第二、第三、第四章由葛晓舒及其团队撰写，第五、第六章由曾晓进及其团队撰写，第七、第八章由周曦及其团队撰写，第九、第十章由魏一苇及其团队撰写，马王堆医书原文校注部分由向科霞整理，最后由学术秘书张冀东统稿。对书后附录马王堆医书中涉及养生学较多的医书原文，综合各家注释进行了简注，涉及《足臂十一脉灸经》《养生方》《杂疗方》《却谷食气》《十问》《天下至道谈》等。本书引用马王堆医书原文，异体字、通假字随文注出，外加（ ），正文缺损处用□表示，【 】中为补缀文字。本书的编委们都是在医史文献、中医文化研究领域卓有建树的博士、硕士，热爱中医和马王堆医学文化，饱含热情地完成了资料整理、书稿撰写和反复修改论证工作，废寝忘食，甘之若饴，让我们看到了马王堆医学研究在未来更加美好的愿景！当然书中难免会有错误和不尽之处，恳请读者予以批评指正，共臻至善之境！

湖南中医药大学教授

湖南医药学院院长　　何清湖

2024 年 5 月 1 日

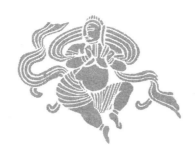

目 录

第一章

马王堆汉墓的发掘与马王堆医书简介

第一节　马王堆汉墓的发掘

马王堆汉墓的原址在湖南省长沙市东郊的五里牌乡，现在属于长沙市芙蓉区。这里本来有两个隆起的土丘，因为彼此相连，远看颇像马鞍，所以被当地人叫作"马鞍堆"。当时相传此处是古代王侯贵族的陵寝：一说是根据《湖南通志》记载，这里是五代时期后唐楚王马殷的家族墓地；一说是根据《太平寰宇记》记载，这里是西汉汉景帝之子长沙国诸侯王刘发的母亲及其侍女的墓地。虽有陵寝传言，但这里一直没有明显的被盗迹象。1971 年 12 月，366 部队医院响应国家号召，在马王堆一带挖掘防空洞，兼作地下病房。但在施工的过程中，工人发现有呛人的气体从钻孔中冒出来，点燃的火柴遇到这种气体，气流竟然变成了一道蓝色火焰。施工负责人将情况报告给政府后，政府要求湖南省博物馆工作人员前来调查。当时的博物馆副馆长侯良敏感地意识到这是没有被盗过的古墓才会有的现象，即俗话所说的"火坑墓"，由于密闭严实，墓中因腐败产生的沼气从小孔中喷出形成火焰。1972 年 1 月 16 日，在国家和湖南省政府的安排下，考古队开始正式发掘马王堆一号墓，后来证明是西汉长沙国丞相轪侯利苍的妻子——辛追夫人的墓葬。马王堆一号墓规模宏大豪华，虽然辛追夫人是家族墓地中最后一个下葬的人，但是其墓葬规格是最高的。墓坑为方漏斗型，有 2 万多立方米的封土，墓口长 19.5 米，宽 17.8 米。清除封土的过程中，也发现了三个盗洞，但是都没有挖到墓室棺椁处，因此一号墓的文物从未被盗。封土下有大量的白膏泥，这是秦汉葬制中起密封作用的致密黏土，白膏泥下面有大约 5 吨的黑色木炭，起防潮作用。挖到 20 米的深处，终于露出了保存完好的棺椁，沉睡 2200 多年的辛追夫人终于重见天日。墓室内由于恒温恒湿，避光防潮，文物保护得极为完整，完好地展现了西汉早期墓葬的情况。墓中出土的"妾辛追"印章说明了墓主人的名字，随葬器物上"軚侯家丞""軚侯家"印章字样，说明这是西汉初期軚侯的夫人之墓。大量陪葬的漆器、木俑、丝织品色彩鲜艳，辛追夫人的遗体肌肤柔软，头发、汗毛、内脏保存完整，关节还能弯曲，是罕见的保存完好的湿尸，当即震惊了全世界！经过解剖分析，专家指出辛追夫人有胆结石、冠心病等基础病，胃中有138粒甜瓜子，可能是夏季吃了甜瓜后诱发急性心脏病而死。马王堆一号墓的发掘受到了国内外的高度关注，其中出土的1000多件珍贵文物，保存完整度令人惊讶。如今素纱襌衣、T形帛画、辛追夫人遗体已经成为湖南省博物馆的三大镇馆之宝。

在一号墓的发掘过程中，已经发现该墓打破了旁边两座墓葬的部分结构，证明还有比辛追夫人更早下葬的二号墓、三号墓。1973年11月，周恩来总理亲自批示，成立发掘领导小组，开始对二、三号墓进行发掘。一号墓和二号墓东西并列，因为这是夫妻墓。三号墓主为利苍与辛追之子，其墓紧挨着一号墓的南侧。三号墓比一号墓略小，也没有被盗过，棺椁、随葬品十分完整，但是由于封闭不严，严重渗水，尸身腐朽成骨架。三号墓主为30岁左右的男子，考证《史记》《汉书》后可能是軚侯利苍之子利豨，推断在长沙国辅助平定南越国的叛乱中这位武官去世。墓中最珍贵的文物是大量的简帛书籍，12万多字的帛书包括《周易》《老子》等最早的版本，还有《地形图》《车马仪仗图》《驻军图》《彗星图》《导引图》等珍贵绘画资料。这是继敦煌藏经洞发现之后最大规模的古代典籍的问世，马王堆的帛书和竹简促成了日后一门独立的学科——马王堆学的形成。

马王堆二号墓，距离一号墓西侧只有23米，属于夫妻同葬异穴墓。由于发现盗洞和唐代瓷碗，证明这里唐代就已经被盗，墓室中一片狼藉，文物无几。但是发现了"軚侯之印""利苍"和"长沙丞相"三枚玉石印章，墓主的身份得以确定。二号墓下葬最早，规格却比一号、三号墓都要差多了。

一号墓的辛追夫人约50岁去世，死后葬在丈夫和儿子墓穴附近，虽然谨守汉文帝时期薄葬的规定，没有金银陪葬，但大量珍贵的漆器和精美的丝织品昭示着这位夫人尊贵的地位和家族的富贵鼎盛。三号墓的简帛书籍说明利苍之子是一位文武双全、博学多才的武官。虽然三号墓的墓主身份一直有些争议，但是三座墓的分布状态符合汉代家族墓的特点，其出土文物更是细致地展示了西汉王侯之家的生活状况。

马王堆三座汉墓的下葬时间经专家考证，二号利苍墓约下葬于吕后二年（公元前186年），三号墓的利豨下葬于汉文帝前元十二年（公元前168年），一号墓辛追夫人比二、三号墓下葬都要晚一些。三座墓葬共出土了丝织品、漆器、帛画、简帛文献、中草药、食物等遗物3000多件，为研究汉初丧葬制度、手工业和科技文化的发展、秦汉社会生活、长沙国历史等提供了珍贵的资料，迄今为止在秦汉考古史上是相当浓墨重彩的一部分，受到了国内外专家、学者经久不衰的重视！

第二节　马王堆医书的概况与历史价值

1973～1974年在马王堆三号墓的椁室中发掘出大量简帛书籍，天文地理、占卜星象、诸子百家、兵书数术、建筑医书等无所不包。其中帛书50多种，12余万字，破损严重。另外还有一批竹简书，证实了古代"书于简帛"的历史现象。马王堆简帛书籍字体有秦篆和隶书之分，专家考证秦篆类帛书抄写于战国到西汉初年的汉高祖、汉惠帝时期，隶书的抄写约在汉文帝初年。这批简帛书籍在湖南省博物馆、复旦大学和中华书局的共同努力下，由复旦大学出土文献与古文字研究专家裘锡圭教授领衔，率领团队将简帛书籍进行了突破性整理，出版了《长沙马王堆汉墓简帛集成》一书，共7册，已于2014年由中华书局出版发行。这是马王堆简帛文献首次集中完整公布，图版精美，释文详审，是目前最全面的整理文本。

在这批简帛文献中，医书共有14种，考古学和文字学专家考释后给每一种简帛医书都取了书名，其中帛书10种，包括《足臂十一脉灸经》《阴阳十一脉灸经》《脉法》《阴阳脉死候》《五十二病方》《养生方》《却谷食气》《杂疗方》《胎产书》《导引图》，《阴阳十一脉灸经》又分为甲乙两本。简书4种，包括《十问》《合阴阳》《杂禁方》《天下至道谈》。古医书文献研究专家马继兴对该批医书的抄写年代进行了最为详细全面的考证，认为14种医书的抄写年代与同墓非医文献类似，当在战国末期至西汉文帝前元十二年之间，相当于公元前4世纪至公元前3世纪左右。

综合各家考证，目前有学者认为马王堆简帛医书并非出自一时一人之手，而是集各家之长的典范抄本。抄有《五十二病方》等医书的帛一，其抄写年代不晚于秦汉之际，应为公元前3世纪末的写本；抄有《却谷食气》等3种医书的帛二，抄写年代为西汉初年；抄有《胎产书》《养生方》《杂疗方》的帛三，抄写年代约在汉高祖（公元前 206～前 195 年）在位以前；4 种竹木简医书大约是西汉初所录。

现将马王堆 14 种医书简介如下：

《足臂十一脉灸经》

这部书是迄今为止我国发现最早的经脉学文献，简明扼要地介绍了人体 11 条经脉的名称、循行路径、生理病理和部分经脉的灸法治疗。当时并无"经络"之说，只有"脉"的概念，脉分足、臂两大类，包括了足太阳脉、足少阳脉、足阳明脉、足少阴脉、足太阴脉、足厥阴脉六条足脉，以及臂太阴脉、臂少阴脉、臂太阳脉、臂少阳脉、臂阳明脉五条臂脉。书名为马王堆帛书整理小组根据内容命名。

《阴阳十一脉灸经》

这部书与《足臂十一脉灸经》的内容类似，但是 11 经脉的命名不同。学界一般认为《阴阳十一脉灸经》晚于《足臂十一脉灸经》，两书均早于《灵枢·经脉》。此书对十一脉的循行路径、生理病理做了很多调整和补充，经脉后出现了"是动则病"和"其所产病"字样，阐述了经脉相关病理，为后世经脉学说进一步发展奠定了基础。书中先讲阳脉，再讲阴脉，依次论述了钜阳脉、少阳脉、阳明脉、肩脉（相当于臂太阳脉）、耳脉（臂少阳脉）、齿脉（臂阳明脉）、钜阴脉、少阴脉、厥阴脉、臂钜阴脉、臂少阴脉。本书在三号墓有甲本、乙本两个版本，内容基本雷同，仅个别文字有异。另外，湖北江陵张家山汉墓的《脉书》也有此书的内容，文字更加完整，可以互参。

《脉法》

马继兴认为《脉法》是古医家传授弟子砭灸之法时用的民间教材，教导弟子学习经脉的知识。文中提到"气"的传导路径和利用灸法循脉治病的要点，痈肿有脓时要用砭石割破脉管，排出脓血，并可以根据脉搏诊察疾病。此书与湖北江陵张家山汉墓出土的简书《脉书》颇为相似，张家山《脉书》文字的记载更加完整，二书可互相参考。

《阴阳脉死候》

这部书主要论述了三阴脉与三阳脉的疾病病机，重点阐述死亡证候，体现重视"阴病"的特点，三阳脉死候仅有 1 种，而三阴脉死候有 5 种。本书还将疾病预后与养生法结合，引述了养生之理和循脉论治方法。

《五十二病方》

这部书是目前发现最早的医学类方书。全书共介绍 52 种疾病治疗方法。卷首有目录。其中 3 种病名缺文不详，剩余 49 种多数是外科疾病，如外伤、动物咬伤、痈疽、痔疮、皮肤病等，还有部分内科疾病如癫痫、痉病、疟病、饮食病、疝病、癃闭、淋病、寄生虫病等，还有一些儿科病证，如小儿癫痫、疢瘛等，少数妇产科病"婴儿索痉"等。全书 291 条，每条 1 方，个别附 2 方，药物法为主，还有灸、砭、熨、熏、敷等外治方和祝由方。许多条文最后有"令验""令""尝试""勿禁"等字样，说明可能是附录了验证效果的一部民间验方集。

《养生方》

这是专论养生的方书。共有 32 篇，正文在前，目录在后。可辨认的文字有 100 多行，方剂共有 79 首。医方主要作用是治疗阴痿阴肿、轻身益力、滋阴壮阳、房中补益、黑发健步等，制药、用药方法详细，还有部分房中术记载和女性外阴部位名称等。

《杂疗方》

此书缺损严重，目前帛书可辨认者有 45 条。包括六部分，益气补益方、壮阳壮阴方、埋胞衣法、益内利中方、疗蛲虫病及蛇蜂所伤方等。

《杂禁方》

本书并非医书，而是方技书，介绍以厌胜为主的方术之法，属于祝由术的一种。共 11 条，一百余字。书中阐述了禁厌狗吠、夫妻相恶、欲媚贵人、止恶梦、姑妇善斗、婴儿善泣、与人争讼、夫妻不睦等情况的厌胜法。

《胎产书》

本书是胎产类方技书，内容不全是医方。抄录本书的帛上方有图形部分，左右两图，左图为"南方禹藏"埋胞方位图，古人迷信埋藏婴儿胞衣需要选择特定的方位。右图为"人字图"，是根据胎儿产日预卜命运。两图没有文字说明。帛书的文字部分是介绍养胎论，按月论述胚胎发育的规律及产母调摄法。与六朝之后流行的"十月养胎法"大致相同，内容更简朴而已。其中可见五行思想的端倪。

《却谷食气》

本书为养生类文献，包括却谷和食气两部分内容。却谷法为不食五谷，代之以服食石韦，食法与月进退；食气是呼吸吐纳，属于古代气功，对顺应四季的呼吸要点加以详细阐述。

《导引图》

这是一幅帛上的彩绘练功图，残缺不全。经缀合复原后可见为 44 个人物导引图，上下四行，每行 11 人，人物旁还有小字标题，说明其治病或养生的功效。

《十问》

这是一部问答体的竹简医书，共分十篇，主要以养生和房中术思想为主。分别是黄帝问天师，黄帝问大成，黄帝问曹敖，黄帝问容成，尧问舜，王子巧父问彭祖，帝盘庚问耆老，禹问师癸，文挚问齐威王，王期问秦昭王。这部书集中反映了当时秦汉流行的养生理念和方法特色。

《合阴阳》

这部书是专门讨论房中术的著作，共分九条。论述房事前的按摩法、房事前的准备、房事的过程，"十动""十节""十脩""八动""五音""十已"等房事要领和房事养生的意义等。

《天下至道谈》

这部书是讨论房中术的著作，从书名看道家的房中术已经上升到"道"的探索。全书 27 条，涉及"玉闭""十动""十势""八道""八动""五音""五欲""三至""十已""七损八益"等房事之法，文字上与《合阴阳》一书近似。

马王堆医书具有极高的历史价值，出土后在医史文献界引起了轰动，弥补了《黄帝内经》之前中国医学发展史的大片空白。首先是补充了大量先秦秦汉养生的理念和方法。先秦诸子中《管子》《吕氏春秋》《老子》《庄子》等著作虽有涉及养生理论，但是过于简洁零散，不成体系。而马王堆医书涉及大量的养生内容，表明中医学在先秦秦汉已经形成高度发达的养生文化。《养生方》《却谷食气》《天下至道谈》《导引图》《脉法》等多种文献，构建了马王堆养生文化的概貌，从"审夫阴阳"、和于数术、顺应四时、抟精聚神的哲学理念，到砭灸、按摩、导引、却谷食气、食疗养生、房中术养生、方药养生、祝由养生的多种方法，都展示了古人兼容并包、融会贯通的思想理念，也代表了当时秦汉养生的较高境界。

其次，马王堆医书对理解秦汉时期中医基础理论不断完善和成熟过程提供了难得的文献资料。一般认为马王堆医书早于《黄帝内经》，二者有一定的共通之处，也有不同的地方。《足臂十一脉灸经》和《阴阳十一脉灸经》《脉法》《阴阳脉死候》等文献是目前发现最早的经脉学说资料，对了解中医经络学说发展、脉学发展、砭灸学说发展具有极高的价值。体现了经脉、砭灸学复杂的发展过程，对认识中医辨证论治的起源也提供了珍贵资料。

再次，马王堆医书大量的药物和医方记载，为了解秦汉医药发展状况提供了一手资料。书中药物有一半是《神农本草经》没有记载的。其独特的香料文化、食疗文化、药物配伍、药物炮制方法等，使后人得以详细窥视最早方书《伤寒杂病论》之前秦汉医药学的成就。

总之，马王堆医书具有极高的医学和文献学价值，是秦汉珍贵的医药学典籍。目前考释的工作已经基本完成，有待完善而已。而对马王堆医书文化内涵的研究必须进一步深入发掘，这对我们深入了解中医历史、了解中医养生文化的发展具有至关重要的帮助作用。

第二章

马王堆养生文化的形成与特色

第一节 先秦秦汉养生文化的时代背景

中国的养生实践早在原始社会就已经开始，传说中高寿的彭祖擅长食疗和导引，享寿八百余岁。传世《道藏》中有《彭祖导引法》。舞蹈也是古代导引养生法的前身，《吕氏春秋·古乐》记载："昔陶唐之始，阴多滞伏而湛积，水道壅塞，不行其源，民气郁阏而滞着，筋骨瑟缩不达，故作为舞以宣导之。"新中国成立后出土的战国时期文物行气玉佩铭就对气功功法进行了生动的描述。同时，原始时代火的使用丰富了养生之道，《韩非子·五蠹》记载燧人氏教化百姓"钻燧取火，以化腥臊"，用熟食代替茹毛饮血，促进了消化吸收，防止了肠道传染病。人们逐渐也懂得了用火防治疾病，发明了灸、芮、热熨等外治法。另外，传说大禹时代出现的酒，不仅是饮料，也是药物，《说文解字》有"酒，所以治病也"的记载，酒在先秦也迅速成为百药之长。食疗成为养生的重要方法，《周礼·天官》中有"食医"，负责天子饮食的调配，调和"六饮、六膳、百馐、百酱"，饮食与四季气候相适应。

以春秋战国为代表的先秦时期，是中国养生文化的第一个繁盛期，这时候最典型的现象是燕齐一带出现了大量的方士，其中不少人有长生成仙之道。《史记·封禅书》记载方士是传播阴阳之术的术士，"邹衍以阴阳主运显于诸侯，而燕齐海上之方士传其术不能通"。鲁迅在《汉文学史纲要》中评价战国燕齐思想家"多作空疏迂怪之谈，齐之邹衍、邹奭、田骈、接子等，皆其卓者，亦秦汉方士所出也"。方士们最早崇尚阴阳之道，其方术融合了道家、数术、医药、黄老刑名等知识，以及历法、占星、望气、图谶等方法，并逐渐将阴阳和五行思想结合。其中的神仙家通过行气吐纳、服食仙药、炼金招鬼等方法热衷于方仙道、神仙术的探索，寻求不死之药是他们的重要目的。《史记·秦始皇本纪》记载秦始皇沉迷于让方士寻找不死之药，"方士欲炼以求奇药"。这些方士当时一定是留有著作的，即《汉书·艺文志》记载的秦汉"神仙"家之流。《汉书·艺文志》参考了西汉刘向、刘歆父子撰写的目录学专著《七略》，是对先秦秦汉传世书籍文献的一次大整理，"方技略"为医书的简介，其中的"神仙"类书籍将神仙术称为"杂子道"，从书名看具体包括了导引、按摩、芝菌、黄冶（炼金术）等方法。值得注意的是，《汉书·艺文志》将医药书籍分为"医经""经方""房中""神仙"4类，除了前两类是医学的理论和方剂外，剩下的房中、神仙都与养生息息相关，由此可见先秦秦汉养生学说的发达。而房中术单独成为一类书籍，可见数量可观，体系完整，代表着养生文化的半壁江山。

如果说方士中的神仙家是养生的积极实践者的话，战国百家争鸣中的诸子百家就是养生的理论探索者，其中以《管子》《吕氏春秋》《老子》《庄子》最具代表性。《管子·内业》提出"精气"学说，认为精是气的物质基础，是生命的源泉，主张养生的关键在于"存精"。《吕氏春秋》的"本生""尽数"等篇章都讨论了养生问题，强调精气神和形体的统一，"故精神安乎形，而年寿得长也"。同时强调运动养生，"流水不腐，户枢不蠹，动也，形气使然，形不动则精不流，经不流则气郁"。"知本去害"是养生的最高原则，《吕氏春秋·尽数》说："毕数之务，在于去害。"去害就是要避免五味太过、七情太胜、六淫为害，从饮食、情志和外邪角度趋利避害，保证健康。老子、庄子一脉相承，重视精神的调养，提出"清静无为""清心寡欲""返璞归真""道法自然""贵柔""守一""葆神"等养生主张。

先秦养生的特点是理论与实践齐头并进，大放异彩。炼丹术、服食法、神仙术、导引术、房中术等对后世产生了巨大影响。马王堆医书就是在这样的背景下产生的，作为现存最早的秦汉养生文化的代表作之一，在养生思想的传承上，马王堆医书起到了承前启后的重要作用，并且体现了地域医学文化的某些独特之处，表明当时养生文化作为方术文化的一个分支，随着战国的文化交流、秦王朝的统一，已经具有知识共享、融汇交流的特色。对比秦汉其他文献，可以看到马王堆医书养生思想的形成，具有清晰的源流和特点，对后代医学文化的影响也颇为深远。

第二节　马王堆医书对前代养生思想的继承与创新

由于燕齐方士的大量存在，道家文化对养生的提倡，各诸侯国国君重视长寿，先秦秦汉的养生思想可谓百花齐放，各有侧重。经过文献的对比，可以发现马王堆医书在天人关系学说、精气学说、形神关系说、长寿说四个方面对先秦秦汉养生思想进行了借鉴与创新。从整体特征可以看出，马王堆医书养生思想体现了湘楚文化重阴重柔的特点，特别是它发展出动静结合、形神依存的养生思想，是对先秦形神关系的总结整理和创新发展。

一、马王堆医书对先秦秦汉天人关系学说的借鉴与发展

（一）从天人同构到天人同律说

战国秦汉时期，中国哲学逐渐形成"天地人"宇宙自然一体生命观。这种学说首先将人体与自然视为整体，具有发生学上的同一性。如《老子·二十五章》有"故道大、天大、地大、人亦大。域中有四大，而人居其一焉。人法地，地法天，天法道，道法自然"。《国语·越语下》中范蠡提出"持盈者与天，定倾者与人，节事者与地"的思想，并直接影响到西汉初的黄老思想。《黄老帛书·十六经》曰："天者不以侥幸治国，治国固有前道，上知天时，下知地利，中知人事。"战国后期儒家在《易传·说卦传》中明确提出圣人作易是要顺应性命之理，"立天之道""立地之道""立人之道"，汉武帝时期董仲舒因此构建了"天人合一"生命观。

先秦的文献中，天人同构说为主体，是探讨万物本原的重要哲学思维之一。而天人关系不仅仅表现为同构性，在整体观的指导下，天人同律更是对生命规律的一种直观探索。人体与宇宙自然的动态规律相一致，最早提出此类观点的是道家的老子。老子在大道至简的前提下，将天地自然和人体活动归一为"道"的规律。荀子虽然提出"天人之分"，但是认为顺应天时，合理利用财富，国民组织得当，可以"与天地相参"，人治可以参考天地规律。先秦的天人同律说阐述比较具体的是《管子·四时》《管子·五行》等篇章，体现的是阴阳家的学说，"务时而寄政"，将四时与五行匹配，形成天地人一体的运转模式。这对后世的影响是天地大生命与人体小生命相通，统一于时间节律和五行的归类与生克关系。

马王堆医书中已经有丰富的天人同律思想，其中天人同律归结于阴阳之道

的同一性。如《十问》一书，假托古代帝王、诸侯、官吏、名医、术士的互相问答，提出 10 个有关养生保健的问题进行讨论，其中第一问为黄帝问于天师："万勿（物）何得而行？草木何得而长？日月何得而明？"天师的回答是："尔察天之请（情），阴阳为正，万勿（物）失之不鎳（继），得之而赢。"指出要想考察日月、草木乃至人体运行的规律，就要"察天之情"，"阴阳为正"，就是考察天地阴阳发展变化的情况，以阴阳之道为规律和准则。第四问黄帝问容成时，容成指出"君若欲寿，则顺察天地之道"，"君必察天地之情，而行之于身"。长寿也要顺应天地之道的规律。

比马王堆医书时代稍晚出现的董仲舒，主要活动于汉武帝时期，他的《春秋繁露》一书在马王堆医书时代阴阳天人同律说的基础上更进一步发展，提出"惟人独能偶天地"，把人体从精神到肉体上都与天地相参列，彻底实现从同构到同律的结合。《春秋繁露·循天之道》更是强调："循天之道以养其身，谓之道也。"董仲舒将阴阳、四时、五方融合一体，提出"中和"的理念，"德莫大于和，而道莫正于中"，"能以中和养其身者，其寿极命"。从这些言论可以看出先秦秦汉天人关系的演变有一条清晰的脉络可以考察。

（二）从贵生到全生、制生观念

在天地人的关系中，古人重视三者的依存关系，同时在春秋战国时期形成了"贵生"观念，认为天地之间生命最为可贵，并进一步形成"天地之间人为贵"的思想（《四库全书·子部·子华子·北宫意问》）。《吕氏春秋·贵生》篇借鉴了子华子和杨朱的贵生思想，"圣人深虑天下，莫贵于生"。先秦的贵生思想认为人类的性命至关宝贵，并对贵生之术提出规范。《吕氏春秋·贵生》引用子华子的"全生为上，亏生次之，死次之，迫生为下"的言论，指出"全生"的方法是"六欲皆得其宜"，对于口腹之欲要有节制，"不利于生则弗为"，"害于生则止"。《吕氏春秋·贵生》篇主张各种物欲都要合理，适当地满足物欲才能保养好人的性情，千万不能"以性养物"，表达的就是不能任意妄为、以物累形的观点，对后世尊生观念影响颇深。

马王堆医书继承了先秦贵生观念，发展为"精气制生"思想。《十问》第五问："尧问于舜曰：'天下孰最贵？'舜曰：'生最贵。'"第六问"王子巧父问彭祖"中，彭祖主张节制欲望，"死生安在？彻士制之"。控制生死的关键在于像通晓养生的"彻士"那样懂得节制。而节制的重点是性欲，"心制死生，孰为之败？慎守勿失，长生累世。累世安乐长寿，长寿生于蓄积"。因此，慎守精气，积精蓄气，成为长寿之道。马王堆医书认为延长寿命最需要注意的是节欲而不纵欲，"实下闭精，气不漏泄"（《十问》），下身充实，闭守精关，则精气不泄而寿长。马王堆医书的基本生命观是"制生"，它不像道家老子那样主张无欲无求，而是在承认人类本能需求的基础上有意识地节制欲望，特别是性欲。所以《天下至道谈》说："凡治彼身，务在积精。精赢必舍，精缺必补，补舍之时，精缺为之。"保养形体的关键是积精，精液盈满则必泻，精液缺损则必补。补泻之法，当视精液损耗的情况确定。《左传·成公十年》中记载秦国名医医和治疗晋平公的疾病时，提到"非鬼非食，惑以丧志"，说明春秋时期普遍认为鬼神作祟、饮食不当、惑于女色是致病的三大常见因素，而贵族又以好色过度导致短命最为常见。在这种认识的基础上，马王堆医书总结出"贰生者食也，损生者色也"（《天下至道谈》），表现出对房中术（性科学）的高度关注便是自然而然的结果。

（三）审夫阴阳

先秦从道家老子到周易文化，都重视阴阳学说。《老子·四十二章》曰："万物负阴而抱阳。"将阴阳之道上升到宇宙基本规律的高度。马王堆医书《十问》第五问中尧曰："治生奈何？"舜的回答是："审夫阴阳。"遵循天地阴阳之道，是马王堆养生思想的核心之一，阴阳理论有力地抵制了有神论，体现中医生命观日趋自然化与科学化的流变。《十问》第四问"黄帝问容成"中，容成参考天地之道讲长寿之道，"天气月尽月盈，故能长生。地气岁有寒暑，险易相取，故地久而不腐"，顺应天地阴阳之道，就是要顺应四季气候变化、日月消长变化、昼夜早晚、地理环境的特点等进行呼吸吐纳导引的锻炼，并调整起居饮食，调养适体。天地之间的基本规律是阴阳之道，马王堆医书中有大量论述该理论的地方，如男女之道称为"合阴阳"，并有采阴补阳等观点，但书中还看不到阴阳结合五行学说的影子。可见成书前后阴阳家学说的影响比较小。但是吸收了先秦秦汉的阴阳学说的合理内核，并指导其经脉学说、养生学说的构建。

二、马王堆医书对先秦秦汉精气学说的整理与创新

（一）节欲存精说

先秦《管子》最早提出精气学说，《内业》篇说："凡人之生也，天出其精，地出其形，合此以为人。"管子所说的"精"，是生命的物质基础和功能，"精也者，气之精也"，气是精微物质，精是物质中的精华，聚气则可以成精，"抟气如神，万物备存"。精的形成有自己的规律，是人体平安的基础，"精存

自生，其外安荣，内脏以为泉源"。节欲为存精之道，"爱欲静之，遇乱正之，勿引勿摧，福将自归"。管子学说的创见在于提出"精"的概念，并阐明精与气的关系。管子的"精"概念范围广泛，而节欲存精则特指"精液"，属于"精"的一部分。

（二）形动精流说

《吕氏春秋·尽数》坚持养生要重视"动"，"流水不腐，户枢不蝼，动也。形气亦然，形不动则精不流，精不流则气郁"。形体要多运动，则"精"保持正常流动，气机也通畅而不病。《吕氏春秋》认为的"精"是物质性的，可以流动；气是功能性的，气郁则百病丛生。精与气都要运行通畅，郁滞则病，《吕氏春秋·达郁》说："肌肤欲其比也，血脉欲其通也，筋骨欲其固也，心志欲其和也，精气欲其行也，若此则病无所居而恶无由生矣。病之留、恶之生也，精气郁也。"

（三）形气相葆，玉闭坚精

马王堆医书继承了先秦形、气、精等学说，指导建立了自己独特的房中术理论。马王堆房中医书的精多指精液，形指形体，气多指阴阳之气、气息或人体气机。《十问》中黄帝问曹熬："民何失而死？何得而生？"曹熬回答："侍（待）坡（彼）合气，而微动其形。"阴阳交合，动作微缓，不宜暴急。房事养生，"虚者可使充盈，壮者可使久荣，老者可使长生"，"接阴之道，必心塞葆，刑（形）气相葆"。房事养阴，心宜安守，形体与气机相互促进。而长生之道，关键在于"侦（慎）用玉闭"，玉闭即闭精勿泄。《十问》中王子巧父问彭祖："人气何是为精乎？"询问精与气的关系，彭祖强调不懂"闭下实精"，则"阴精漏泄，百脉宛（菀）废……生气去之"。节制房事，才能守护人体精液，精充盈，则人体气亦充盈，否则气机郁闭，不利长寿。至于形与精的关系，《十问》中容成强调以"食气"炼形，即吐故纳新保养形体，形体还需要"以精为充"，精不溢泻，则能充养形体，"故能久长"。

（四）治气抟精、积精蓄气

《十问》"黄帝问容成"寿夭之道时，容成强调"治气之道，出死入生，欢欣咪穀，以此充形，此胃（谓）抟精。治气有经，务在积精，精盈必写（泻），精出必补"。"出死入生，欢欣咪穀"即吐故纳新，欢欣地吸纳新鲜空气。按照《说文解字》的解释，"抟"的意思是"团也"，后引申为集聚的意思。马王堆医书强调以吐纳方式调养气息，调气才能充养形体，而治气还需抟精，积蓄精气，合理补泻精液。这样积精、治气、充形相结合，达到长寿的目的。这是将精气理论与气功导引术相结合，推导出新的长寿理论。

三、马王堆医书对先秦秦汉形神关系学说的整理与创新

（一）形动神安说

先秦子华子重视养生，对精、神、魂、魄、意、志、智、虑等精神现象也进行了探讨，是最早提出以智养生、形神结合养生观念的。"至于智则知所以持矣，知所以持则知所以养矣。荣卫之行无失厥常，六腑化杀（谷）津液布汤（扬），故能久长而不弊。流水之不腐，以其逝故也；户枢之不蠹，以其运故也。"以智养生就是明白持盈之道，养形的要点是荣卫之气运行通畅，水谷精微输布正常，并注意坚持运动养生。养神的要点是"不以欲乱情""心无累则道载于平矣"，在此基础上，精神恬淡愉悦与气功导引结合，形神兼养，"安平恬愉，吐故纳新，静与阴同闭，动与阳俱开"（《四库全书·子部·子华子·北宫意问》）。

（二）静而养神，神静形正说

道家老子最早提出虚静之说，《老子·十六章》说："致虚极，守静笃。万物并作，吾以观其复。"虚静本是老子体悟宇宙规律的方式，他以虚静之心静观万物的反复之道，并进而提出"见素抱朴，少私寡欲"（《老子·十九章》）的人生观，"清静为天下正"（《老子·四十五章》）的治世观。到庄子的时代，将道家养生学说进一步发展，提出"遁天倍情""安时而处顺，哀乐不能入也"的"悬解"（《庄子·养生主》）状态才是养生的最高境界，抛弃人世的情欲，节哀顺变，心中淡泊而无哀无乐。庄子将老子的虚静悟道观之法用在生活中养生之道上，"古之真人，其寝不梦，其觉无忧，其食不甘，其息深深""不知悦生，不知恶死"（《庄子·大宗师》），无忧无梦，淡看生死。庄子的形神观是神静则形正，"无视无听，抱神以静，形将自正。必静必清，无劳女（汝）形，无摇女（汝）精，乃可以长生……女（汝）神将守形，形乃长生。"（《庄子·在宥》）神静是第一位的，形正是随之而来的。"夫虚静、恬淡、寂漠、无为者，天地之平而道德之至也。"庄子认为静与动的关系从属于阴与阳的关系，继承了子华子的思想，"静而与阴同德，动而与阳同波"（《庄子·天道》），既然阴阳为天地之道，缺一不可，庄子在虚静养神的基础上并不排斥养形，"吹呴呼吸，吐故纳新，熊经鸟申，为寿而已矣。此导引之士，养形之人，彭祖寿考者所好也。"（《庄子·刻意》）但是庄子坚持的是养神为上，他本人不支持气功，"不导引而寿"才是"天地之道"之一。

（三）充形寿神说

马王堆医书也有大量讨论形神关系的内容，兼容并蓄地吸收了先秦各家学说，又独成一家之言。《十问》黄帝问容成生死之道，容成认为"魂魄安形"，精神静谧才能形体平安。反过来形体对精神也有充养作用，"将欲寿神，必以奏理息"，想要精神长期旺盛而不衰减，需要调理气息，以吐故纳新为主的导引食气之法可以充盛形体，从而保证精神的旺盛。这种形神相互依赖的关系是马王堆医书首创。这比子华子的"形动神安"说理论上更加前进了一步。

先秦秦汉时期是中国导引术大发展的时代，形神关系的讨论中形神兼养说、虚静养神说先后诞生，而马王堆医书对形神关系说最大的发展是创立形神相互依赖促进说，充分论证养形与养神不是可以分流的两种养生之道，也避免了老庄道家过重养神的偏颇，对《黄帝内经》的形神兼养理论形成有一定的影响。

四、马王堆医书对先秦秦汉长寿说的借鉴与阐扬

（一）"天年"定数说

先秦认为寿命是固定的，人一出生已有定数。《吕氏春秋·节丧》言："凡生于天地之间，其必有死，所不免也。"《安死》篇言："人之寿，久之不过百，中寿不过六十。"《尽数》言："圣人察阴阳之宜，辨万物之利以便生，故精神安乎形，而年寿得长焉。长也者，非短而续之也，毕其数也。"《黄帝内经》持类似观点，《素问·上古天真论》有"故能形与神俱，而尽终其天年，度百岁乃去"。

（二）去害长寿说

《吕氏春秋·尽数》体现杂家养生观，认为人活百岁，是生命的自然寿限。不能长寿的原因是种种危害的干扰。"毕其数"的要点是节欲去害。"何为害？"《尽数》篇概括为五味太过的"饮食为害"、七情太胜的"情志为害"和六淫太过的"六淫为害"。"知其三害而避之，使之无过。自然神安而形壮，年寿得长。"

（三）"寿尽在竣（朘）"说

马王堆医书继承了先秦追求长寿的思想，注重食养、药补和节欲养阴。《十问》中彭祖阐述长寿之道时，强调"人气莫如竣（朘）精"，朘指的是男子阴器，朘精即男性要注意蓄养精液。彭祖说："寿尽在竣（朘）。"长寿的关键在于蓄精。朘气的保养不仅以积精为主，还可以"饮食完竣（朘）"，即通过口

吞津液或饮食上预服补养药而补阴精。按《养生方》的记载，雀卵、醴酒煮薤、菟丝子、茯苓、醋渍蜗牛、醋泡蛋等都可以算是饮食补养阴精方，综观马王堆医书相关篇目，其确立的是"食疗＋药疗＋导引气功"的综合养精法。

（四）养阴长寿说

班固《汉书·艺文志》保存了西汉书籍的概况，其中提到西汉医书中的"房中"书籍有八部，从目录来看皆为《容成阴道》《尧舜阴道》等养"阴"为主的名称，仅有一部《黄帝三王养阳方》。可见先秦秦汉时期的房中术重视的是养阴，以房事养阴促进寿命的延长。马王堆医书中体现的养阴思想更为突出，总括来说有阴器早衰说、养阴延年说、房事养生之暴用伤阴说、觉寝引阴等观点。如《天下至道谈》黄帝问左神为什么人体九窍十二节唯有阴器"独先死"？即为何阴器早衰，生殖功能首先丧失？左神的回答是阴器"其居甚阴而不见阳，萃（猝）而暴用，不待其壮"，因两性急促频繁的交媾，不待充盈而泻，使阴器受到极大的伤害，于是导致阴器"与身俱生而独先死"。因此，掌握七损八益之道，则"耳目聪明，身体轻利，阴气益强，延年益寿"（《天下至道谈·七损》）。《十问》中禹问师癸时，师癸指出"觉寝而引阴，此胃（谓）练筋"，睡卧时可以导引练养阴气。以卧养生是马王堆医书独特的养生之道，《十问》中文挚认为"道之要者"，"而卧最为首"，卧以养生养阴是重要的养生之道，这是早期中国最早注意到睡眠养生的文献记载。"故昔（夕）不卧，百日不复。"睡眠不足，百日难补。

由此可见，马王堆汉墓医书在古代养生思想发展上起到了承上启下的作用，也展示了独特的湘楚养生文化特点，如体现楚文化重"阴"思想，这可能是受到老子为代表的重阴重柔楚文化影响。另外，马王堆医书发展出动静结合、形神依存的养生思想，是对先秦形神关系的总结整理和创新发展，《黄帝内经》养生思想和西晋嵇康《养生论》都有继承此观念的痕迹。再次，马王堆医书作为保留先秦独特房事养生文化的文献，对研究"养阴"长寿、房事养生的合理内涵都提供了珍贵的资料。最后，马王堆医书体现的是综合性的养生理念，强调导气、宁神、纳气、积精、充形、食养、药补等结合，许多理念开后世之先河，如《养生方》《五十二病方》都强调治中益气，是脾胃学说的先锋。因此，马王堆医书的养生理念值得学者们进一步发掘研究，以填补先秦养生思想的某些空白！

第三节 马王堆养生文化的地域特色

战国秦汉时期是一个百家争鸣的时代，各地的医学文化齐头并进，各具特色。我国台湾学者李建民考证战国医学以"齐学"独盛，脉学有燕齐、秦蜀、荆楚三流。日本学者石原明考证中国古代医学技术起源区可以分为黄河文化圈、长江文化圈、江南文化圈，分别代表《黄帝内经》系医学、本草养生系医学和汤液经方医学。马王堆医书出土于长沙马王堆三号汉墓，是西汉初軑侯利苍之子——第二代軑侯利豨的墓葬。軑侯家族墓的随葬品、葬制，都具有鲜明的楚人文化风格，因此，马王堆医书也普遍反映了楚文化的特色。以往国内外学者对马王堆医书的研究往往忽视其地域性特色，只把它放在纵向的历史长流中梳理，多认为马王堆医书早于《黄帝内经》成书，在医学理论的成熟中起到承上启下的重要作用。但近年来随着对考古出土秦汉简帛医书的研究大为兴盛，通过对比马王堆医书与年代相近的湖北江陵张家山汉墓医简、四川成都老官山汉墓医简等文献资料，可以明显看到马王堆医书不仅有鲜明的楚文化特色，也可能带有一些秦文化的影子。从历史共时性的角度看，马王堆医书与同时代西汉初仓公所代表的齐鲁医学、老官山的巴蜀医学都有不同，有自己独特的地域文化特色。

一、楚文化特色及其对马王堆养生文化的影响

（一）重水崇阴

秦统一前，长沙属于楚国，号称南楚。楚国是战国时期地域最为广阔的诸侯国，从西周初年熊绎被周天子"封以子男之田"开始，到公元前223年被秦所灭，楚国有八百余年的历史，从一开始方圆不过百里的小国发展成了"地方五千里"的泱泱大国，楚文化成为具有鲜明地方特色的南方文化之一。楚文化以江汉地区为主，包括了现代湖北、湖南、江苏、河南、四川等众多区域，随着疆域的不断变化，楚国的都城也一再迁徙，从最早的丹阳到最后战国末期的郢都，到西汉时，楚地范围北至荆山，南至衡山，包括长江、汉江、云梦泽等水域，涵盖南阳郡、江夏郡、零陵郡、桂阳郡、武陵郡、长沙郡、汉中郡等现代湖北、湖南大部和四川局部。

楚文化融合了自然生态环境和楚地社会经济环境的特色，形成了自己独特的风格。《史记·货殖列传》记载"楚越之地，地广人稀，饭稻羹鱼，或火耕

而水耨，果隋蠃蛤，不待贾而足，地埶饶食，无饥馑之患”，楚国水乡泽国，鱼稻之地，楚人对水的感情非常深厚，江、汉、雎、漳等大河都有定时的祭祀，却不祭祀名山。楚国的地理环境造成了楚文化重水的特色。湖北郭店出土有楚简《太一生水》，认为水是万物之源。道家的老子、庄子皆为楚人，崇尚虚无，将"水"作为"上善"的化身，《道德经》第八章说："上善若水，水善利万物而不争，处众人之所恶，故几于道。"贵柔、贵阴文化作为道文化的特征，对马王堆养生文化也有突出的影响，形成了独特的重阴养生思想。将马王堆14种简帛医书原文检索后可以发现，"阴"字共出现118次，按语义可分为三大类：经络术语、药物炮制术语和养阴文化用语。在脉学类简帛书中"阴"共出现48次，与"阳"相对，描述属于阴的经络名称。其次是含有养阴思想的"阴"字，出现频率为39次，频率最高的是《十问》和《天下至道谈》二书。表示药物炮制"阴干"等的术语主要在《五十二病方》等书中。马王堆医书中，"阴"一词的出现频率远远大于"阳"字（仅有70次），也是楚地养阴文化兴盛的一种体现。马王堆医书养阴文化和房中术、养生学紧密联系，"阴"可以表示阴器（生殖器）、阴气、阴精，养阴可以扶阳，养生长寿要懂得食养阴气和"接阴"之道（性科学）等。

（二）崇信巫鬼

早在秦朝吕不韦的《吕氏春秋·异宝》中就提到"荆人畏鬼而越人信祀"，说明楚越南方文化普遍更加信奉巫鬼。《汉书·地理志》说："楚人信巫鬼，重淫祠。"桓谭《新论》说："昔楚灵王矫逸轻下，信巫祝之道，躬舞坛前。吴人来攻，其国人告急，而灵王鼓舞自若。"最后导致兵败，太子被俘。《汉书·郊祀志》记载："楚怀王隆祭祀，事鬼神，欲以获神助，却秦师。"但是"卒破其国，神不佑之"。先秦的巫风，以楚国最盛。楚国贵族屈原的《九歌》《天问》，就是楚地巫风的具体反映。王逸整理《楚辞章句·九歌》也提到"昔楚国南郢之邑，沅湘之间，其俗信鬼而好祠，其祠必做歌乐鼓舞，以乐诸神"。在马王堆医书中，从《五十二病方》到《杂禁方》出现大量的祝由法，大到疾病的祈祷治疗，小到夫妻不和、姑嫂相争，都可以祝由法解决。在秦汉记载祝由术的文献中，马王堆医书的相关保存内容最为丰富，可以一窥秦汉祝由术的面貌。

（三）尊天重时

天人关系是中国哲学的思维起点，也是先秦传统思想的核心之一。先秦几乎所有的思想家都参与了天人关系的讨论。先秦的"天"包括自然之天、物质之天、神灵之天、义理之天等多重含义。其中物质之天是与"地"相对应的天体，是天文学研究的对象。中国早期发达的农业文明是建立在缜密的天文观测、历法制定基础上的，日月星辰的规律运动反映着天时，并进一步抽象出阴阳，由天时阴阳到四季节气，中国很早就形成了尊天重时的文化传统。

楚人自居为颛顼高阳氏和祝融之后，祝融后人分为八个支族，史称祝融八姓，其中芈姓一族即为楚国后人。祝融是楚人的直系祖先，楚人有祝融崇拜的文化遗存。1942 年在长沙市子弹库楚墓中出土的楚帛书有《四时》篇，第一章就记载了包牺规天步地，疏浚川海，观日月递进，悟出"四神"轮换，于是推步一岁、分列四时。第二章记载了包牺之后九州失衡、四时不运，天以青、赤、黄、白、墨五木之精赐予炎帝，炎帝命祝融率领四神，定"三天""四极"，恢复了日月的正常运转。第三章讲述共工推步"十日"，确定天干、置闰，区分昼夜晨昏。帛书中的炎帝、祝融传说与其他先秦文献基本一致，《吕氏春秋·孟夏纪》提到孟夏之月"其帝炎帝，其神祝融"，因立夏"盛德在火"，因而由火神祝融所主。这是由夏之神在南方，属丙丁、火、色赤，联想到天人相应，推演为炎帝、祝融主司南国。子弹库楚墓帛书记载炎帝、祝融传说，与湖南株洲炎帝陵、南岳祝融峰相呼应，都说明楚人对掌管天文历法的火神祝融的崇拜。楚人崇拜祝融，自然就表现出尊重天时的探索精神。马王堆三号墓出土有《五星占》《天文气象杂占》两部中国最早的天文书籍，对五大行星运行、彗星图有详细的记载描绘，是楚文化重视天文的体现。

马王堆医书很重视因时摄生，如《养生方》的"食气有禁"，就提到四时导引行气一定要有所禁忌，"春辟浊阳，夏辟汤风，秋辟霜雾，冬辟凌阴"，四时有不同的不正之气，导引吐纳自然要避免。一日之中养生也有时间规律，如《养生方》认为呼吸导引的最佳时间是清晨，因空气清新，称为"新气"，故曰："善治气者，使宿气夜散，新气朝最。"饮食调养上也应该因时择食，韭菜以春韭为佳，"春三月食之苛疾不昌，筋骨益强"。而夜食为"大忌"，饮食"胥卧而成者也"，晚上是食物消化的时间，睡卧不安则饮食不化，因此强调睡眠对消化的重要性。

（四）重视香草

位于长江流域的楚地，崇山峻岭、雨量充沛、植被丰富，是香料植物的主要产地。楚文化代表作之一屈原的《离骚》提到大量的"香草"，并形成了"香草美人"的经典文学喻体，代表着楚文化的浪漫主义精神。《离骚》中有江离、辟芷、秋兰、木兰、申椒、菌桂、蕙、茝、荃等香草，是先秦香草、香木记载最多的文献。马王堆汉墓出土有茅香、高良姜、花椒、桂皮、辛夷、藁本、杜衡、佩兰、姜、豆豉等香料，多是生活防病用香和饮食调味香料。这与湖南多阴雨潮湿天气，衣物、食物易发霉，疾病多风湿痹痛有关，焚香、佩香、食香成为地域特色。香料的使用成为马王堆医书的一大特色，《五十二病方》中有柳篿、艾叶焚熏治疗"朐痒"（外阴或肛周瘙痒），甘草、桂、姜、椒等丸药酒服治疗金刃、竹木外伤及跌打损伤等。《五十二病方》中共有十二种病方用到桂、菌桂，七种病方用到蜀椒入药，三种病方用到佩兰。在马王堆汉墓考古发掘中，辛追夫人的一号墓出土有彩绘陶熏炉、香囊、香草袋、香枕、香奁、香薰罩等众多香具，反映了楚地用香习俗和文化特质。

二、从方言和文献对比看马王堆医书的地域文化特色

（一）从方言用语角度看马王堆医书的地域特色

将西汉扬雄的《方言》与马王堆医书用语相对照，可以看出马王堆医书既有南楚方言特点，也有部分秦方言特色。西汉时司马迁在《史记·货殖列传》中论述各地地理与经济，楚国疆域太大，就将楚地分为东楚、西楚、南楚。南楚即今湖南、湖北一带。参照《方言》，马王堆简帛医书具有明显南楚方言特点的地方共有20多处，其中《五十二病方》中体现楚语最多。如"婴儿索痉"方中提到，"筋挛难以信（伸）"，"取封殖冶之"。封，指的是蚁塚土。西汉扬雄的《方言》卷十记载"楚郢以南，蚁土谓之封"。《五十二病方》牝痔（内痔）方中有原文提到"青蒿者，荆名曰荻"。因为楚国别名"荆楚"，因此，从文中可以看出《五十二病方》具有楚方言特色，可能是南楚流传的一部民间验方书。另外，马王堆《养生方》之壮阳方有醋泡蜗牛、天社虫、牡蝼首等虫类药，"牡蝼首二七……并渍酪中"。周一谋认为"牡蝼首"就是《方言》卷十一提到的"蝼蛄"，"南楚谓之杜狗"，今湖南方言仍俗称蝼蛄为"土（杜）狗子"。在《胎产书》中作"牡狗首"。可见蝼蛄是南楚常见入药的昆虫。《五十二病方》和《养生方》多次提到疾病不愈则继续增加用药的语句，如"不智益一"，病愈都称为"智"，即为"知"的通假字，《方言》卷三提到"差、间、知，愈也。南楚病愈者谓之差，或谓之间，或谓之知。知，通语也"。可见南楚即今日湖南一带将病愈称为"知"是通用语。

马王堆汉墓的葬制、葬仪具有鲜明的楚文化特色，《左传》有"楚公子食采于利，后以为氏"的说法，"利"是楚姓，轪侯的"轪"字和三号墓主利豨的"豨"字都是楚语，《方言》卷九说"南楚曰轪"，"轪"是车的部件名称；

《方言》卷八说猪的方言称呼甚多，"关东西或谓之彘，或谓之豕，南楚谓之豨"。可见轪侯一家为楚人不言而喻。见表2-1。

表2-1 马王堆医书楚方言词汇检索情况

楚语词汇	出处	原文	《方言》或其他辞书解释
封	《五十二病方·婴儿索痉》	取封殖冶之。	《方言·卷十》："楚郢以南，蚁土谓之封。"
荻	《五十二病方·牝痔》	青蒿者，荆名曰荻。	《尔雅·释草》："萧，荻。"注"即蒿。"
牡蝼首	《养生方·巾》《胎产书》	牡蝼首二七。怀子者，为烹白牡狗首。	《方言·卷十一》："南楚谓之杜狗。"《神农本草经·卷四·下品·蝼蛄》："一名蟪蛄，一名天蝼。"
智（知）	《五十二病方·牝痔》	始食一，不智（知）益一。	《方言·卷三》："差，间，知，愈也。南楚病愈谓之差，或谓之间，或谓之知。知，通语也。"
苦	《五十二病方·毒乌喙者》	以□汁粲菽若苦，已。	苦，大苦，即豆豉。《楚辞·招魂》："大苦咸酸"，王逸章句云"大苦，豉也。"
豨	《养生方》	以汁肥豨以食女子。	《方言·卷八》记载猪在"南楚谓之豨"。
蝛	《杂疗方》	蜚（飞）而之荆南者为蝛。	《说文解字》："短弧也，似鳖，三足，以气射害人。"
壇	《杂禁方》	又（有）犬善皋于壇与门。	《淮南子·说林》注："楚人谓中庭为壇。"
陵菽	《五十二病方·加》	以小童溺渍陵（菱）菽（芰）。	《字林》："楚人名菱，曰芰可食。"即菱角。
木（沐）猴	《胎产书》	不观木（沐）候（猴）。	陆玑《毛诗草木鸟兽虫鱼疏》："猕猴也，楚人谓之沐猴。"
熬	《杂禁方》	以鳖熬，并冶。	《方言·卷七》："凡以火而干五谷之类，自山而东，齐楚以往，谓之熬。"

在马王堆医书中也有部分秦方言特色，如马王堆医书将猪膏称为"彘膏"，《方言》卷八提到"猪，关东西或谓之彘"。《养生方》用铁"釜"煮黑雄鸡肉，《方言》卷五称"自关而西谓之釜"。这里的"关"指函谷关，关西为秦地。又

如《阴阳十一脉灸经》《脉法》《阴阳脉死候》《胎产书》《养生方》几部医书中的句末语气词"也"一律作"殹",而其他医书中多作"也"。"殹"作语气词是考证秦国文字的典型语用例。段玉裁在《说文解字注》中说:"殹,击中声也……秦人借为语词。诅楚文'礼使介老,将之以自救殹'。薛尚功所见秦权铭'其于久远殹'。石鼓文'汧殹沔沔'……然则周秦人以殹为也可信。"宋代郑樵到现代学者都考证"殹"为战国秦国文字特征,这与秦惠文王时期的诅楚文、石鼓文特点一致。而秦始皇统一文字后则一律通用"也"字。马王堆医书用秦代通行的小篆抄录,只有《五十二病方》最后补录内容有汉隶字体,有学者提出马王堆医书为秦国医书之说,但没有得到普遍认可,因为汉武帝时古文经仍多有用秦篆抄传的情况,今文经则普遍为隶书抄传,单凭书体无法确认此说。秦国重视医学,秦始皇焚书而医书不禁,秦汉名医多有秦人、医缓、医和、夏无且等。因此秦楚医学交流互融也非常有可能。马王堆医书的楚方言、秦方言特色说明由于地域相近,秦楚医学有一定的交流,《脉法》《阴阳脉死候》《养生方》等可能有秦文化的影响因素存在。《十问》中有一则为王期见秦昭王,秦昭王即秦昭襄王,为秦始皇曾祖,秦国在位时间最长的国君。可见《十问》可能是来源于周秦时秦国的养生著作。所以马王堆医书既有南楚文化特色,也有秦楚医学交流痕迹,属于先秦秦汉秦楚医学文化。见表2-2。

表2-2　马王堆医书秦方言词汇检索情况

秦语词汇	出处	原文	《方言》或其他辞书解释
豴	《五十二病方·诸伤》	取豴膏,□衍并冶。	《方言·卷八》:"猪,关东西或谓之豴。"
殹	《阴阳十一脉灸经》 《脉法》 《阴阳脉死候》 《五十二病方·狂犬啮人》 《养生方》 《胎产书》	是胃脉殹。 气殹者。 凡三阴,地气殹。 取恒石两,以相磨殹。 虽旦暮饮之,可殹。 故人之产殹。	《说文解字·殳部》"殹"字段玉裁注:"秦人借为语词……则周秦人以殹为也可信。"
鍑	《五十二病方·去人马疣方》	以鍑煮,安炊之。	《方言·卷五》:"釜,自关而西或谓之釜,或谓之鍑。"
守宫	《养生方》	取守宫置新瓮中。	《方言·卷八》:"秦晋西夏谓之守宫。"
嗌	《足臂十一脉灸经》	足阳明脉……出胁(嗌),夹(挟)口。	《方言·卷六》:"嗌,噎也。秦晋曰嗌。"

方言用例证明，马王堆医书以南楚文化为主，体现有秦楚医学交流的痕迹，这一点对《黄帝内经》的成书也至关重要。李今庸考证《黄帝内经》成书于战国后期，系在秦国写成。并提到《素问》和《灵枢》的众多篇目都有楚语、秦语、齐语的方言词，通过这些方言用语的梳理，他认为"楚地方言表明了《黄帝内经》与楚国关系"，但楚国在战国末没落，不可能整理出《黄帝内经》；秦方言用语表明《黄帝内经》与秦国有关，而且"秦国有较好的医学基础"，因此《黄帝内经》的主体篇目很有可能是成书于秦国。此说有待近代出土先秦简帛医书地域文化研究进一步验证。近代以来出土了大量战国秦汉时期的简帛医书，以战国时秦简、楚简和汉简为盛，其中敦煌汉简医简、马王堆简帛医书、甘肃武威汉简医简、居延汉简医简、湖北江陵张家山汉简医书、成都老官山西汉墓医简都属于先秦秦汉时期的医学文献，为《黄帝内经》成书前的医学史填补了空白。其中马王堆简帛医书以种类丰富、理法方药养生内容齐全而著称，目前来看，确实代表了秦楚医学文化的时代成果。

马王堆医书的地域文化特征值得进一步发掘，春秋战国时期中国经过了长时间的割据动乱，各国医学各自发展。地域医学也是中医学"三因制宜"思想中"因地制宜"思想的体现。但是战国时期百家争鸣，医学也有频繁的交流。马王堆医书体现的秦楚医学交流痕迹说明因为地域临近，两地医学有很强的理论体系融汇兼容倾向。马王堆医书与《黄帝内经》对比，只有《阴阳十一脉灸经》与《灵枢·经脉》《素问·脉解》有直接的内容关联性，因此马王堆出土医书不一定是《黄帝内经》的直系祖本，但是这两部书都有地域医学融汇兼容的倾向。

在百家争鸣的时代，先秦医书也有各自的地域特色和交流、碰撞、融合的迹象，对后来《黄帝内经》理论的成熟起到了促进作用。随着战国秦汉大量简帛医书的整理，地域医学文化研究应成为热点之一。

（二）从同时代医书文献对比看马王堆医书地域医学特色

目前属于西汉初年的医书文献除了马王堆医书，则以《史记·扁鹊仓公列传》中保留的仓公"诊籍"资料和湖北江陵张家山汉简、成都老官山汉代医简为代表。

仓公生活于西汉汉文帝时期，与马王堆医书出土的三号墓主利豨属于同时期人。仓公传和马王堆医书最大的共同点是只有"脉"的概念，没有"经脉"之说，更没有穴位之说。这与经络学说成熟的《灵枢·经脉》截然不同。但是仓公时代的"脉"已经具有寸口脉和经脉两种含义。仓公的老师是战国末年的公乘阳庆，要仓公完全忘掉学医之初的旧学，传给他珍贵的"黄帝扁鹊之脉书"10余种，可见这是当时最先进的脉法。《扁鹊传》中说："至今天下言脉者，由扁鹊也。"以扁鹊为诊断脉法的鼻祖，这多半是假托之词，但是证明齐地脉法已经大大流行，广为医生所知。仓公多次引用《脉法》一书，自己看病时提到的脉达30余种，脉象也多与五脏疾病联系，脉诊技术相当精熟。但马王堆医书中的"脉"虽有诊断用脉的内涵，但脉诊还比较简单，更没有滑脉、涩脉等脉名区分。说明马王堆诊断脉学相对落后。仓公也用经脉学说解释病情和治疗，有太阳、阳明等经脉名称，甚至提出了"络脉"的概念，但是否为十二经脉不详。说明早期脉法在迅速完善的过程中发展的。但马王堆医书有《足臂十一脉灸经》《阴阳十一脉灸经》，保留了珍贵的早期经脉循行理论。这说明齐地和楚地脉学都在发展的过程中各有所长，理论并不完全一致。另外，仓公治病从脉诊到五色诊病，到针灸、汤药，已经有完善的理法方药体系。马王堆医书有详细的脉法，且脉法和砭灸法联系在一起，并未提到针刺，疾病以外科病为主，有先进的手术疗法，注重房事和养生。说明秦汉各地医学有自己独特的地域特色。

1983～1984年发掘的湖北江陵县张家山两座汉墓，年代为汉代吕后至汉文帝初年下葬，出土了千余枚古竹简，其中医简有《脉书》和《引书》。《脉书》按内容又可分为五种医书，整理后命名为《病候》《阴阳十一脉灸经》《阴阳脉死候》《六痛》和《脉法》。其中《阴阳十一脉灸经》《阴阳脉死候》和《脉法》与马王堆医书同名医书内容基本相同，仅有个别文字的出入。张家山汉墓与马王堆汉墓下葬年代极为接近，同名医书内容高度相似，说明都是在秦汉之际抄录的流行医书，也代表了楚地流行的医学文化水平。张家山《阴阳十一脉灸经》有"是胃脉殹"字样，"殹"字仅此一见，该字在马王堆医书《阴阳十一脉灸经》（乙本）对应句中为"也"，说明楚地有二字不分的现象。但《阴阳脉死候》两墓版本都用"殹"。这些异体字的出现，说明抄录者可能因为本身用字习惯问题改动了原文，也说明此类医书的流传有一定年代。马王堆和张家山西汉墓的出土医书说明秦汉时期楚地对经脉学说和导引术极为重视。

2012～2013年成都老官山出土西汉墓四座，其中三号墓的人体经穴髹漆人像轰动国内。三号墓中还发现大量简牍，其中有不少医书，今人定名为《五色脉诊》《敝昔医论》《脉死候》《六十病方》《病源》《经脉书》等九部医书。从老官山《六十病方》和马王堆医书《五十二病方》对比可以看出，两书皆为九千余字，体例、结构大体一致，都属于经方类书籍。《五十二病方》有 283 方，用药 254 种，一半为外科伤的治法。《六十病方》有八十余方，用药二百余种，以内科病证为主，也涉及外科、妇科、儿科、五官科，外科病只有 12 个。《五十二病方》重视外科，可能与墓主利豨为将军有关，打仗多金创战伤，而战伤多为外科病证。两书都有验方性质，《六十病方》方末多有"精"或"禁"字样，表示方剂精良，堪称优良禁方。《五十二病方》则方末有"令""验""尝试"字样，说明是有效、经过验证的良方。从组方来看，《五十二病方》60% 是单方，复方较少，只有极少数方体现了辨证论治思路。《六十病方》则病名与后世经典病证名称接近，74% 都是复方，讲究配伍，重视温阳药的使用，已经有药物归经思想的痕迹。《五十二病方》有 39 方涉及祝由法，而《六十病方》仅有 3 处祝由法。这说明马王堆医书以《五十二病方》为代表，主要是来自民间的单验方，病名多为当地俗称，后世经典多不见此类病名，用字规范度不高，有大量通假字现象，大量祝由法的使用也体现了楚文化巫术兴盛的特点。以《六十病方》为代表的蜀地医书则在规范性、理论性上更胜一筹，内容更为成熟。

综上所述，通过同时代不同地域医学文献的对比可以看出，马王堆医书为代表的秦汉时期楚医学文化有自己鲜明的地域文化特色，受楚文化影响，重视养阴、重视芳香药物，医学理论上注重顺应天时，广泛运用的祝由术有浓郁的巫文化特点。从医学理论和技术角度来看，马王堆医书重视经脉学说，以及与之关联的砭灸之法，重视导引和房中术养生，房中术已经形成系统的理论和丰富多样的具体方法，治气抟精、形神兼养的观念在当时颇为先进。方药疗法虽然属于简单的单验方，但是食疗方至今仍有开发价值，手术疗法也代表了秦汉时较高的水平。

总体看来，马王堆医书的养生学说在现存秦汉文献中具有极高的理论价值和研究价值，因此进一步整理和发掘具有重大的意义。

第三章

马王堆养生文化的哲学理念

　　"养生"顾名思义就是保养生命，二字的组合最早见于战国《庄子·内篇·养生主》。实际上中国古人的养生观念产生于更早的时间。原始社会已经摸索出用火、熟食、巢居等驱赶寒邪、加强饮食吸收、避免潮湿等有利身体健康的行为。先秦时期各派思想家都提倡不同的养生方法，而养生理论的抽象与提升主要在百家争鸣的战国时代。按照德国哲学家卡尔·雅斯贝尔斯的"轴心时代说"，公元前800年~公元前200年是思想大爆发的轴心时代，世界文明突飞猛进，东西方都出现了卓越的思想家。这一时期的中国，随着铁器出现，生产力大发展，春秋战国的各地文化迅速碰撞、融合与升华，中国人在养生领域也形成了独特的思想体系。

　　先秦养生学派众多，战国以"长生不死"为目的的神仙家，发明了众多修炼方式，大致分为吐纳导引派、服食派和房中派。道家老子、庄子重视"道"，提倡清静无为、顺应自然，养生学说重视养神，特别是《庄子·养生主》篇说理生动含蓄，借用庖丁解牛、秦失吊老聃等故事说明养生的抽象理念，已经将养生从具体行为上升到哲学境界。庖丁解牛十九载，目无全牛，刀刃如新，阐述的是身心合一，"神遇而不以目视"，养生重在得"神"。秦失吊老聃，"三号而出"，看似薄情，实则强调遁天倍情，安时处顺。道家的老庄因长于思辨，将先秦养生发展到了高度抽象的境界。以孔子、《周礼》为代表的儒家养生派强调"仁者寿"，注重饮食搭配与卫生，以及环境居处养生。以邹衍等人为代表的阴阳数术家重视阴阳、五行学说融合社会思想，建立了天人同构的思维模式。以吕不韦《吕氏春秋》为代表的杂家，强调养精去邪、自制去害、动形达郁、七情调和、饮食有节、勤于锻炼等养生理念。到《黄帝内经》时代兼容并包，发展出最为完善的医家养生理念。《素问·上古天真论》堪称中医养生的纲领性篇目，"上古之人，其知道者，法于阴阳，和于术数，食饮有节，起居有常，不妄作劳，故能形与神俱，而尽终其天年，度百岁乃去"。其中，"法于阴阳，和于术数"是养生的哲学理念。饮食、起居、劳逸有度是具体养生的方法。形神兼养、得享天年是养生的理想目标。

从上古到春秋战国，养生从具体行为逐渐理论化，上升到了哲学的高度。在这个漫长的过程中，一些具体的养生方法渐渐与阴阳四时五行等哲学理念结合，经过精简化、抽象化，各家思想家不断提升，寻找指导养生的规律。

从时间节点看，马王堆医书出现在战国末到秦汉之际，一般认为早于《黄帝内经》成书的时代。因此，马王堆医书中的养生观念提供了重要的文献素材，可以追本溯源，探究中医养生思想的演化痕迹和方向。马王堆三号墓出土的简帛书籍，除了医书，还有《周易》《老子》《篆书阴阳五行》等哲学类抄本，这些当时盛行的易学、道家、阴阳家的思想也深深影响马王堆医书的一些观念。从而使马王堆养生思想具有了一定哲学的高度，形成了体系。

第一节　阴阳思想

"阴阳"是中国古人将对立统一的事物属性高度抽象后的哲学概念，阴阳被古代思想家用来认识宇宙的本原、解释宇宙和万事万物的变化，阴阳思想既是世界观也是方法论。早在西周《周易》一书中就有丰富的对立统一思想，但没有用"阴阳"二字概括，而是以阴爻、阳爻两个符号代指。到孔子及其弟子作《易传》，才出现了"一阴一阳之谓道"的概念。战国时期老子也提出了矛盾对立学说，看到了矛盾的普遍存在，但没有概括为阴阳。战国中晚期出现了阴阳家，以邹衍为代表，将阴阳与五行结合构建了天人合一、时空有秩的宇宙图式。先秦阴阳学说出现后，迅速被众多思想家接受并发展。

马王堆帛书里有《黄帝四经》，被认为是现存最早的战国黄老道家重要著作，里面蕴含着丰富的阴阳思想，"四时教令""阴阳刑德""阴阳灾异"和"阳尊阴卑"是主要内容，它承续春秋以来兴盛的阴阳观念并有一定的推进，将阴阳学说从自然想象的解释引入到社会领域，解释政治活动，"因天时"是基本原则，强调人的社会行为必须依循天地四时阴阳之气的消长之序。有学者认为这些思想为战国晚期阴阳家汲取，在马王堆医书里也不可避免地受到阴阳思想的极大影响。

马王堆医书将阴阳思想作为养生学说的最高指导思想，体现阴阳学说的主要有《足臂十一脉灸经》《阴阳十一脉灸经》《脉法》《阴阳脉死候》《十问》《合阴阳》等,都是与养生最为相关的篇目。

一、马王堆养生文化阴阳理念的特点

(一)阴阳常对举出现,但阴阳内涵范围有差异

由于我校把马王堆医书已经数字化,将马王堆出土的14种简帛医书检索原文后可以发现,阴与阳有时为对举,有时"阴"字单独出现,总体来看"阴"字的频率远远大于"阳"。马王堆医书"阴"字共出现118次,"阳"字出现70次(见表3-1)。"阴"字语义可分为四大类:经脉术语、对立性病机概念、药物炮制术语和养阴文化用语。

表3-1 马王堆医书"阴""阳"二字出现频次统计表

出处	"阴"字频次	含义或词语	"阳"字频次	含义或词语
《足臂十一脉灸经》	13	表示三阴脉	15	表示三阳脉
《阴阳十一脉灸经》甲本	13	表示三阴脉	9	表示三阳脉
《阴阳十一脉灸经》乙本	13	表示三阴脉	9	表示三阳脉
《脉法》	3	表示三阴脉	1	表示部位
《阴阳脉死候》	2	表示三阴脉	1	表示三阳脉
《五十二病方》	7	表示炮制法,"阴干""阴燥";仅1次表示"治阴"。	4	阳筑、阳口、泰阳脉等
《导引图》	2	折阴、以杖通阴阳	1	以杖通阴阳
《却谷食气》	5	凌阴、输阴、多阴	5	浊阳、输阳、端阳等
《养生方》	18	"阴干"15次,"治阴"1次。	2	表方位之阳
《杂疗方》	1	阴干	1	阳处
《胎产书》	2	阴垣、狗阴	1	阳垣
《十问》	27	接阴、食阴等	11	阴阳对举
《合阴阳》	1	阴阳	2	阴阳、腕阳
《杂禁方》	0		0	
《天下至道谈》	9	阴阳、阴气等	7	阴阳、外阳等
《导引图》	2	折阴、以杖通阴阳	1	以杖通阴阳
合计	118		70	

在马王堆医书中，以《足臂十一脉灸经》《阴阳十一脉灸经》《脉法》《阴阳脉死候》四部为代表，是脉学专著。但是马王堆医书的脉学内涵以"经脉"为主，因此这四部帛书中的"阴"与"阳"对举，属于对立统一的概念，分别用来表述属阴和属阳的经脉。同时有少数语句将阴阳对举，论述病机，如《阴阳脉死候》认为三阳脉属于"天气"，三阴脉属于"地气"，阴脉为病更加严重难治。《导引图》《却谷食气》也是将阴阳对举，为病理基本概念。

马王堆医书"阴"字的出现频率大大高于"阳"，是因为除了阴阳对举经脉和病理概念外，养生类简帛医书含有大量表示养阴思想的"阴"字，出现频率最高的是《十问》和《天下至道谈》二书，其中《十问》中共出现 27 次，《天下至道谈》中 9 次，其次是《却谷食气》中有 5 个"阴"，《导引图》中有 2 个"阴"，这些书中"阴"的含义非常丰富，体现了马王堆医书独特的养阴文化内涵。

（二）阴与阳对立统一，但不对等

马王堆医书里"阴阳"即使表示对立的属性时，阴与阳也不是完全对等的病机概念。阳在外，阴在内，阴病更重，更加难治。如《阴阳脉死候》提到："凡三阳，天气也，其病唯折骨列肤一死。凡三阴，地气也，死脉也。""三阴腑脏烂肠而主杀。"

即便是表示阴阳对举的经脉学说中，"阴"与"阳"的数量也不是一样的。因此，马王堆脉书经脉并不是成对的偶数，不是《灵枢·经脉》的十二脉，而是十一脉。《足臂十一脉灸经》中没有后世的手厥阴心包经，脉分上下，有足脉、臂脉之分，但足脉有三阴三阳为六条，臂脉二阴三阳为五条。足脉先讲阳脉，再讲阴脉。足三阳三阴脉名称是泰阳、少阳、阳明、少阴、泰阴、厥阴，与《灵枢·经脉》篇基本相似。臂二阴三阳脉，少了一条，没有臂厥阴脉（即《灵枢·经脉》的手厥阴心包经），命名与足脉同，但是臂脉先讲阴脉，再讲阳脉，先太阴、少阴，后泰阳、少阳、阳明。马王堆脉书为什么以足、臂分上下？为什么阳脉多而阴脉少一条？这需要结合秦汉的数术学原理来解释，我们在后文会提到。

马王堆医书中的《阴阳十一脉灸经》现在学界认为年代上晚于《足臂十一脉灸经》，理论更先进完善，出现了是动病和所生病。但是手三阳脉保持着肩脉、耳脉、齿脉的原始名称，似是医学流派不同造成的概念差异。《阴阳十一脉灸经》论脉顺序与《足臂十一脉灸经》不同，先论足三阳脉，再论臂三阳脉（肩、耳、齿脉），再到足三阴脉、臂二阴脉。可见两部帛书书名的论定非常合理，一部以阴阳为纲，一部以足臂为纲论脉。

（三）阴阳是养生之本，"治生"要"审夫阴阳"

《十问》中第一问，黄帝问天师："万物何得而行？草木何得而长？日月何得而明？"天师曰："尔察天地之情，阴阳为正，万物失之而不继，得之而赢。食阴拟阳，稽于神明。"阴阳为统御天地万物的基本规律。第五问中尧问于舜曰："天下孰最贵？"舜曰："生最贵。"尧曰："治生奈何？"舜曰："审夫阴阳。"借尧舜问答说明，调养生命最重要的是协调阴阳之气。而阴阳对比，阴比阳更容易早衰，这时的阴衰主要是指阴器性功能的下降。在《十问》《合阴阳》《天下至道谈》等养生类篇目中，协调阴阳、养生重在养阴的思想是贯通一致的。

二、马王堆养生文化独特的重阴思想

元代名医朱丹溪开创"滋阴"学说后，后世医家对"养阴"之说日渐重视，温病养阴、脾阴、胃阴等学说相继兴起。现代学者多认为养阴学说的源头在《黄帝内经》。实际上，成书早于《黄帝内经》的马王堆医书中有丰富的养阴思想，中国养阴文化的源头应该在先秦秦汉时期，而马王堆医书是现存最早的有关文献，因此确切的养阴文化源头应该提前到马王堆医书时代。

（一）马王堆养生文化养阴思想中"阴"的内涵

马王堆医书中的养阴文化是伴着房中术的流行而出现的，体现养阴文化的"阴"字内涵可以分成三类。

1. 阴器（生殖器官）

如《十问》中尧问于舜曰："何故而阴与人俱生而先身去？"此处"阴"指的是生殖器官阴器，虽然古代将男女分别类比阳与阴，但是男性生殖器官也称之为"阴"，因为"其居甚阴而不见阳"（《天下至道谈》）。《黄帝内经》中也称男性性功能障碍为"阴痿"，中国到宋代以后才改称"阳痿"。秦汉时期认为阴器伴随着身体一起产生，但是阴器的功能却比身体其他部位衰老得快，"阴阳（与）九窍十二节俱产而独先死"（《天下至道谈》），因此节欲保精是长寿的重要原则之一。

2. 阴气

《天下至道谈》中论述七损八益说："则行年（四十）而阴气自半也。"此段话与《素问·阴阳应象大论》"年四十而阴气自半也"如出一辙，说明秦汉时期普遍认为阴气衰减是衰老的标志。"故善用八益，去七损，耳目（聪）明，身体轻利，阴气益强，延年益寿，居处乐长"（《天下至道谈》），中年后用七损八益增强阴气，是长寿的必用方法。

3. 阴精（或阴水）

阴精（或阴水）指男子房事时的精液。《十问》中王子巧父问于彭祖时提到，"坡（彼）生有央（殃），必其阴精漏泄，百脉菀废，喜怒不时，不明大道，生气去之"。过度泄阴精，导致血脉郁滞不通，再加上喜怒不节，不懂养生，导致早衰。因此，"实下闭精，气不漏泄"，"慎守勿失，长生累世"。《十问》中黄帝问于天师提到"薄而肌肤，及夫发末，毛脉乃遂，阴水乃至"，精气外充皮肤、毛发，细微的毛脉都很通畅，阴液（精液）则充足。

（二）马王堆医书中养阴的意义

马王堆医书重视养阴，认为衰老从阴气的虚衰开始，因此人中年良好的健康状态是"目明耳葱（聪），被（皮）革有光，百脉充盈，阴乃复生，翕使则可以久立，可以远行，故能寿长"（《十问》），马王堆医书中丰富的养阴思想已开后世诸多养阴学说之先河。

1. 天地之情，阴阳为正，食阴可以扶阳

阴阳是中国人对矛盾对立统一学说的早期认识，受先秦阴阳学说的影响，马王堆医书也以阴阳为天地之大道。《十问》中黄帝问于天师曰："万物何得而行？草木何得而长？日月何得而明？"天师曰："玺（尔）察天地之情，阴阳为正。""正"即常也，则也，阴阳是天地间的常道，是基本规律。"食阴（凝）阳，稽于神明"，服食滋阴之品，可以养阴扶阳，或是通过采阴以壮阳，最终达到阴阳和谐的神明境界。

2. 治生要"审夫阴阳"，阴早衰于阳

《十问》中尧问于舜曰："天下孰最贵？"舜曰："生最贵。"尧曰："治生奈何？"舜曰："审夫阴阳。"调养生命最重要的是协调阴阳之气。而阴阳对比，阴比阳更容易早衰，这时的阴衰主要是阴器性功能的下降，"何故阴与人俱生而先身去"，《十问》中对此的解释是"饮食弗以，谋虑弗使，讳其名而匿其体，其使甚多，而无宽礼，故与身俱生而先身死"。饮食和谋虑之类的事情用不着阴器，阴器因为隐讳和居于暗处而称之为阴，对阴器一旦过度耗用，且无礼仪约束节制房事的话，就容易导致早衰而死。因此治生更需要注重阴的保养。

3. 阴病较重，预后不良。

先秦秦汉时期中国的阴阳思想深入人心，马王堆医书在人体规律的探索中，将"阴"作为"阳"的对立面研究，发现了"阴"独特的特点，"凡三阴，地气也，死脉也。主内，主杀，病多腐脏烂肠"（《阴阳脉死候》）。经络中属阴的三阴经，与地气对应，其病多在内，病情较重容易导致死亡，多见脏器与肠道等的腐烂。因此"阴"性的疾病更应该引起重视，因为其预后多不良，需要及早预防。

4. 损生者色也，长寿需懂"接阴"之道

马王堆医书时代由于房中术的兴起，对好色过度导致的早夭有深刻的认识，《天下至道谈》说："人产而所不学者二，一曰息，二曰食……故贰生者食也，孙（损）生者色也，是以圣人和男女必有则也。"人天生不用学习就会的本能是呼吸和饮食，能增益身体的是饮食，损耗生命的是色欲过度。马王堆医书将养阴多称之为"接阴"之道，指的就是房中术，是养生长寿的一种方法，房中术练之有道，则"虚者可使充盈，壮者可使久荣，老者可使长生"。"接阴之道，必心塞葆，刑（形）气相葆"，房中术需要精神内守，形体与气机相协调，这样才能延年益寿。

（三）马王堆医书中"养阴"的方法

1. 节欲保精，"待盈而常"

马王堆医书中的养阴思想对"阴"的理解虽有阴器、阴气、阴精不同的内涵，但其核心意义都与房事养生有一定联系。而房事养生的要点就是节欲保精，如《天下至道谈》中黄帝问左神养阴之道，左神认为养阴最忌讳的是"萃（猝）而暴用，不寺（待）其壮，不刃（忍）两热，是故亟（极）伤"，急促而频繁的房事、耐受不了两性行为的消耗，容易使阴器受到严重的损伤。因此，"神明之事，在于所闭，审操玉闭，神明将至。凡彼治身，务在积精，精赢（赢）必舍，精夬（缺）必布（补）"。要保养好身体，一定要懂得闭守精关之道，阴精要积累，盈泄有时，精盈则泄，精缺则补。在《天下至道谈》中还特别强调"微出微入，侍（待）盈而常"。持，守也；盈，满也。"待盈"也可以理解为"持盈"，与《素问·上古天真论》"不知持满"意思相近，王冰的注解是"言爱精保神，如持盈满之器"。

2. 服食养阴，"饮食完骏"

马王堆医书多处提到饮食养阴之法，《十问》中王子巧父问于彭祖，彭祖强调"寿尽在竣（骏）"，骏，赤子阴也，即男性生殖器。养寿关键是保养好阴精。具体方法有"与骏饮食，饮食完骏，如养赤子"，通过服食可以补阴壮阳。《五十二病方》《养生方》和《十问》中提到服食春雀卵可利阴痿，食用公鸡之精（睾丸），或以麦粥服雀卵，食用醋渍蜗牛脯，饮用酿制黍酒、鸡卵酒，春月食韭菜都能提高性能力，而常用养阴壮阳药物有菟丝子、茯苓、天冬、干姜、菌桂、白松脂、蜂子等。

3. 导引养阴，"治气抟精"

战国时期已经流行导引术养生，《庄子·刻意》中有"吹呴呼吸"等描述行气导引的记载。马王堆医书《十问》中黄帝问容成寿夭之道，容成强调要善于"治气抟精"，治气即呼吸吐纳，抟精即凝聚精气。"翕气之道，必致之末，精生而不厥"，吐故纳新的呼吸调节，要使气机到达四肢或外阴部位，这样才阴精充足。而且以"宿气为老，新气为寿"，"善治气者，使宿气夜散，新气朝最"，宿气要在夜晚多散，新气要在早晨达到积聚的顶峰，这是吐故纳新的具体操作要领。马王堆医书也将导引称为"食气"，《十问》中容成还列举了食气的时间禁忌，"春辟（避）浊阳，夏辟汤风，秋辟霜雾，冬辟凌阴"，春天避免污浊不净的阳气，夏天避免热风，秋天避免霜雾天气，冬天避免过寒天气。食气的原则是"深徐去势"，"以长为极"，呼吸宜深而缓慢，不用暴力，以深长为标准。

除了呼吸的调节，导引养阴还有引气练形之法，如《十问》中帝盘庚问耇老接阴之道，耇老提到"疏股、动阴、缩州"，为房中气功导引动作，放松大腿，运气至阴部，紧缩肛门。再配合闭精不泄，就能还精补脑。当然现代认为还精补脑说失之荒谬。在传世文献中马王堆医书是第一次提到"觉寝引阴"的书籍，《十问》中禹问师癸为何自己治水后四肢不用、家中大乱，师癸认为是气血不行，建议他从精神、饮食、导引三方面进行调节，"故觉侵（寝）引阴，此胃（谓）练筋"，晚上睡眠时导气运行至阴部，阴部乃宗筋之会，因此可以增强性能力。

4. 七损八益法养阴

七损八益说先秦秦汉比较流行，《黄帝内经》中也有提及，但具体含义以马王堆医书《天下至道谈》的论述最早、最详细："气有八益，又有七孙（损），不能用八益去七孙，则行年（四十）而阴气自半也。"七损是房事养生中七种不利健康的状况，八益是八种有利健康的状况。当人体出现阴气的虚衰后，"令之复壮有道，去七孙以振其病，用八益以贰其气，是故老者复壮，壮者不衰。""故善用八益，去七孙，耳目葱明，身体轻利，阴气益强，延年益寿，居处乐长。"八益的本质，是在房事生活中，操练气功导引，使气血流畅，津液不竭，男女双方情投意合，配合默契，达到补益之功。

除了以上几点论述较多外，马王堆医书还提及虚静养阴、与月进退、摩腹养阴等理念和方法，可见其养阴之道的丰富。

三、后世养阴思想的流变

根据《汉书·艺文志》的记载，西汉图书分类中将医药书籍分为医经、经方、房中、神仙四种。其中房中术的书籍共有八家186卷，这八部书的书名体现了"养阴"的内涵，如《容成阴道》《务成子阴道》《尧舜阴道》《汤盘庚阴道》《天老杂子阴道》《天一阴道》，只有《黄帝三王养阳方》一部书提到养阳，另一部《三家内房有子方》疑为不孕不育症方。这些西汉房中术的书籍早已失传，而马王堆医书应该保存了与之相近的房中术内容，探讨房中养生的《十问》中也提到了容成、尧舜、盘庚等部落首领名称。

可见马王堆医书时代的养阴文化是在秦汉流行的房中术思想基础上建立的，以房事养生为主，探讨了保养阴器、阴气、阴精的方法，对后世影响很大。《素问·四气调神大论》中明确提出"春夏养阳，秋冬养阴"，将阴阳与季节相联系，而马王堆医书中早已有四季导引行气的内容，体现时间医学思维模式。另外《素问·阴阳应象大论》中虽有"人年四十，阴气自半"之说，与马王堆医书一脉相承，却没有细致展开说明如何在四十岁以后养阴，而马王堆医书可以弥补这块空白。《黄帝内经》对养阴学说的发展还表现在对精、津、液、血、髓五种阴液及其化生的汗、尿、唾、涕、泪的生理功能进行了分析，为日后养阴学说发展打下了更为系统的理论基础。

马王堆医书在服食养阴理念上还比较简单，主要是食养与单方养阴为主，但是随着汉代方药学的大发展，药物养阴的方法逐渐丰富，《伤寒论》中具有独特的养阴保津学术思想，有学者总结为发汗顾津、清热保津、急下存阴、润下滋阴、利水育阴、酸甘化阴、益气滋阴、复阳敛阴等方法。这是将阴津养护学说进一步扩充发展了。

马王堆医书时代流行的房中术在晋唐时期发展至鼎盛，《抱朴子·内篇》《养性延命录·御女损益篇》《玉房秘诀》《素女方》《玉房指要》等著作都强调保养"阴精"的重要性。但房事养生有关糟粕内容亦复不少。宋代程朱理学禁欲主义压制了房中术的发展，沦为医学的辅助之道。直到元代朱丹溪在其《格致余论》一书中开创了滋阴学说，提出人体精血阴气难成又最易损耗，尤其纵欲过度、相火妄动会导致阴常不足的结果。朱丹溪在刘完素实火热证治疗的基础上，进一步完善了阴虚热证的治疗思想，主张"虚火可补"，创立大补阴丸等滋阴降火的方剂。这是对马王堆医书养阴思想中养阴气、滋阴液、保存阴精思想的进一步理论化发展。

明清温病学说中的养阴学说主要是以滋阴生津的方药补充人体阴液，体现热病存阴的治疗理念。显然是丹溪滋阴学说之后养阴思想的继续发展。温病养阴包括甘凉濡润、甘寒生津、咸寒增液、滋肾填精等，配合温病治疗全过程，充养阴液，调节机体阴阳平衡。这是对马王堆医书养阴文化中"阴水（阴精）"思想的扩充发展。

总之，在中医学的历史上，养阴文化与养生保健有着密切的关联性，但梳理医学史的发展可以发现，马王堆医书为代表的先秦、秦汉养阴思想是时代文化与思维的产物。战国秦汉时期是中国养生学说的第一个高峰，此时流行的养阴文化明显是受到受阴阳哲学和房中术影响的。

养阴学说起源在中医学的发展历史上值得进一步研究，但马王堆医书中却没有足够突出而系统化的养阳文化，为何重阴不重阳？这可能与马王堆医书更多地体现为南方楚文化"重阴"的特色有关。相反，成都老官山汉墓医书以《六十病方》为代表却表现为重视养阳，桂枝、蜀椒、干姜、附子等温热药出现频率极高，已经出现张仲景时代桂枝汤的雏形。这种重阴和重阳医学文化的不同，有待随着考古出土简帛医书的整理，进一步揭示其来源和内涵。

第二节　数　术　思　维

数术，也写作术数，是中华古代神秘文化的内容之一。"术"，指方术；"数"，指气数、数理。数术即阴阳五行生克制化的数理。李零在《中国方术考》一书中认为，数术与方技之学应属于一类，研究范围包括两方面：对大宇宙即"天道"或"天地之道"的认识；对小宇宙即"生命""性命"或"人道"的认识。研究天道的就是"数术之学"，研究生命的就是"方技之学"。因而，中医与数术有着天然的联系。古代最早著录数术方技之书是西汉刘向、刘歆父子的《别录》和《七略》，班固参考了他们的著作，在《汉书·数术略》中将数术类分为天文、历谱、五行、蓍龟、杂占、形法六类。《汉书·方技略》分医药书籍为医经、经方、房中、神仙四类。数术的特征是以数行方术，基础是阴阳五行、天干地支、河图洛书、太玄甲子数等。在研究中国古代思维时，先秦秦汉的象数思维是中华民族重要的特征性思维之一，按照张其成在《中医哲学基础》一书中的定义，象数思维指运用带有直观、形象、感性的图像、符号、数字等工具来揭示认知世界的本质规律，通过类比、象征等手段把握认知世界的联系，从而构建宇宙统一模式的思维方式。因而中国早期的"象"和"数"都不仅是具体的形象或数字，而是高度抽象的状态特性。"数"也是特殊的"象"。数思维的高度发展以易数文化为代表，如阳九阴六数、阴阳奇偶数、天地生成数、九宫数、河图数、洛书数、大衍之数等。数将象形式化、简约化了，因此是意象的一种。数思维就是运用"数"来比类、象征，是一种特殊的取象思维。

《黄帝内经》中已经有丰富的数思维，如五行数、三部九候数、男女七八之数、天地生成河图数、九宫洛书数等。这是两汉易数思维高度发展对医学文化的影响。而马王堆医书成书较早，14种医书虽然也有数思维的特点，但远远没有《黄帝内经》的数思维丰富，说明象数思维影响秦楚医学文化还在早期阶段。

战国到秦汉，是数术学大兴的时代。《中国方术大辞典》把凡是运用这种阴阳五行生克制化的数理以行占卜之术的皆纳入术数范围，如星占、卜筮、六壬、奇门遁甲、相命、拆字、起课、堪舆、择日等。齐国稷下学派的代表性人物邹衍将阴阳与五行学说融合为一，提出"五德终始"说，在战国末具有广泛的影响力，《史记·封禅书》说"邹衍以阴阳主运显于诸侯"，《吕氏春秋·应同》篇保留了五德终始说的佚文，认为朝代更替也是五行相胜说的结果，秦始皇对邹衍的学说深信不疑，统一后以"水德"自居。这些都必然深深影响了秦楚医学文化。

一、从"天五地六"到"天六地五"：马王堆十一脉分类法的嬗变

数术思想在马王堆养生文化中的体现，最明显的是十一脉说。因《足臂十一脉灸经》《阴阳十一脉灸经》都体现早期对经脉的研究是归结为十一脉，湖北江陵张家山出土的西汉医简《脉书》也基本是一致的内容。因此今人一直质疑，为什么战国秦汉初非得是十一脉？而不是后来《灵枢·经脉》篇总结的十二条？事实上，答案与先秦"天地之数"有关。

先秦的天地之数是"五"与"六"，但是有两套说法，一是"天五地六"，一是"天六地五"。"天五地六"是干支数术思维，"天六地五"是天地五行数术思维和周易变易思维。

"天五地六"说源于干支的流行。干支数术学非常简单，天干为十，地支为十二，天干、地支各取一半，则为天五地六。国内有学者认为"天五地六"

与易学有关，此说并不确切。《周易·系辞上》将天地与十个数字相关联，"天一，地二；天三，地四；天五，地六；天七，地八；天九，地十"。十个数字不仅以奇偶分属天、地两大类，而且对应"生"数和"成"数，与五行相照应。"天一生水，地二生火，天三生木，地四生金，天五生土；地六成水，天七成火，地八成木，天九成金，地十成土。"（《尚书大传·五行传》）易学数术并非坚持"天五地六"，而是"天一生水，地六成之""天五生土，地十成之"两套数字匹配。

"天六地五"则最早源于战国另一套天地五行数术的说法。《左传·昭公元年》讲到秦医缓和的故事时提到"天有六气，降生五味"，天有阴阳风雨晦明六种气象，地有金木水火土五行，衍生五味五色五声等。《国语·周语》概括为"天六地五，数之常也"。

那么马王堆脉书到底遵循的是"天五地六"还是"天六地五"呢？为什么在先秦秦汉之际中会有"天五地六"和"天六地五"两套体系存在呢？两者的嬗变之间有什么哲学思维存在？

我们可以先将两部马王堆脉书和《灵枢·经脉》脉名列表3-2对比一下，其中的端倪自可立现。

表3-2　两部马王堆脉书与《灵枢·经脉》篇经脉名称

《足臂十一脉灸经》		《阴阳十一脉灸经》		《灵枢·经脉》
分类	脉名	分类	脉名	经脉名称（原文顺序）
足脉六	足泰阳脉	阳脉六	（足）钜阳脉	肺手太阴之脉
	足少阳脉		（足）少阳脉	大肠手阳明之脉
	足阳明脉		（足）阳明脉	胃足阳明之脉
	足少阴脉		肩脉	脾足太阴之脉
	足泰阴脉		耳脉	心手少阴之脉
	足厥阴脉		齿脉	小肠手太阳之脉
臂脉五	臂泰阴脉	阴脉五	（足）泰阴脉	膀胱足太阳之脉
	臂少阴脉		（足）厥阴脉	肾足少阴之脉
	臂泰阳脉		（足）少阴脉	手厥阴心包络之脉
	臂少阳脉		臂钜阴脉	三焦手少阳之脉
	臂阳明脉		臂少阴脉	胆足少阳之脉
				肝足厥阴之脉

*注：《阴阳十一脉灸经》脉名的括号中"足"字为马继兴对比后补录。

马王堆足臂十一脉的理论形成，应是源于"天五地六"干支说影响。《足臂十一脉灸经》比《阴阳十一脉灸经》要早，先将脉分为"足""臂"两大类，足脉六，臂脉五。《足臂十一脉灸经》最后有总结性的一句话，即"上足脉六，手脉五"，说明是有意分为足部和手部两大类脉。如果足在下对应地，臂在上对应天，就是"天五地六"的例证，五加六刚好是十一脉，这说明最早的经脉探索不仅要观察人体，还受到五六干支数术学的强大影响。此时脉之所以按照"足""臂"来分类，而不是按照天地分类，是因为当时经脉的循行都是向心性，从腿部（即"足"）走向胸腹，或是从臂部（当时还没有循行到手部的迹象）走向胸腹。因此，用足臂将脉分成两大类更加切合脉的起点部位。不失为一种简洁明了的大类分法。

但是足臂十一脉的分类虽然从"天五地六"说分为了足、臂两大类，但是当时易数文化的影响已经很大，易文化特别注重阴阳变易平衡思维，强调阴中有阳、阳中有阴，因此足脉又分三阴三阳，足脉在下属阴，足脉部分则先述阳脉，再述阴脉，体现天地阴阳交互之意。臂脉只有五，则分二阴三阳。"三阴三阳"说是中医阴阳理论特有的，易文化本身在先秦没有"厥阴"说。而《足臂十一脉灸经》体现了三阴三阳理论发展的一个过程，此时还不完善，要应对天五地六，就不能对称，因此足脉、臂脉不对等。

但是到了晚一点的《阴阳十一脉灸经》中，为什么弃用足臂而用阴阳大类分类法了呢？《阴阳十一脉灸经》的内容更加丰富成熟，加了"是动病"和"所产病"，与《灵枢·经脉》的文字论述有了极为相近的亲缘关系。但是两者最大的不同乃是经脉的顺序。以前有学者认为《阴阳十一脉灸经》为帛书整理者定的书名，颇不合理，应该定为"《足臂十一脉灸经》乙本"则可，实际相当牵强，肩脉、耳脉、齿脉并不以"臂"字来统领，更重要的是，此说也没有领会阴阳十一脉分类的深刻内涵。

在《阴阳十一脉灸经》中，阳脉六条放在前面，阴脉五条放在后面，已经出现"天六地五"的倾向，这是受到易文化变易平衡思维的影响，阴中有阳，阳中有阴。此时不再按照足臂这种脉的起点部位来分类，是思维进一步抽象化，更加强调阴阳思维指导医学理论建立，于是按照经脉的名称分为"阳""阴"两大类，但是阳脉六，阴脉五，是有意把干支之数颠倒。天为阳如果只在上的话，就会像否卦一样成为天上地下没有变动感的死卦，因此必须像泰卦一样，阴在上，阳在下。干支的五六之数出现了交互变化，于是"天五地六"变成了"天六地五"，这就是《阴阳十一脉灸经》新的分类大法。对天地干支五六之数交互变化的原因，今人沈国权更具体地指出：五为阳数，六为阴数，六再配阴，阴有太盛之虞，六配阳，则阴阳调和，阳脉不致于过盛。这其实就体现了易数思维中阴中有阳、阳中有阴的变易平衡思想。

实际上"十一脉"说源于马王堆帛书整理者的命名，原来两部脉学帛书并无题目。而严格对比同时代脉书，当时南楚流行的应该是二十二脉说。马继兴综合了马王堆帛书《阴阳十一脉灸经》（甲乙本）和湖北江陵张家山汉简《脉书》中的《阴阳十一脉灸经》（丙本）后，认为人体经脉是左右对称的，实际经脉数是十一的两倍。因此，丙本最后有"凡阳脉十二，阴脉十，大凡二十二脉，七十七病"。马继兴认为张家山和马王堆两部《阴阳十一脉灸经》都属于西汉初抄传的相近文献，因此可以相互校对补充。这里丙本的阳脉十二，阴脉十，显然与天干十、地支十二这样的数字有一定关联。先秦阴阳学说一般以天为阳、地为阴，这里阳脉十二却对应属阴的地支，阴脉十却对应属阳的天干，已经有天地阴阳交互变易思维在里头，是"天六地五"数术思维的体现。

"天五地六"说本是古代干支思维的结果，但是以《黄帝内经》为代表的医学文献中逐渐变为"天六地五"说。医书的"天六地五"说并不是先秦已经存在的天有六气、地有五行的"天六地五"说，而是"天五地六"说经过易数阴阳变易平衡思想改造过的"天六地五"说。从"天五地六"到"天六地五"变化的痕迹在《阴阳十一脉灸经》和《黄帝内经》中都可以看到。恽铁樵在《群经见智录·干支只是五六》中早就说过，"《内经》之旨所重者，只在五与六"，"又复交互言之，以地应天，以天应地，故天以六为节，地以五为制"。按照易文化的思维，天地阴阳常常要交互而言，因此《黄帝内经》便存在天五地六和天六地五错杂的现象。《素问·天元纪大论》就体现这种从"天五地六"到"天六地五"的认知变化。《天元纪大论》开篇说："黄帝问曰：天有五行，御五位，以生寒暑燥湿风，人有五脏，化五气，以生喜怒思忧恐。"这是五行、五气、五脏应天五之数，此处天候只有五气：风热湿燥寒，以应木火土金水。但实际上《天元纪大论》论天气后文又有"六气"一说，鬼臾区在回答黄帝第三问天地之气上下感召会如何时，回答就变成了"寒暑燥湿风火，天之阴阳也，三阴三阳上奉之"。五气多了一个"暑"气，因为要与三阴三阳相照应。这是五行与易学三阴三阳六数说交互影响，叠加后的文化痕迹。就是鬼臾区接着强调的天地之气应该"动静相召，上下相临，阴阳相错，而变由生也"。天地阴阳上下必须错杂，这样才有变化。在《天元纪大论》的后文，黄帝问：

"上下周纪，其有数乎？"天干在上，五年为一周；地支在下，七百二十气为一纪（三十年为一纪，一年二十四节气，三十年共七百二十气）。黄帝此问是探讨干支纪年中的数理规律。鬼臾区的回答就明确提出"天六地五"之说，"天以六为节，地以五为制"。由此而"天五地六"到"天六地五"的嬗变正式完成。

易学大家张其成也深入探讨过马王堆十一脉说，他认为十一脉受到阴阳象数思维模式、天人合一观念和"天六地五"数字思维模型的影响。"天六地五"就当时历法而言，是从天干地支而来的。古人用干支记日、记月、记年，干支相配，六十为一个周期，其中天干循环 6 次，地支只能循环 5 次，因此得出"天六地五"之数。此说也非常值得参考探讨，说明干支思维奠定了先秦时间意识的基础。

那么到了《黄帝内经》论经络时，为什么这种"足臂"和"阴阳"的经脉分类法都不用了呢？因为《灵枢·经脉》以高度的融会贯通提升了经脉循行理论，解决了十一脉时代的理论缺陷，达到了完美的理论高度。

在经脉的探索过程中，古人最早从体表肉眼可见的浅静脉意识到了"脉"的存在，从此进行仔细地观察和研究，脉学理论逐渐形成。但是足臂十一脉的最大缺陷是脉的循行是单向的，不能构成如环无端的循环流动，这与古人逐渐认识到血气的循行有闭环性产生了矛盾。因此到《阴阳十一脉灸经》的时代，有两条经脉开始出现离心性循行，但仍然没有形成循环性。再到《灵枢·经脉》篇则不仅十二脉的偶数体现了阴阳的对等平衡与和谐，循行路线更是阴阳交互，表里相合，离心、向心交替进行，形成完美的全身联系性的闭环性循行。从此，经脉理论大体定型。

只有明白了马王堆时代经脉的定量研究试图与天地五六之数靠拢，才会明白十一之数的重要性。另外，马王堆导引图一共 44 个人物，一共 4 行，每行 11 个人，这也是干支天地四时思维的体现。四行对应一年有四时，每行 11 人应"天五地六"之数。秦楚文化中的十一数思维不仅在马王堆医书有体现，在湖南湘西里耶秦简也有体现。里耶古城战国时期属于楚国，里耶秦简是秦朝时代的竹简，其中有邮件物资邮递的记录。张春龙在《光明日报》2019 年 9 月 14 日版专门介绍了里耶古城一号井秦简发掘情况，介绍说有简牍记录传递期间每一站的交接时刻，当时计时用的是漏壶，将白天分为十一刻，简文称之为"水十一刻，刻下……"夜晚重置漏壶，简文记录"夜水下……刻"计时的漏壶配置到了大部分的驿站。这是秦朝简牍，制度也应该是秦朝计时制度，可见秦楚文化中对"十一"这个时间长度的划分具有一定干支文化意义。

由于东汉五行之说达到鼎盛，对医学文化影响也极为深远。王冰加入《素问》的七篇大论，钱超尘等训诂学学者多认为是东汉学说，确实有一定的依据。而中国的"五某六某"语言范式的形成，也是五六干支思维影响下的延伸，如五脏六腑、五运六气、五颜六色、五音六律、五际六情、五苦六辛。近代曹建国研究《诗纬》，称其以"天地之心"解释诗经，提出三基、四始、五际、六情、十二律等阐释框架，对应的不过是东汉大行其道的阴阳五行之说。这些数字正好都是东汉易数文化热衷的抽象数术符号。于涌考辨"五经六纬"说，认为汉以前典籍中，"五六"的用法即所谓"天地之数"，汉代五六表示天地更加是流行的说法，"五经六纬"也是泛指天地而言，非就典籍而论。

二、四时五行数理思想在马王堆医书中的体现

先秦数术思想融合了数理与阴阳、五行、四时、八卦、六壬等众多的思维模式，但纵观马王堆14种医书，一以贯之的是阴阳思想，而四时思想在养生类书籍中体现得更明显，五行思想则较为稀少，仅有初步渗透入医学的痕迹。同样出土于马王堆三号墓的《黄帝四经》包含四时教令、阴阳刑德思想，却没有五行学说。说明战国时期阴阳学说和五行学说还在各自独立发展阶段，到战国末的邹衍时期才将阴阳五行结合，形成阴阳家学派。阴阳家对其他学说的渗透影响则更慢一步。

楚文化有重视天文的特点，马王堆帛书中有《五星占》《天文气象杂占》，虽是占卜用书，但编次整齐，体现对云气、日月彗星等的精细观测，这种占卜，也属于数术类杂占的学问。专家考证此书可能是出自战国楚人之手，是研究气象史和天文史的重要资料。重视天文必然重视历法和四时，马王堆医书中就体现了对四时的高度重视，从而形成严谨的昼夜四时时间医学思维。

马王堆医书将导引称为"食气"，《十问》中容成列举了食气的时间禁忌，四时的不正之气都要避免，"春辟（避）浊阳，夏辟汤风，秋辟霜雾，冬辟凌阴"，春天避免污浊不净的阳气，夏天避免热风，秋天避免霜雾天气，冬天避免过寒天气。此类四时养生理念在马王堆医书中有多处重复出现。

马王堆医书五行学说非常少，主要在脉书和胎产书中有些许影子。如《阴阳脉死候》中提到三阴脉的病，往往病情较三阳病更为严重，"三阴腐脏烂肠而主杀"，而死亡的征兆有五种："五死：唇反人盈，则肉先死；龈瘤齿长，则骨先死；面黑，目睘，视斜，则气先死；汗出如丝，傅而不流，则血先死；舌

陷，卵卷，则筋先死。"其中肉、骨、气、血、筋五死，与《灵枢·经脉》篇的"五阴气绝俱绝"略相似。而《灵枢·经脉》的毛、血、肉、筋、骨，是明显与五行金火土木水相配的。

马王堆医书中比较明显的五行痕迹是在《胎产书》中，《胎产书》是现存最早的妇产科文献，讲述养胎、埋藏胞衣、求子等方法。其中按月养胎法提到："四月而水授之，乃使成血……五月而火授之，乃使成气……六月而金授之，乃使成筋……七月而木授之，乃使成骨……八月而土授之，乃使成肤革……九月而石授之，乃使成毫毛……"这里有五行的端倪，水、火、金、木、土五行分别对应血、气、筋、骨、肤等胎儿的发育组织，但最后多了一个第六行"石"，对应毫毛。这种"六行"说在《诸病源候论·妊娠候》和《备急千金要方·妇人方上·养胎》引用"徐之才逐月养胎方"中都得以保留，论述与《胎产书》高度一致。有学者考证认为毫毛与石头关联，可能因为两者的性质类似，都能抵御外物。在养胎法中出现六行的不同，是因为人的先后天不同，明《济阴纲目·逐月养胎法》中的注文称"先天以制生化，故以水火金木土石，制而化焉；后天顺序而成，故以木火土金水相生，而养以逆，而化以顺，而成自然之妙也"。因此先天有六行，出生后则遵照通用的五行规律。先天是相克的顺序，后天才是相生的顺序。马王堆《胎产书》确实是相克的顺序。这种六行说也可能是受古老"六府"思想的影响，《左传·文公七年》说："六府三事，谓之九功。水、火、金、木、土、谷，谓之六府。"孔颖达注疏说："水能灌溉，火能烹饪，金能断割，木能兴作，土能生殖，谷能养育。"但古代医书中的六行说，仅见于这类胎产医书中。

另外，《十问》中常常提到与"五"相关的词语，说明五行有一定的影响。如"翕毋过五"（深呼吸不过五），"饮毋过五"，"唯君所食，以变五色"，导引"至五而止，精神日怡"，"接阴之道……五音进答"等。《十问》中已经有"五藏""六府"的术语概念。五行学说在马王堆医书中只有端倪，还没有体系化，也与五脏没有直接关联，而《黄帝内经》完善的五行五脏说是后来哲学思想迅速融入医学的结果。

马王堆医书祝由术中也有数字崇拜因素，如磨疣或祝祷时常遵循男性七次、女性二七的规律。另外服药习俗的"七"数崇拜，也见于湖北荆州周家台秦简医方，张雷《秦汉简牍医方集注》中有汇释，如"治人所恒吹方"，记载男子饮二七，女子饮七（服用七丸），"治瘕方"是女子二七、男子七的模式。具体数理文化溯源在后文祝由术章节有述，也有待更多学者考证。

第三节　精气神思想

先秦的精气神概念最早在春秋战国各派思想家那里形成，是各家对宇宙生成、世界构成、万物化生规律的探讨结果。"气"最早在甲骨文画作云气的形象，《说文解字·气部》："气，云气也。"春秋战国时道家对"气"的阐述最多，认为道派生出了气，气是精微物质，弥漫整个宇宙时空。先秦《鹖冠子·泰录》进一步提出"元气"说，"天地成于元气，万物乘于天地"。《管子》提出"精"的概念，不仅代表精微物质，还提出精气说，"精也者，气之精也。"（《管子·内业》）在精气的基础上提出了"神"的概念，"一物能化谓之神"，"抟气如神，万物各存"，"去欲则宣，宣则静也，精则精，精则独矣，独则明，明则神矣，神者，至贵也"（《管子·心术》）。说明"神"是以精气为物质基础的精神活动，这是对道家养神说的继承，也对中医学的精气神说有直接的影响。《吕氏春秋》已经将精气神学说与疾病、养生联系起来，"病之留，恶之生也，精气郁也"（《吕氏春秋·达郁》），"圣人察阴阳之宜，辨万物之利以便生，故精神安乎形，而年寿得长焉"（《吕氏春秋·尽数》），具有初步的形神兼养养生观。

一、马王堆医书中的精、气、神内涵

马王堆医书中各篇都涉及了"气""精""神"这些字眼，但是以《十问》对三者的论述最为体系化，其次是《养生方》《却谷食气》《阴阳脉死候》等篇目论述较多。这三个字也经常组合为"神气""精气""精神"等。

（一）马王堆医书"气"的内涵

1. 气息，呼吸之气

如"稍以鼻出气"（《养生方·老不起方》）。

2. 气象

如"浊阳者，黑四塞，天之乱气也"（《却谷食气》），解释"浊阳"是天昏地暗的一种天的浊乱气象。

3. 人体之气

如"□足者少气，此令人多气"（《养生方·巾》）。

4. 元气

如"实下闭精，气不漏泄"（《十问·王子巧父问彭祖》），描述养生家能充实下焦，阴精闭固，元气不泄漏。

5. 气机

如"有气则产，无气则死"（《养生方》），有气机人体就存活，没有气机就死亡。

6. 矢气，屁

如"使腹胀，善噫，食欲呕，得后与气则怢然衰，是钜阴脉主治"（《阴阳十一脉灸经》），大便和放屁之后则腹胀的情况就会快然衰减了。

7. 食物或药物的热气

如"成粥五斗，出，扬去气，盛以新瓦甀"（《五十二病方·蚖》），指熬好粥后扬去粥上的热气。

（二）马王堆医书"精"的内涵

1. 精气

如"故善治气抟精者，以无征为积"（《十问·黄帝问于容成》），指善于调整呼吸和聚集精气的养生家，都是在没有明显衰弱征兆时就积累锻炼的。

2. 精液

如"精赢必舍，精缺必补"（《天下至道谈》），精液盈满则一定要泄，精液衰少则必须补养。

3. 精微之物

如"大成之起死食鸟精之道"（《十问·黄帝问于大成》），总结了大成治疗阳痿和服食雀卵、雄鸡等鸟类精微物质的方法。

4. 精神

如"食阴以为动强，翕气以为精明"（《十问·王期间秦昭王》），导引阴气作为养生健身的动力，吐纳呼吸以使精力充沛、精神明朗。

5. 精细

如《五十二病方·诸伤》"冶精"（精工研细）。

（三）马王堆医书"神"的内涵

1. 精神

如"玉闭时辟，神明来积"（《十问·黄帝问于曹熬》），守精闭藏，避免泄精，精神就会积累旺盛。

2. 养生的最高境界

如"上察于天，下播于地，能者必神，故能形解"（《十问·王子巧父问彭祖》），上察天象，下晓地理，善于养生的人就定会达到神明的境界，因而精神超脱肉体达到形解状态。

3. 指自然规律

如"食阴凝阳，稽于神明"（《十问·黄帝问天师》），指食气养阴从而扶助阳气，就能合于自然规律。

先秦以老庄、管子等道家学派论述精气神最多，马王堆医书有继承这些思想的痕迹，特别是在《十问》中，通过十个问答从不同层面讨论养生的要领，尤其强调饮食养阴、导引呼吸和房事养生的重要性，以治气、积精、全神为核心构建了自己独特的精气神养生理念。

二、马王堆医书的精气神关系

（一）气宜养、精重积、神贵静的养生思想

在马王堆医书中，养生首先要重视养气，《养生方》中有专门的"除中益气"方，"除中"就是治中、益中的意思，除中益气说强调通过饮食和药物来增补气，使气血旺盛。常用的药物有干姜、菌桂、乌头、白术、茯苓、冬葵子、萆薢、泽泻、松脂、天冬等，常与肥牛肉、鸟卵、马肉等共同烹煮，起到补中益气、健脾化湿、温中健胃、延年益寿的作用。气不仅要补，气血的通畅也至关重要，《十问》中大禹问师癸时，师癸就说："血气宜行而不行，此谓款殃。"如果血气不通畅了，就叫作"款殃"这种阻塞不通的病。所以强调运动躯体来畅达气血精气。运动最主要的是导引术，就是马王堆医书常提到的"食气"，不是服食气体，而是通过"翕气"类的呼吸调节来达到畅达气机的作用。吸收了天地的精华之气，才能长寿。

马王堆医书重视养阴，最重要的就是保护好阴精。因此，对男子如何"积精""藏精""闭精""坚精"论述较多。《十问》中王子巧父问彭祖如何保养好"人气"而长生之道，彭祖答曰："人气莫如朘精。""朘"是赤子阴也，在马王堆医书中常表示男子外生殖器，"朘气菀闭，百脉生疾"，精气不畅则生百病，保护好朘精、朘气才能长寿，"实下闭精，气不漏泄"为男子养生之要。"审操玉闭，神明将至。凡治彼身，务在积精"（《天下至道谈》），只有节制泄精，才能精力充沛，因此在当时一夫多妻制的背景下，节欲积精的养生之道至关重要。

马王堆医书的"神"多与精神有关，受老庄道家思想影响较深，强调神的清静，身心和谐。《十问》黄帝问天师中，天师强调"食之贵静而神风（丰）"，是说食气养阴时要安静，主要指房事前要心神安定，藏精不泄，神气才能丰盛。"神和内得，魂魄皇皇"（《十问·王期见秦昭王》），精神和谐旺盛，身心

魂魄才能充沛旺盛。

（二）治气可以抟精

《十问·黄帝问于容成》曰："故善治气抟精者，以无征为积，精神泉溢，翕甘露以为积，饮瑶泉灵尊以为经，去恶好俗，神乃流行。"就是说善于导引理气、聚集阴精的人，在无病之时就开始积累，精神旺盛如泉水不断外溢一样，经常服食甘露和美酒，摒除不良习性，维持好的习惯，神气就能充沛。导引生精有一些重要原则，如"翕气之道，必致之末，精生而不厥，上下皆精，寒温安生"（《十问·黄帝问于容成》），吸气的时候气息一定要到达四肢末端，精气要让它生生不息，身体上下都布满精气，寒温等致病邪气自然不会侵袭。"以精为充，故能久长"，精气充足，人才能长寿。

（三）食气可以神丰

马王堆医书将导引术称作"治气"，有时称作"食气"。"食气"还包括导引的同时注意服食富有营养的食物或药物，因此叫"食气"。因此精的补泻还和睡前饮食联系在一起，"补泻之时，于卧为之，酒食五味，以志治气"（《十问·黄帝问容成》），睡觉前可以适当饮酒，服用五味食物，并练习导引术，用意念调整呼吸来治气。天师说："食之贵静而神丰。"就是强调房事前导引调气，安定神志，虚静自守，"叁筑而毋遂，神丰乃生"，三次不泄精，就可以达到神气丰满的目的。

（四）藏精则神旺

藏精不泄是历代房中术的重要保养方法，马王堆医书也强调"积精""玉闭"这样的藏精之道，"玉闭时避，神明来积。积必见彰，玉闭坚精"（《十问·黄帝问曹熬》），避免泄精，精神才能积累，积精久则精神明显增强。但是马王堆医书并不是一味强调闭精不泄，而是注重"精"的疏泄有度，"精盈必泻，精出必补"。

马王堆医书的精气神思想以《十问》为代表，已经出现体系化的倾向，虽然没有《黄帝内经》的精神气理论完善，但是与《管子》《吕氏春秋》相比已经体系化且逻辑严密、切实可用、行之有效，因此是难得的研究战国秦汉精气神理论的珍贵资料。

第四章

马王堆医书脉学思想与养生

第一节　马王堆脉学文献的重要价值

　　"脉"，东汉许慎《说文解字》引用的字形是小篆体的"𧖴"，词义解释是"血理分衺行體者"，指承载血液流动行于体表的组织。字形来看指的是有分叉、内有血流的血管。马王堆《足臂十一脉灸经》中的"脉"写法是温，有人认为是"筋"字之误，也有人认为该字声符在右上角，为"目"，外形就是血管壁，温字的含义是血管被切开，血液流到了盆中。帛书整理小组最后释读为"脉"字。《阴阳十一脉灸经》中的"脉"用的是异体字"脈"，也作"脉"，"月"代表"肉部"，说明是与身体有关的组织。古人可能最早注意到人体皮肤下有分叉的浅表静脉，开始了脉的探索，发现了某些有搏动感的动脉，进而得知脉的异常搏动与某些疾病有关联性，后来演变出复杂的气血循行经络学说。中医经脉学说基本定型在《灵枢·经脉》篇，由于文献的缺乏，此前中医脉学如何演变发展一直不得而知，马王堆医书的出土，一定程度上填补了这种空白。马王堆医书中和经脉学说有关的有四部：《足臂十一脉灸经》《阴阳十一脉灸经》（甲乙两本）《脉法》和《阴阳脉死候》。在湖北江陵张家山西汉墓中出土的《脉书》系列，由于年代相近（皆为西汉初墓葬），和马王堆医书中的《阴阳十一脉灸经》《脉法》《阴阳脉死候》极为相似，因此从文字上可以作为有益的校对补充。可以说，马王堆这四部脉书基本反映了战国到秦汉时期中医脉学的基本认识。马王堆脉书系列向世人证明，在中医理论体系之源的《黄帝内经》之前，还有更早的医学理论源头，具有极为珍贵的文献价值。

一、马王堆脉书的成书年代

对马王堆脉书的成书年代争议较大，四部脉书皆用秦篆抄录，没有汉隶文字。秦篆不一定只在秦始皇统一文字后使用，汉初仍有"古文经"的流行，用小篆书写文字仍然存在，再加上《阴阳十一脉》（甲本）《脉书》《阴阳脉死候》都有代表战国时秦国文字特点的"殹"（相当于语气词"也"），"殹"作语气词是考证战国秦国文字的典型语用例。《脉法》也不避讳西汉第二位皇帝刘盈的名字，因此一般学界认为马王堆脉书为战国至秦汉之际的写本。但从理论描述来看，《足臂十一脉灸经》早于《阴阳十一脉灸经》，而《阴阳十一脉灸经》和《灵枢·经脉》篇从文字上来说有继承性，具有更近的亲缘关系。可以说，从《足臂十一脉灸经》到《阴阳十一脉灸经》，再到《灵枢·经脉》，代表了中医脉学的逐步发展完善过程。

二、马王堆脉书的理论价值

四部脉书本来抄录于帛上，并没有题目。题目为帛书整理小组的文字学专家所定。《足臂十一脉灸经》《阴阳十一脉灸经》主要讨论"脉"的循行路线和主病，虽然整理者把它们名叫"灸经"，但主要内容是讲经脉学说，而且只有《足臂十一脉灸经》在各条经脉后有灸法，《阴阳十一脉灸经》不讲灸法，只在足少阴脉后"例外"地提及灸法。《脉法》更像是古医家传授弟子应用灸法和砭法时必学的经脉理论教材。其"脉"字既有后世的"经脉"之义，又有"血脉"（血管）义。因此文中讲述了"气"的传导循行和灸法治疗原则，以及痈肿病有脓时用砭石刺破血脉、排除脓血的要领。书中首句"以脉法明教下，脉亦圣人之所贵殹（也）"，说明当时脉法是重要的中医基础理论，是砭灸、推拿、导引食气等中医疗法的重要基础。《阴阳脉死候》论述三阴脉与三阳脉相关的死亡证候和有关理论，书中还引述了"寒头暖足"等养生之理及根据脉象而定的治疗方针等。因此，马王堆医书的养生思想是体系化的，不仅有哲学思想的指导，更有脉学、医药学理论基础，从而让灸法、砭法、导引、方药等外治法和内治法有了科学的理论依据。马王堆医书的体系中并没有类似《黄帝内经》那样专门论述医学理论的专著，这四部脉学著作就起到了理论奠基的作用。

三、马王堆脉书与《灵枢·经脉》篇的差异

马王堆脉书是经络学说早期发展的产物，而《灵枢·经脉》是经络学说定

型时期的产物。马王堆脉书只有十一脉，到了《灵枢·经脉》时代则成了十二脉，而且脉的长度、分支、方向等都不太相同（见表4-1）。这体现了脉学演变过程的复杂认知变化。

表4-1　马王堆脉书与《灵枢·经脉》的差异

比较项目	《足臂十一脉灸经》	《阴阳十一脉灸经》	《灵枢·经脉》
脉的数量	十一条	十一条	十二条
脉的长度	较短	较短	较长
脉的分支	仅足太阳、足少阳脉有分支	无分支	十二脉都有分支
脉行方向	皆为向心性循行	肩脉（手太阳脉）和足太阴脉离心性循行，余皆向心性循行。	手三阴与足三阳脉离心性循行，手三阳与足三阴脉向心性循行。
脉与脏腑关系	少数脉与脏腑关联	少数脉与脏腑关联	十二脉均与脏腑关联
脉的排列顺序	先足脉，后臂脉。	先阳脉，后阴脉。	手足脉交替，阴阳脉交替。
脉与穴位关系	脉上无穴位	脉上无穴位	十二脉皆有穴位

通过对比可以发现，《足臂十一脉灸经》《阴阳十一脉灸经》与《灵枢·经脉》还是有很大的不同，马先林把马王堆经脉特征概括为六点：①不冠以脏腑名；②经脉互不衔接；③铺陈顺序以足三阳、足三阴、手三阳、手二阴各为一组；④只有十一条脉，缺少手厥阴脉；⑤《足臂十一脉灸经》均为向心性分布；⑥《阴阳十一脉灸经》已有两条脉是远心性分布，但不冠以手足名称。

从本书第二章内容可知，由于先秦干支数术思维的影响，遵循天五地六之数，马王堆形成了"足臂十一脉"的理论，五六之数交互变易，形成天六地五的认知改变，进而变成"阴阳十一脉"的理论。医学本身"三阴三阳说"完善后，到《灵枢·经脉》增加了一条"手厥阴心包经"，形成手足阴阳十二脉的理论。医书文献的这种变化，说明中医学早期理论受到哲学思想影响很深，可能与干支数理向易数阴阳平衡思维转化有关。对脉的长度、方向、脏腑关系也有了基于中医整体观的深入认识。

通过这些早期脉学文献研究，可以看出，古人随着对脉的认知不断深入发展，脉由最早的血脉，到马王堆脉书中变成了循行全身的十一条经脉，脉中循行的不仅有"气"，还有"血"，可以利用经脉的气来实行灸法治疗或导引行气，也利用砭石对脉管的脓血进行放血疗法。"脉"还可以作为诊断的依据，在马王堆医书中已经形成了经脉学的另一条分支——脉诊理论，但还比较简单。此刻的脉学还没有"穴位"的意识，因此马王堆脉书和其他医书没有提到任何与穴位相关的理论。这说明中医经络学说不一定是"从点到线"发展而成的，而是先发现了脉。马王堆医书的灸法就是沿着脉来施灸的，但《五十二病方》的灸法已经有了某些穴位灸法的雏形，如癃病灸左足中指、癫病以砭穿其腨旁等。随着针刺的出现，更能精准施治，才总结出了穴位说。马王堆医书引发的"由线到点"经络起源说成为一大研究热点。

学者多认为马王堆医书的脉学还只是经脉的早期学说，对脉学与经络的关系也进行了诸多探讨。如黄龙祥认为，在经脉的概念形成之前，人们对于最易观察的体表脉象的变化与疾病的关系已有基本的认识，而经络学说的形成，与脉诊实践有着非常密切的关系。目前看来马王堆医书中的脉学，已经包含着脉诊和经络砭灸治疗的双重含义。后来道家寰道观影响到中医学，随着营卫学说的出现，营气在十二经脉中环周流行的思想形成，最后到《黄帝内经》时代这些理论统一完善，十二经脉形成闭合回路，气血循行营周不息，人体构成了统一的整体。《灵枢·经脉》之后，再没有出现其他经络学说，说明《经脉》篇已然具有了权威性，经络学说在秦汉时期兼容并包，在医学实践和哲学思想的共同指导下，完成了"大一统"的提升完善，中医理论宣告成熟。

近代以来中国出土了大量战国秦汉时期的简帛书籍，其中也有简帛、简牍类医书。这些秦汉医简多为医方简，其中与《黄帝内经》最为接近的就是马王堆的脉学帛书了。虽然十一脉系统与《黄帝内经》十二脉系统并不完全吻合，但在《灵枢》部分还是保留着十一脉的痕迹，如《灵枢·本输》在说明人体有五脏六腑之后，虽然强调要通晓十二经脉循行，但接下来实际记述的是十一条经脉的五输穴。其手二阴、足三阴、足三阳、手三阳的顺序正好与马王堆脉学帛书吻合。《灵枢·本输》十一脉中缺少的是"手厥阴心包经"，但是它论述手少阴心经的五输穴其实都属于今之手厥阴心包经。后世注家多解释为心有病，由心包络代为受邪，因此有"少阴无腧"之说，在治疗上用心包络的腧穴代替心经的腧穴来治疗。这种《黄帝内经》中的十一脉痕迹在《灵枢·经脉》中也有余存，如该篇后半段讲五阴气绝时，就依次提到手太阴气绝、手少阴气绝、足太阴脾经气绝、足少阴气绝、足厥阴气绝。可见《灵枢·经脉》即使在同一篇章，先讲十二脉，后面又提到十一脉，缺少的正是手厥阴脉。这与马王堆脉学帛书何其相似！也说明《黄帝内经》不是凭空形成，是在整合战国秦汉多地医学思想的基础上，逐渐统一完善的。《灵枢·经脉》在沿袭马王堆脉学体系的基础上，既有继承又有发展，具有非常近缘的关系！实际上中医学的经络学说经过了一个漫长的自圆其说的过程，皇甫谧的《针灸甲乙经》中虽然用了三阴三阳的经络顺序，但是四肢各经腧穴都是从手足末端向心性依次叙述，与马王堆《足臂十一脉灸经》的向心性方向一致。宋代《铜人腧穴针灸图经》各经腧穴次序也都是向心性排列。但是《灵枢·经脉》已经确定阴经的循行方向是远心性，阴经的腧穴也应该远心性依次排列才更为合理。这种矛盾直到元代滑寿的《十四经发挥》，才把腧穴的排列顺序调整，按照《灵枢·经脉》的纲领既有向心性，又有远心性，与经脉循行方向一致，从而沿用至今。

第二节　脉学基础上的养生思想

一、独特的启脉、导脉、相脉法

马王堆脉书认为"脉"表示血管，并含有气、血两种物质，这与"脉"字的字形含义是一致的。《脉法》的内容，马继兴对比张家山脉书本已经补录完整，可见其完整理论。《脉法》不足400字，却阐述了基于脉学理论的导脉、启脉、相脉的重要法则。《脉法》中的"导脉"是通过灸法、砭法疏通引导脉气。《脉法》所说的"气"，能上下运行，具备了中医"气机"的朴素含义，由此可见脉法理论也是练习导引术的基础。《脉法》特别关注逆气和气上行，"气上而不行，则视有过之脉，当还而灸之"。"启脉"指的是刺破血管，"用砭启脉者必如式：痈肿有脓，则称其大小而为之砭"。说明用砭石刺血疗法治痈肿要遵照一定的规则。"相脉"指的是考察脉动的理论，马王堆"相脉"之说已经是中医脉诊（切诊）的雏形，"相脉之道，左手上去踝五寸而按之，右手直踝而探之"。马王堆脉诊法是左右手同时触摸身体动脉点的遍身诊法，左手切足内踝上五寸处动脉点，右手切足内踝直上方动脉搏动处，对比两脉的盈虚滑涩动静，判断疾病。这与《黄帝内经》的寸口脉法、三部九候脉法、寸口人迎对比脉法都不相同，具有淳朴的早期时代特征。马王堆的脉法虽然简单，但是已经有一些相当超前的脉学认知，如《足臂十一脉灸经》记述足厥阴脉时强调"三阴之病乱，不过十日死。揗温（脉）如三人参舂，不过三日死"。这里的"三人参舂"脉，就是像三个人捣舂稻米一样，杵臼上下不一，脉象杂乱无章，周一谋考证就是今天的左心衰竭以三联律为特征的"交替脉"（三联音律的奔马律）。这说明古人早就认识到了人体血脉不停有节律地跳动，在疾病或病危时，血脉的搏动就不正常，以此可以诊断或预测疾病。

二、利下害上说

《脉法》第二句是"气也者，利下而害上，从暖而去清焉"。马继兴认为气利下而害上的原因是通常人体上半部本属于阳，但如果体内有过多的阳气，则趋向身体上部，必然使阳气过盛，出现异常病理状态，即气能"害上"。人体的气（主要指阳气）"利下"，对下半部有利的原因是，人体下部属于阴，"阴脉集于足下，而聚于足心"（《素问·厥论》），为了避免或缓解阴寒过盛而罹患疾病，因此身体下部增加阳气是非常有益的。《脉法》说明马王堆脉学认为脉中循行的"气"，容易逆乱，尤其是逆上过亢之气要进行调整。"故气上而不下，则视有过之脉，当还而久之。"凡是出现逆气上行而不能回降的现象，可以首先诊断是哪条脉的气过盛，并在该脉循行路线上与逆气相反的部位用灸法治疗。"从暖去清"中"清"可以训释为"寒也"，是说气有趋向温暖、摒除寒凉的特性。人体下部宜暖，上部宜寒，就是后文说的"寒头暖足"养生之道。这时的"气"还没有具体说明阳气、阴气之分，但跟《黄帝内经》的认识有一定共通之处，头为诸阳之会，气又趋向温暖，阳气过度往上走，就会出现"害上"的结果，如中风、头风眩晕、癫痫、昏厥等病证都与阳气的逆上有关。

三、寒头暖足，取有余补不足说

《脉法》说："故圣人寒头而暖足。治病者取有余而益不足也。""寒头暖足"说最早见于马王堆的《脉法》，这一命题对临床治病和养生保健具有重要的意义和极高的学术价值。秦汉时期"足"指的是腿部，这句话是说头面部要保持寒凉，下肢要保持温暖。寒温是一对相反的属性，上寒下暖是健康的状态，反之上热下寒则容易导致疾病。这与后世《伤寒论》的厥阴病上热下寒，黄元御中焦脾胃气机不畅导致的上热下寒都有相似之处。"寒头"的主要原因是头为诸阳之会，不宜过热。《难经·四十七难》说："人面独能耐寒者，何也？然，人头者，诸阳之会也。诸阴脉皆至颈、胸中而还，独诸阳脉皆上至头耳，故令面耐寒也。"人的脸部能耐寒的原因是阳脉汇聚头部，阳热充足。所以壮年人在冬天不宜戴过暖的帽子、耳罩、口罩等，尤其是"纯阳之体"的小朋友头面部不宜覆盖过度，阳气不能正常从头部发散，郁闭于内，反而容易郁热成病，或是导致出汗，汗后腠理开张，汗出当风而感染风寒之邪。秋冬用温凉的水洗脸，睡觉不蒙头，也是寒头的好办法，可以保持头脑清醒，呼吸顺畅，不宜感冒。"暖足"的原理是俗话说"寒从脚底起"，秋冬季节最容易感到寒冷的部位是足部。"天寒则裂地凌冰，其卒（猝）寒或手足懈惰。"（《灵枢·邪气脏腑病形》）手足在冬天容易被冻僵而活动不便，或者寒凝血脉导致冻疮，所以以四肢保暖，尤其是足部保暖非常重要。孙思邈在季节养生中就主张"寒头暖足"。《备急千金要方·养性》曰："人头边勿安放火炉，日久引火气，头重目赤，睛及鼻干。""冬日冻脑，春秋脑足俱冻。此乃圣人之常法也。"头部常烤火，反而常引发疾病，冬季要适当冻脑。同时，"每八月一日已（以）后，即微火暖足，勿令下冷无生意，常欲使气在下"，农历八月初一后很快入深秋，老年人就可以注意足部保暖，常使阳气充实于下，对预防疾病很有好处。现代研究认为，脚是人体的第二心脏，足部就是人体的缩影，脚底有大量的内脏器官反射区，有丰富的血管、末梢神经，刺激足掌可以反射到大脑皮层，调节中枢神经和内脏功能。脚部离心脏最远，位于身体最下端，流下去的血没有足够的压力就很难顺畅地流回心脏，因此末梢循环不好的人更容易冬天脚部冰凉，难以温暖。秋冬做好足部保暖，临睡前温水泡脚，可以促进血液循环，调节人体气机，加强新陈代谢，保持良好的健康。

熊益亮考证"寒头暖足"说的思维方式源于早期医家基于自身的自觉体悟，是在结合了阴阳哲学思维之后对身体进行的取象比类。马王堆帛书《阴阳脉死候》提到"凡三阳，天气也"，"凡三阴，地气也"。这与《素问·阴阳应象大论》的"故积阳为天，积阴为地"一致，即天为阳，地为阴。在天阳地阴的思维哲学下，对身体进行取象比类，故以头象天，为阳而需寒，以足象地，为阴而需暖。"寒头暖足"说在后世得到了广泛传承和发展，治疗学、针灸学、养生学、民俗学中都有所体现。在针灸治疗中，一般头面部禁灸，因为头为诸阳之会，使用灸法容易上火而致病，但是足部恰恰提倡灸法。中国民间谚语有"头对风，暖烘烘；脚对风，请郎中"，"头凉脚暖不生灾"，就是寒头暖足思想的体现。"寒从脚底起"，"若要安，三里常不干"，是主张足部保暖，常灸足三里穴使脾胃作为枢机保持气机上下通畅。古代常用玉石、陶瓷、竹器为枕，这些材质都较为寒凉。后世用菊花、决明子、绿豆等做枕头填充物，也是因为这些都是寒性药物。

"取有余补不足"说最早见于《老子·七十七章》，曰："天之道，其犹张弓欤？高者抑之，下者举之，有余者损之，不足者与之。天之道，损有余而补不足。人道则不然，损不足，奉有余。"这固然是老子对人类社会阶级压迫的批判，认为天之道损有余而补不足，人之道却损不足以奉有余。将老子此说引入医学理论的，当以马王堆《脉法》首见。"取有余补不足"之说已经具备了初步的补泻思想，虚者宜补，实者宜泻。《黄帝内经》也继承了此说，《灵枢·寒热病》称之为"损有余，益不足"。

四、砭灸宜忌说

马王堆四部脉书中只有灸法和砭法，还没有提到针法，但有刺血法的应用。这不足以说明此时中国没有针刺法，只是秦汉可能比较流行的是砭刺法。《史记·扁鹊仓公列传》中提到扁鹊治疗虢国太子尸厥证就是研磨针石，以取"外三阳五会"（百会穴）；也提到西汉文帝时淳于意治病是有"灸镵石及饮毒药"等多种疗法的。"镵石"即针石的代称，按照全元起注释《黄帝内经》的解释，"砭石者，是古之外治之法，有三名：一针石，二砭石，三镵石，其实一也"。镵石就是一端尖锥形、形如箭头的石块，主要是用来刺破血脉放出脓血。《史记·扁鹊仓公列传》文中又有"针灸""刺其足少阳脉""刺足阳明脉"等语句，说明齐派医学善用针刺或砭刺法。有学者研究后指出，马王堆十一脉没有记载穴位，也是非常正常的，因为当时的脉学是灸法的基础，而灸法是面状刺激或是沿着经脉的移动灸法，范围较大，不用固定在某个穴位点。古代的灸法和推拿疗法都是面积大、温和的机械刺激，手法可以透过皮肤，到达肌肉层，所以十一脉理论和《黄帝内经》的十二经筋理论更加贴合，经络起源也可能最早是经筋理论。

马王堆脉书奠定了一定的脉学理论，在此基础上发展出了砭灸理论。《脉法》说明刺血治痈肿要遵照一定的规则，首先要根据化脓程度的大小深浅来确定砭法手术。"脓深而砭浅""脓浅而砭深""脓大而砭小""脓小而砭大"都是有害的。仔细鉴别化脓程度来正确决定砭刺的范围、深浅，完全符合科学结论。痈肿有脓适合砭刺，但"有脓者，不可灸也"，是说痈肿初起红肿胀痛，但未化脓，虽属热证，也可用热疗性质的灸法，但化脓之后则只能用刀、针、砭石等切开排脓，不可再用灸法。《脉法》的这些理论与《灵枢·玉版》一致："其已成脓血者，其惟砭石、铍针之所取也。"

五、生死预后说

古人治病喜欢首先预测疾病的生死吉凶，先判断疾病的严重程度，从而决定可治不可治。《阴阳脉死候》是专门讨论三阴三阳脉疾病预后的，三阳脉死候有一种，而三阴脉死候有五种。可见疾病分"阴阳"，阴脉的病更难治。"凡三阳，天气殹。其病唯折骨、裂肤，一死。凡三阴，地气殹，死脉殹，阴病而乱，则不过十日而死。三阴腐脏烂肠而主杀。"三阳脉是太阳、少阳及阳明脉，对应天之气，即阳气。三阳病中只有出现了严重的骨折和肌肤碎裂的，才是死亡的征候。三阳脉因为有手三阳和足三阳，在《黄帝内经》中称为"六阳"。当然《黄帝内经》时代六阳病就各有死候了。三阴指太阴、少阴、厥阴脉，属于地之气，属阴，马王堆脉书认为阴病都在里，不像三阳病在表，为皮外伤轻症，因此三阴病更严重，难治。具体征兆有五死，即"唇反人盈，则肉先死"；"龈瘩齿长，则骨先死"；"面黑，目䀏，视斜，则气先死"；"汗出如丝，傅而不流，则血先死"；"舌陷卵卷，则筋先死"。五死症状中已经有肉、骨、气、血、筋的认识，这是从整体观的角度认识重症。因为当时经脉学说并未过多与脏腑联系，因此对死候的认知还没有归结到脏腑衰竭，而是与气血循行的认识紧密关联，因而有五体的死症，也说明系统的脏腑辨证出现得更晚。

六、经脉辨证说

马王堆时代脏腑学说处于萌芽状态，十一脉的循行只有"之心""出肝""入于心""是胃脉""系于肾"等零星的记载。经脉与脏腑的联系还没有对应整齐。因此马王堆脉书表现出一种简单的经脉辨证法。《足臂十一脉灸经》主治疾病有 78 种，《阴阳十一脉灸经》更详细分"是动病""所产病"，共计所主疾病为 147 种。《足臂十一脉灸经》每一条脉后面都有"其病"一词，关联若干症状，如足太阳脉"其病：病足小指廢，腨（腨）痛，卻（卻）（挛），腨痛，產寺（痔），要（腰）痛，夾（挾）脊痛，□痛，項痛，手痛，顏寒，產聾，目痛，尻（尻）泅（尻），數癲（癲）疾"。这样，十一脉每一脉的主病病候都可以说是诊"脉"辨证的结果。古人在经脉循行的基础上，仔细观察相关部位、组织的异常，提出灸不同经脉的治法。马王堆医书和《伤寒论》一样，虽然没有"辨证论治"这样明确的说法，但是看病的过程都是辨证施治的。只不过后来辨证的"证"是疾病病位、病因、病性、病势的综合概括，而马王堆医书时代的"证"是分辨经脉循行组织部位的寒热与疼痛。可见中国古代医学一开始就沿着严谨细致的路径不断发展，没有将疾病笼统地停留在"病"的层次，而是观察入微，观测更多的细节异常，进行疾病的判断和细致划分，确定更详细的治法。马王堆脉学的经脉辨证反映了经络学说不断发展的过程，可以通过表 4-2 看到马王堆脉书与《灵枢·经脉》主治病候的比较。

表 4-2　足厥阴脉主治病候在三部脉书中内容比较

《足臂十一脉灸经》	《阴阳十一脉灸经》	《灵枢·经脉》
病腄瘦，多弱（溺），耆（嗜）飲，足柎（跗）種（腫），疾畀（痹）。	是動則病：丈夫隤（癩）山（疝），婦人則少腹種（腫），要（腰）痛，不可以卬（仰），甚則嗌干，面疵。	是动病：腰痛不可以扶阳，丈夫癩疝，妇人少腹肿，甚则嗌干，面尘脱色。
	所産病：熱中，降（癃），隤（癩），扁（偏）山（疝），□□，心煩。	所生病：肝所生病者，胸满，呕逆，飧泄，狐疝，遗溺，闭癃。

马王堆医书中多以外治法为主，灸法、熨法、敷法、熏法、导引等，施治部位多是以痛为腧，治疗疼痛或发病部位，但是部分外治法遵循一定的经脉循行部位。可见战国秦汉时经脉学说的出现早于藏象理论，循经辨证是当时通用的理论，经脉辨证将人体看作一个整体，经脉和体表组织、体内部分脏腑有了一定的关联。

第三节　脉学与灸法、导引术等外治法的关系

马王堆《足臂十一脉灸经》和《阴阳十一脉灸经》（甲本）及《脉法》《阴阳脉死候》《五十二病方》同抄在一张帛上。《阴阳十一脉灸经》（乙本）是和《却谷食气》《导引图》抄在一张帛上的，可见马王堆经脉学说有自己的体系，几部书同在一帛，暗暗阐明相互关联的医学内涵。正是由于经脉和导引术之间有密切的联系，才会把它们抄在一起。多数研究者认为这并不是为了节约、充分利用帛书面积才做此举，而是因为这几部书有内在的必然的联系。导引和辟谷术（却谷）这类古代医疗体育，必须要了解人体结构和生理知识。

马王堆医书的脉学理论是灸法、导引术、推拿、熨法等多种外治法的理论基础。

在《足臂十一脉灸经》中，十一条经脉所主疾病的主要治疗方法均为灸法。赵希睿总结各脉所主疾病主要集中在四类：①各脉循行部位的痛证、寒证，少量热证，肢节麻木、痈肿等；②耳聋、鼽衄、流涕、牙痛、面部诸痛等五官疾病；③心胸部痛证、心悸、心烦、哮喘、咳嗽等心肺部疾病；④神志不清、嗜睡、昏沉等神志精神疾病。但是施灸的部位并没有描述清楚，只讲灸某条经脉。《阴阳十一脉灸经》明确提到灸法的只有足少阴脉。但周祖亮考证认

为十一脉的"是动则病"和"其所产病"治疗方法均只采用灸法。

马王堆医书的灸法治方主要在《五十二病方》中，至少有 8 条灸方。灸法一般是对病变部位施灸，如疣病、痔疮等，但是癃病、肠癫等的灸疗则以脉法为前提。病变部位砭灸者多为外科病种，循经砭灸的多是内科病证。灸材常见艾叶、柳蕈、蒲绳、芥子泥等，可以采用直接灸、发泡灸、裹物灸、熏灸、砭灸等灸法。如蚖（蛇咬伤）第二方"以蓟（芥）印其中颠倒"，用白芥子泥发泡法，涂敷在头顶正中部（百会穴）。癃病（小便不利）"久（灸）左足中指"，所灸部位属足阳明经脉。肠癫"取枭垢，以艾裹，以久颓者中颠，令阑（烂）而已"，用粗麻屑末加艾叶裹杂，灸肠癫者头顶，灸到皮肤溃烂，属于化脓灸。灸头中颠（百会穴）可以升阳举陷，强壮正气。

《养生方》没有灸法，《天下至道谈》提到"七损八益"时，有"饮药约（灼）灸以致其气"语句，说明房中术也可以用灸法。

《五十二病方》也有熨法，多用炒盐、封殖土、蚯蚓矢、药末等温熨，也需注意经脉部位，如"婴儿索痉"（新生儿破伤风），全身强直性痉挛，取用蚁穴丘土与盐的混合物温熨，从头开始依次下行到脚。

马王堆导引术同样是以经脉理论为基础的。因为导引术疏导的是身体的经脉气机。马王堆导引图多是和缓的躯体运动，目的是通利经气，延缓衰老。就是《后汉书·华佗传》中论述五禽戏时说："是以古之仙者，为导引之术，熊颈鸱顾，引挽腰体，动诸关节，以求难老。"导引术还要配合"吹呴呼吸"的气息调节，这在《导引图》中都可以看出来。导引图残存部分文字说明，多为动物仿生动作描述、防治疾病用语、病证名用语等。注重阴阳气机，因此有"折阴""以杖通阴阳"等字眼。已经具有畅达阴阳之气的朴素意思，如"折阴"中"折"有按摩之义，身体背为阳、腹为阴，折阴就是导引胸腹阴气。这与张家山《引书》中"折阴，前一足，错手，俯而反钩之"较为相似。马王堆脉书强调气机顺畅，而气逆上容易导致各种疾病。《导引图》中有"俛厥"字样，马继兴考证"俛"是向下屈身，"厥"是人体下部的气向上部逆行。"俛厥"的导引动作是为了调整气逆，图中对应人物弯腰俯身，手足着地，抬头前视，动作不是伸展动作，确实便于引气下行。马王堆脉学代表的战国秦汉时代还没有明确的气机学说，但是脉学已经在快速发展，在实践中医生们敏锐地把握到了人体气血循行必须正常通畅人体才健康的理念，因而导引术的调气、动体等要领，处处都体现了经脉气血的理论认知。

综上所述，可以说马王堆脉学是在中医基础理论还没有整理成熟的时代，对经脉学说、诊脉方法、气血与疾病理论的集大成研究，代表了当时中医理论最先进的思想，直接为《黄帝内经》理论成熟奠定了一定的基础。可以把马王堆经脉学说及其灸疗学理论看作是后世经脉学说和针灸治疗学的起源与雏形。马王堆医书文献说明，在当时砭灸疗法、导引疗法与药物疗法是同时广为流行的治疗方法。

第五章

四时起居与饮食养生

第一节 四 时 养 生

自然观是人们对宇宙自然总的认识，是人们对整个世界认识的基础。早在原始社会时期，我国古老的天文学便已萌芽，人们观察天象，制定历法，预测气候，以便安排农事生产、祭祀及其他活动。随着生产力的不断发展，科技水平的不断提高，人们对于自然的认识越来越深入，由此形成了朴素的自然观，如"阴阳说""五行说""八卦说""元气说""天人合一说"等。从原始社会末期至夏商朝，这些朴素的自然观开始形成，到战国时期已经形成一个较为完整的系统。

一、阴阳说是四时养生的基础

"阴阳"的本义与阴天、晴天有关，到东汉《说文解字》时解释"阴"指山北、水南，"阳"指山南、水北，涉及的是日光向背的问题。在高度抽象的哲学思想引领下，阴阳后来逐渐引申为宇宙间贯通物质和人事的两大对立面。"阴阳"一词最早见于《周易·系辞上》："阴阳不测之谓神。""一阴一阳之谓道。"意思是阴阳变化不可预测叫作神，阴阳是最高的道。韩康伯注："神也者，变化之极，妙万物而为言，不可以形诘者也。"（《周易集解》卷十三引）同时古人认识到阴阳相冲化万物，万物的化生源于阴阳之间的相互作用，世间万物皆有阴阳之道。《荀子·礼记》曰："天地和而万物生，阴阳接而变化起。"又说："天地感而为万物化生。"从而指出阴阳交感是万物化生的变化和根本条件，其中的"合""接""感应"等都具有相互作用、相互影响之意。自然界中的很多变化也与阴阳消长有关系。《管子·乘马》曰："春秋冬夏，阴阳之推移也；时之短长，阴阳之利用也；日夜之易，阴阳之化也。"说明了一年四季、农时、昼夜交替都是阴阳作用的结果。《素问·阴阳应象大论》曰："阴阳者，天地之道也，万物之纲纪，变化之父母，生杀之本始，神明之府也。治病必求于本。"说明治疗疾病、寻求病因之本也要从阴阳入手。《素问·生气通天论》中记载："阴平阳秘，精神乃治，阴阳离决，精气乃绝。"要保持阴阳的动态平衡，人体才能维持健康状态。马王堆出土的医书就很重视壮阴和壮阳，记载了许多药物和方法。当然马王堆医书中壮阴、壮阳的目的更多是为了男女阴阳和谐。

二、"天人合一"背后的顺天应时思想

中国古代朴素自然观的最突出的特点就是"天人合一"，这与中国传统的农耕生产方式有关。中国古代属于农耕社会，靠天吃饭，所有的农业生产活动必须顺应自然节气变化规律，春耕、夏收、秋种、冬播，一年四季都要按照四季变化规律来耕种，这样才能有好的收获。

天道与人道的关系历来都是中国古代哲学家们研究的主要问题之一。它强调的是天与人、人与人、人与社会的自然和谐关系。何谓天？段玉裁在《说文解字注》曰："天，颠也……颠者，人之顶也。以为凡高之称。"冯友兰在《中国哲学简史》中认为古代天有五种含义：第一种是"物质之天"，就是指日常生活中所看见的苍苍者与地相对的天，即我们现在所说的天空。第二种是"主宰之天"或"意志之天"，就是指宗教中所说有人格、有意志的"至上神"。第三种是"命运之天"，就是指旧社会中所谓运气。第四种是"自然之天"，就是指唯物主义哲学家所谓自然。第五种是"义理之天"或"道德之天"，就是指唯心主义哲学家所虚构的宇宙的道德法则。这五种含义中总结起来就是两大块：自然方面的"天"和精神领域的"天"。前者是基础，对后者起决定作用，但是后者一旦生成又可对前者进行意义建构。

何谓人？《说文解字》谓："人，天地之性最贵者也。"《礼记·礼运》曰："故人者，其天地之德，阴阳之交，鬼神之会，五行之秀气也。"人是天地盛德的产物，阴阳相交的结晶，鬼神聚合的成果，是五行的秀气凝集而成。《列子·黄帝》云："有七尺之骸、手足之异，戴发含齿，倚而食者，谓之人。"《列子》的描述更接近物质的人，描绘人的具体形态。董仲舒在《春秋繁露》中说："为生不能为人，为人者天也。人之为人，本于天也。天亦人之曾祖父也，此人之所以乃上类天也。"人是天的产物。老子认为人是"道"所运化产生的。

那么如何处理天与人的关系呢？不管是天还是道，归结起来还是元气。古代哲学家认为宇宙万物都是由"气"产生的，即气一元论。也就是说天和人都是气的产物，本质是一样的。《老子·二十五章》中提出"人法地，地法天，天法道，道法自然"。人最后归结为要遵循自然而为的规律。汉代董仲舒在《春秋繁露》中提出"天人之际，合而为一"，即天道和人道是一体的，应该合二为一。

"天人合一"体现在两个方面：一是天与人一致，即人天同质。因为都是元气所产生，所以天是大宇宙，人是小宇宙。《灵枢·邪客》云："天圆地方，人头圆足方以应之。天有日月，人有两目。地有九州，人有九窍。天有风雨，人有喜怒。天有雷电，人有音声。天有四时，人有四肢。天有五音，人有五脏。天有六律，人有六腑。天有冬夏，人有寒热……此人与天地相应者也。"人体的结构能够在天地自然中找到对应的部分，人体似乎是天地的缩影，这段话与《春秋繁露·人副天数》如出一辙。二是天人相应。在中国古代，人们把自然界看作是一个普遍联系、不断运动的整体，最晚在春秋时期，我国古人已初步认识到，自然界存在某种法则，事物的运动变化遵守一定的常规。《荀子·天论》曰："天行有常，不为尧存，不为桀亡。"古人意识到天的运行和万物的生长是个自然生发的过程，不以人的意志为转移。董仲舒《春秋繁露》指出："天之道，有序而时，有度而节，变而有常。"这都说明了天道的规律性内涵。而人是自然的一部分，人想要在自然中健康长存，就要顺应自然的规律。《素问·五常政大论》云：必先岁气，无伐天和。"张景岳《类经》注之曰：五运有纪，六气有序，四时有令，阴阳有节，皆岁气也，人气应之以生长收藏，即天和也。"意思是人类要生存必须顺应天地自然规律。

天地自然有其自身的规律，不以人的意志为转移，所以强调"天人合一""天人相应"，就是强调人应该和自然和谐相处，顺应自然规律生活。马王堆出土帛书《十问》中就提出："君若欲壽，则顺察天地之道。天氣月盡、月盈，故能长生。地氣歲有寒暑，險易相取，故地久而不腐。君必察天地之請（情），而行之以身。有徵可智（知），間雖聖人，非其所能，唯道者智（知）之。天地之至精，生於無徵，長於無刑（形），成於無體，得者壽長，失者夭死。"说明人要顺应考察自然界的发展变化规律，才能健康长寿。

三、先秦四时养生与马王堆四时养生理念

早在先秦时期，人们就认识到四时季节气候的变化对人的健康有着很大的

影响。《素问·宝命全形论》云："人以天地之气生，四时之法成。"人是以天气之气而生，按照四时的规律而形成的，强调了人与自然阴阳四时气候变化息息相关。《吕氏春秋·尽数》曰："天生阴阳、寒暑、燥湿、四时之化，万物之变，莫不为利，莫不为害。圣人察阴阳之宜，辨万物之利以便生，故精神安乎形而寿长焉。"说明人要正确认识天时、万物的变化，才能健康长寿。《周易·系辞》说："变通莫大乎四时。"四时阴阳的变化规律，直接影响万物的荣枯生死，人们如果能顺从天气的变化，就能保全"生气"，延年益寿，否则就会生病或夭折。春夏两季，天气由寒转暖，由暖转暑，是人体阳气生长之时，故应以调养阳气为主；秋冬两季，气候逐渐变凉，是人体阳气收敛，阴精潜藏于内之时，故应以保养阴精为主。春天是阳气生发的季节，要保持肝气舒畅，助生阳气；夏天是阳气正盛的时候，阳气外浮，阴气内收，很多人怕热贪凉，进食太多寒凉之物，使体内阴气过盛，反而伤阳；秋天是阴长阳消的季节，万物收敛，燥邪为患，燥易伤阴；冬天是大地收藏，万物皆伏的季节，肾气内应而主藏。所以，"春夏养阳，秋冬养阴"，乃是顺应四时阴阳变化的养生之道的关键。根据这一原则，就需要注意顺应四时气候以调养五脏之气，即春生，顺应春季阳气的生发以疏肝气；夏长，顺应夏季阳气的旺盛以养心气；秋收，顺应秋季阳气的收藏以养肺气；冬养藏，顺应冬季阳气的闭藏以养肾气，使人与自然相统一，达到健康长寿的目的。

马王堆医书中的四时养生主要体现在导引术中。马王堆医书《却谷食气》的后半部分结合四季提出了导引行气的练习方法。"食□者为昫（呴）炊（吹），则以始卧与始兴"，食气在晚上睡觉前或者早上起床后。春天要避开浊阳，浊阳是在白昼的天空周围环境被黑暗所笼罩，或在白天出现大雾而遮住阳光的时候。夏天要避开汤风，《说文解字》："汤，热水也。"汤风指的是夏天的热风。秋天要避开清风（此为学者们根据上下文补缺）和霜雾。清风即冷风的意思。古人认为霜降有收敛、伤杀生物的作用。所以有霜雾的天气不适合食气，以免把霜冷之气吸入体内，损伤阳气。冬天要避开凌阴，凌的意思是冰，阴表示夜间。凌阴在古代经常表示藏冰的地窖，西周王室专门设"凌人"，就是专门负责宫廷冰的储存。在文章中凌阴指的是冬天寒冷的夜晚。同样的话在《十问》中也能见到"食气有禁，春辟（避）浊阳，夏辟（避）汤风，秋辟（避）霜潜（雾），冬辟（避）凌阴，必去四咎。"

四季要在什么时间食气呢？春天要"和以铣光、朝暇（霞）"，铣字本来缺损，后补入，本义为亏损、缺。铣光是在中午前后应有烈日之时，反而被天空中面积很大、状如盖形的云层将日光遮掩起的天气。朝霞，朝指清晨，霞是在日出或日落前后云层上出现的彩色景象。故朝霞是清晨天刚亮时，太阳将从地平线升起以前东方天空出现的赤黄色。因为朝霞在清晨出现，又被称为"平旦之气"。"平旦"是一天中人身的精气开始生的时候，《素问·生气通天论》曰："平旦人气生。"王冰认为"平旦，阳气已升，故曰阴中之阳"。这个时间吸入的气比较纯净，未受污染，又能补足阳气。夏天要"和以朝暇（霞）、行暨"。行暨即"沆瀣"，《楚辞·远游》王逸注引《陵阳子明经》："沆瀣者，北方夜半气也。"篇中"沆瀣"指的是夏季的晚上，从北方吹来的清凉微风。我国古代养生家对于呼吸沆瀣和朝霞之气很重视，《史记·司马相如》载："呼吸沆瀣兮餐朝霞。"秋天要"和以输阳、铣"。输的意思是改变、更改，输阳指由阴（夜）向阳（昼）转变之时。冬天要"【和以】□（端）阳、铣光、输阳、输阴"。正阳是中午十二点，太阳位于天空正中之时。输阴指由阳（昼）向阴（夜）转变之时。朝霞、铣光、沆瀣、输阳、输阴（沦阴）、正（端）阳是古书中所称的"六气"。

第二节　起居养生

一、先秦起居养生思想的发展

古代哲学家认为天地万物运行是有规律的，一年四季的轮转、节气的变换也有其规律，人想要健康长寿，减少疾病的发生，就必须遵循自然的规律。据称是尧舜时的歌曲《击壤歌》中有："日出而作，日入而息。"反映了古代劳动人民按照自然规律、昼夜变化安排自己的起居时间，日升就起，日落就息。《庄子·让王》中也有类似的记载："日出而作，日入而息，逍遥于天地之间而心意自得。"古代养生家多认为人的寿命长短与能否合理安排起居作息有着密切的关系。《灵枢·本神》云："智者之养生也，必顺四时而适寒暑，和喜怒而安居处，节阴阳而调刚柔。如是则僻邪不至，长生久视。"孔子认为有规律的作息和适度的劳逸，有益于健康，他指出："夫寝处不时，饮食不节，逸劳过度者，疾共杀之。"（《孔子家语·五仪解》）荀子则认为居住环境与人类健康密切相关，他主张"君子居必择乡"（《荀子·劝学》)。《管子·形势解》曰："起居时，饮食节，寒暑适，则身利而寿命益；起居不时，饮食不节，寒暑不适，则形累而寿命损。"指出强身健体、延年益寿必须起居有时、节制饮食、适应四时，否则身体劳累而影响寿命。从这些文献的记载可以看出，起居涉及人生活的方方面面，如居所、坐立行卧、衣食住行等，这也意味着人的生活起居与健康密切相关。起居调摄是指合理安排起居作息，妥善处理日常生活之细节，以保证身心健康，求得延年益寿的方法。

《素问·上古天真论》曰："乃问于天师曰：余闻上古之人，春秋皆度百岁，而动作不衰；今时之人，年半百而动作皆衰者，时世异耶？人将失之耶？岐伯对曰：上古之人，其知道者，法于阴阳，和于术数，食饮有节，起居有常，不妄作劳，故能形与神俱，而尽终其天年，度百岁乃去。今时之人不然也，以酒为浆，以妄为常，醉以入房，以欲竭其精，以耗散其真，不知持满，不时御神，务快其心，逆于生乐，起居无节，故半百而衰也。"这段话提出了日常起居的关键——起居有常。"常"有恒定、长久不变的意思，《广雅》释："常，质也。"《国语·越语》："日月以为常。"由恒定的意思又引申出规律、规则的意思。《黄帝内经》中提到的"起居有常"的意思是起居有一定的规律。

二、马王堆医书起居养生之道

（一）"一夕不卧，百日不复"：睡眠的重要性

马王堆出土医书《十问》第九问中有一段话："文执（挚）见齐威王，威王问道焉，曰：'夏（寡）人闻子大夫之博于道也，夏（寡）人已宗庙之祠，不（暇）其听，欲闻道之要者，二三言而止。'文执（挚）合（答）曰：'臣为道三百编（篇），而卧最为首。'……威王曰：'善。子之长卧何邪？'文执（挚）合（答）曰：'夫卧，非徒生民之事也。举凫雁、萧（鹔）相（鹴）、蚖檀（蟺）、鱼、鳖（鳖）、奭（蝡）动之徒，胥食而生者也；食者，胥卧而成者也。夫卧，使食靡宵（消），散药以流刑者也。辟（譬）卧于食，如火于金。故一昔（夕）不卧，百日不复。食不化，必如扚鞠（鞠），是生甘心密墨，糙汤劓惑，故道者敬卧。'威王曰：'善。夏（寡）人恒善莫（暮）饮而连于夜，苟毋（无）苛（疴）虏（乎）？'文执（挚）合（答）曰：'毋（无）芳（妨）也。辟（譬）如鸣（鸟）兽，蚤（早）卧蚤（早）起，莫（暮）卧莫（暮）起，天者受明，地者受晦，道者九（究）其事而止。'"这段话的意思是睡眠不仅仅是人类特有的生理现象，动物也需要。一日不睡觉，精力一百天都得不到恢复。人一定要按季节，模仿鸟兽的昼夜起居模式，或早卧早起，或晚卧晚起。

先民们很早就认识到宇宙自然有其运行规律，日升月落，昼夜交替，阴阳

消长，都与人的睡眠和健康有关。《灵枢·口问》："黄帝曰：人之欠者，何气使然？岐伯答曰：卫气昼日行于阳，夜半则行于阴，阴者主夜，夜者卧；阳者主上，阴者主下；故阴气积于下，阳气未尽，阳引而上，阴引而下，阴阳相引，故数欠。阳气尽，阴气盛，则目瞑；阴气尽而阳气盛，则寤矣。"晚上"阳气尽，阴气盛"，人就睡觉；早上"阴气尽而阳气盛"，人自然就醒了。吴瑭在《温病条辨·下焦篇》也提到同样的话"阳入于阴则寐，阳出于阴则寤"，寤与寐为阴阳变化的两种状态，使阴阳二者对立又统一，交替进行，这样人们就有作有息，有劳有逸，有张有弛，"一阴一阳谓之道"，可以维持基本的生命活动。清代李渔《笠翁文集》中有云："养生之诀，当以睡眠居先。睡能还精、养气、健脾益胃、壮骨强筋。"睡眠充足能及时消除疲劳，恢复精力；也能促进消化，充分吸收营养，提高人体免疫力。所以历代医家都很重视睡眠，认为"眠食二者为养生之要务"，"能眠者，能食，能长生"。

四季的变换、昼夜的交替会引起气候和光线的变化，这些因素会对人的睡眠造成影响，因此，想要获得较好的睡眠质量，就需要顺季顺时。马王堆医书说的早卧早起、晚卧晚起，是根据不同季节调整睡眠时间长短。同样在《素问·四气调神大论》曰："春三月，此谓发陈，天地俱生，万物以荣，夜卧早起……夏三月，此谓蕃秀，天地气交，万物华实，夜卧早起，无厌于日……秋三月，此谓容平，天气以急，地气以明，早卧早起，与鸡俱兴……冬三月，此谓闭藏，水冰地坼，无扰乎阳，早卧晚起，必待日光。"春三月是推陈出新、生命萌发的时节，人们应该晚睡早起，起床后要头发疏散，衣着宽松，在庭院内进行散步和呼吸锻炼，吸收春阳之气，使精神轻松愉快，以保持体内的生机和精神的充实和谐。夏天阳气旺盛，白天温度较高，晚上晚点睡觉，气温比较凉爽，有助于睡眠。夏天的早上太阳升起比较早，早起使体内阳气能够向外宣通开发，适应夏季养长之气。秋三月是肃杀和收藏的季节，自然界的阳气由疏汇趋向收敛、闭藏，早卧以顺应阴精的收藏，以养"收"气，可以避免秋天晚上凉气伤肺；早起，以顺应阳气的舒长，使肺气得以舒展，防止收之太过。冬三月是天寒地冻、万物萧杀的季节，阳气内敛，阴气渐盛。此时昼短夜长，所以人应该早卧晚起。早卧是为了养护阳气，保持温热的身体；晚起是为了等太阳升起，避伤阳气。

一日之内又该何时起卧呢？《灵枢·大惑论》曰："夫卫气者，昼日常行于阳，夜行于阴，故阳气尽则卧，阴气尽则寤。"《灵枢·口问》中也指出："阳气尽，阴气盛，则目瞑；阴气尽而阳气盛，则寤矣。"这是从卫气的循行来解释人的睡眠的机制，白日卫气由里出表行于阳，故人觉醒；夜晚卫气由表入里行于阴分，故人睡眠。东晋陶弘景《养性延命录》曰："虽云早起，莫在鸡鸣前；晏起，莫在日出后。"鸡鸣为丑时，即凌晨1～3点。日出为卯，即早上5～7点。比较流行的说法是睡"子午觉"。《老老恒言·昼卧》曰："每日时至午，阳气渐消，少息以养阳。时至子，阳气渐长，熟睡所以养阴。"子时和午时都是阴阳交替之时，也是人体经气"合阴"与"合阳"之时，睡好子午觉，就有利于人体养阴和养阳。午时是中午11～13点，正是劳累了一上午需要休息以恢复精力的时间。子时是晚上11点～凌晨1点，也是阳气最弱、阴气最盛之时，此时睡觉，最能养阴，睡眠质量也最佳。

（二）"夫卧，使食靡宵（消）"：睡眠与消化的关系

上文《十问》这段话一方面体现了古人对睡眠的重视，另一方面也揭示了睡眠与食物的关系。"食者，胥卧而成者也。夫卧，使食靡宵（消），散药以流刑者也。辟（譬）卧于食，如火于金。"食物是要靠充足的睡眠才能得以消化吸收的，睡眠中食糜消化，药物也是在睡眠中流于形体发挥功用的。睡眠和食物的关系就如同火与金的关系，睡眠充足，火才旺盛，食物如金，才能销铄。

历代医家主张睡时以右侧卧为佳。《老老恒言·安寝》载："如食后必欲卧，宜右侧以舒脾气。"曹庭栋认为脾与胃同处中州，而以膜连接胃左，故脉居于右方而气常行于左方。若食后必欲卧，则宜右侧卧，以舒缓脾脏之气。现代研究证明，右侧卧时肝处于最低位，可以获得较多的供血，胃、十二指肠及小肠通向大肠的开口都向右侧，所以右侧卧位有利于食物在胃肠内运动吸收。相反，脾胃不和也会影响睡眠。《素问·逆调论》云："胃不和则卧不安。"原因是"阳明者，胃脉也，胃者，六腑之海，其气亦下行。阳明逆，不得从其道，故不得卧也"。脾胃主腐熟运化水谷，化生气血，气循其道，血归其脉，五脏得以濡养。血归肝、气归肾则心肾相交，神志相合，故而入眠。

又，子时与丑时是人安眠时间，也是胆经、肝经活跃时期，《素问·五脏生成》云："人卧血归于肝。"夜间肝得阴血滋养，则肝阳得以制约，故夜寐而不动。此时安睡能使肝血充足，肝气舒畅，促进脾胃功能。张锡纯《医学衷中参西录》载："盖肝之系下连气海，兼有相火寄生其中。为其连气海也，可代元气布化，脾胃之健运实资其辅助。为其寄生相火也，可借火以生土，脾胃之饮食更赖之熟腐。故曰肝与脾相助为理之脏也。"反之，若此时未能进入睡眠状态，必然会影响肝胆。胆贮藏和排泄胆汁，胆汁对食物的消化和吸收起重要作用。如果胆出现问题，食物的运化必然受到影响。

（三）马王堆起居养生的现代意义

马王堆医书《十问》中总结的"一夕不卧，百日不复"，指出了人体生物钟具有极强的昼夜节律性，睡眠的节律是不能轻易破坏的。人的一生中有 1/3 时间要在睡眠状态下度过，可见睡眠对人们来说是何等重要。然而现代生活节奏快，工作压力大，熬夜、加班成了常事。再加上娱乐生活丰富，很多人下班后才开始了自己的夜生活，吃夜宵、泡吧、追剧等成了很多人的生活常态。熬夜的危害不在此赘述。东晋葛洪在《抱朴子·极言》中曾说："寝息失时，伤也。"然而现在这种经常性的昼夜颠倒，睡眠不足对人体的生理功能和代谢都会产生影响。另外还有很多人因为各种各样的原因导致入睡困难甚至失眠，影响了正常的生活和工作，对健康极为不利。因此，了解古代睡眠养生的方法，结合现代生活特点，学会如何睡一个好觉，对现代人的健康是有帮助的。

第三节　饮 食 养 生

一、先秦饮食养生的原则

俗话说："民以食为天。"这句话点出了食物对人的重要性，将食物与天同比。《素问·平人气象论》云："人以水谷为本，故人绝水谷则死。"如《灵枢·五味》说："谷不入，半日则气衰，一日则气少矣。"这两段话说明了一个问题，食物是人赖以生存和保持健康的基本条件的，没有食物，人就没法活下去。《素问·生气通天论》云："阴之所生，本在五味；阴之五宫，伤在五味。"精血的产生根源于对饮食五味的摄取，但是，贮藏精血的五脏又会因为过食五味而受到伤害。如果偏嗜五味，"味过于酸，肝气以津，脾气乃绝；味过于咸，大骨气劳，短肌，心气抑；味过于甘，心气喘满，色黑，肾气不衡；味过于苦，脾气不濡，胃气乃厚；味过于辛，筋脉沮弛，精神乃央。"那么应该怎么做呢？"谨和五味"，合理搭配不同味道的食物，不偏于某种味道，营养均衡，膳食结构合理。如《素问·脏气法时论》中指出："五谷为养，五果为助，五畜为益，五菜为充，气味合而服之，以补精益气。"马王堆医书《胎产书》中就对孕妇吃的东西提出了要求，怀胎一月吃酸羹，羹即佐有肉末的汤汁，怀胎二月不食腥臊，怀胎四月吃稻、麦、鳝鱼，怀胎五月除了吃稻、麦之外，还吃牛或羊配合茱萸类的调味品制成的菜汤等。这其中既有主食又有蔬菜，还有肉类。说明秦汉时期的人已经注意到孕妇膳食的搭配，在不同的时期吃什么都有了明确的认识。《十问》中也提到了养生的食物，如牛羊乳、鸡蛋、韭菜等。可见秦汉时期的人已经关注食物如何搭配合理的问题。

《论语·学而》记载："君子食无求饱。"孔子认为饮食不能过饱。《素问·痹论》云："饮食自倍，肠胃乃伤。"《天隐子养生书·斋戒》曰："有饥即食，食勿令饱。"《摄生要录·食》云："善养性者，先渴而饮，饮不过多。多则损气，渴则伤血。先饥而食，食不过饱，饱则伤神，饥则伤胃，又云：夜半之食宜戒，申酉前晚食为宜。"进食应该有度，饮食过量会增加肠胃负担，食物不能及时消化，停滞肠胃，影响肠胃功能，而一旦肠胃受损，将影响水谷精微的吸收和输布，不利于人体健康。为此，《素问·上古天真论》提倡："食饮有节……故能形与神俱，而尽终其天年，度百岁乃去。"《管子·形势解》中也提到："饮食节……则身利而寿命益……饮食不节，寒暑不适，则形体累而寿命损。""节"有节制、管束之义，食饮有节就意味着饮或食都要有度，有节制，过饥过饱、过渴过饮都不利于养生。总而言之，古代养生家们提倡的饮食养生原则是谨和五味，食饮有节。

二、马王堆医书中的食物

马王堆汉墓出土的随葬食物种类繁多，有调味品、主食、饮料、面点、果品、菜肴等，出土遣册的竹简中半数以上是随葬各类食品的记录。有24种以上的肉类，如梅花鹿、牛、羊、兔；6种以上的粮食，如小麦、稻、粟；5种以上的水果，如杨梅、梨、枣；5种以上的菜肴类，如牛炙、鸡白羹。这充分说明了秦汉时期食材的丰富，人们早已认识到这些食物的营养价值。马王堆帛书《十问·二问》载："黄帝问于大成曰：'民何失而馨（颜）色鹿（麓）鲤（貍），黑而苍？民何得而奏（腠）理靡曼，鲜白有光？'大成合（答）曰：'君欲炼色鲜白，则察欢尺污（蠖）之食方，通于阴阳，食苍则苍，食黄则黄。唯君所食，以变五色。君必食阴以为当（常），助以柏实盛良，饮走兽泉英，可以却老复壮，曼泽有光。'"黄帝问为什么有的人肤色有光泽，有的人却面色无光？大成说像尺蠖一样吃什么就呈现什么颜色，人吃什么就会反映在人身上，所以要吃一些有营养的食物，像柏树籽、走兽乳汁等。

（一）卵

"卵"这个字在马王堆医书中出现了22次，主要是鸡卵、雀卵和鸟卵，还有蜂卵和蚕卵，明显高于其他食物和药物的出现频率，说明秦汉时期的人认为禽类或鸟类的卵非常营养，也是常食之物。如《杂疗方》中"取春鸟卵，卵入桑汁中蒸之，于黍中食之"，将春天的鸟卵和桑树分泌的汁液放在一起蒸煮，再和黍拌在一起吃。此法可以壮阴。《养生方》有专门的一节讲如何服食卵来补益身体的。如春天的时候把雀卵汁与阴干的菟丝子末掺和起来做成像老鼠屎一样大的药丸，再将药丸阴干，每次取八丸放在豆酱中服用。还有一方也是在春天的时候，取一个雀卵，打碎后放入炒藁米粉中，制成像大牛虱子大小的药丸。书中提到多吃本方可以强益身体。《十问》中两次提到吃"春雀圆子"可以壮阳，治疗阳痿。如果出现性功能障碍，可以将雀卵与煮熟的麦一起食用，就能恢复生理功能。麻雀卵在古代经常被用作补肾阳药，治疗男子阳痿。《新修本草》载："味酸，温，无毒。主下气，男子阴痿不起，强之令热，多精有子。""雀性利阴阳，故卵亦然。术云：雀卵和天雄丸服之，令茎大不衰。"《名医别录》载："雀卵五月取之，主治下气男子阴痿不起，强之令热，多精有子。"《本草纲目》载："肉：甘、温、无毒。雀卵：酸、温、无毒。雄雀屎：苦、温、微毒。"雀卵主治"男子阳痿、女子带下、便溺不利。和天雄、菟丝子末为丸，空心服五粒，酒送下。"《备急千金要方》也有类似记载："阴痿不起，用雄鸡肝三具，菟丝子一升为末，雀卵和丸小豆大，每服一百丸，酒下，日二。"

鸡卵主要出现在补益方中。《养生方》载："有恒以旦毁鸡卵入酒中，前饮。明饮二，明饮三；又更饮一，明饮二，明饮三，如此尽四十二卵，令人强益色美。"早上起来把生鸡蛋打入酒中，第 1 天吃 1 个，第 2 天吃两个，第 3 天吃 3 个，第 4 天吃 1 个，如此循环往复，吃完 42 个鸡蛋，可使人强壮补益，颜色鲜美。《杂疗方》中也有类似的方，"取醇酒半杯，温之勿热。毁鸡卵，注汁酒中，挠，饮之。恒以旦未食时四饮之。始饮，饮一卵，明日饮二卵，明日饮三卵；其明日复饮二卵，明日饮一卵。恒到三卵而却，却到一卵复益"，下文还叮嘱每年农历八月初一和二月初一开始饮服，吃两个季节。这是补益体质、通利中气方，可以使人保持容颜光泽，口唇滋润，补益身体。《十问》中威王问文挚春天患有沃泻的人为什么用鸡蛋治疗，文挚回答说因为鸡是一种阳性的动物。古代养生家普遍觉得鸡蛋是有营养的食物，可以补益身体。《神农本草经》载："鸡子主除热，火疮痫痉。"《本草纲目》载："卵白，其气清，其性微寒；卵黄，其气浑，其性温；卵则兼黄白而用之，其性平。精不足者，补之以气，故卵白能清气，治伏热、目赤、咽痛诸疾。形不足者，补之以味，故卵黄能补血，治下痢，胎产诸疾。卵则兼理气血，故治上列诸疾也。"《本草拾遗》云："益气，多食令人有声。一枚以浊水搅，煮两沸，合水服之，主产后痢。"《随息居饮食谱》云："补血安胎，濡燥除烦，解毒息风，润下止逆。"现代研究表明，鸡蛋所含卵磷脂能降低胆固醇，防治动脉硬化，并能补脑益智，增强记忆力，对防老抗衰很有好处。

（二）走兽泉英

《十问》中多次提到"走兽泉英"，"君必食阴以为常，助以柏实盛良，饮走兽泉英，可以却老复壮，曼泽有光"，此段话说的是经常服食阴气，配以柏子仁、走兽泉英，可以恢复强壮，面色有光。在第十问中也有类似的话："王期见，秦昭王问道焉，曰：'寡人闻客食阴以为动强，吸气以为精明。寡人何处而寿可长？'王期答曰：'必朝日月而翕其精光，食松柏，饮走兽泉英，可以却老复壮，曼泽有光。'"秦昭王问如何才能长寿？王朝说吸食日月之精气，吃柏子仁和走兽泉英就可以。帝盘庚问耇老如何才能身体强壮，耇老认为一种方式是"含其五味，饮夫泉英"，吃有营养滋补的食品。第八问中"禹于是饮湩"，"湩"就是乳汁的意思。那么走兽泉英是什么呢？走兽泛指兽类。《文选·王延寿·鲁灵光殿赋》："飞禽走兽，因木生姿。"泉英本指美好的泉水，在马王堆医书中指的是牛羊类家畜所产的乳汁。羊乳，《本草纲目》称之"甘，温，无毒"，"治大人干呕及反胃，小儿哕啘及舌肿，并时时温饮之"。《名医别录》："补寒冷虚乏。"《食疗本草》："补肺、肾气，和小肠，亦主消渴，治虚劳，益精气。"《日华子本草》："利大肠，（治）小儿惊痫疾。"朱丹溪认为"反胃，人宜时时饮之，取其开胃脘，大肠之燥也"。牛乳，《本草纲目》："甘，微寒，无毒。""治反胃热哕，补益劳损，润大肠，治气痢，除疸黄，老人煮粥甚宜。"《新修本草》："牛乳性平，生饮令人利，热饮令人口干，微似温也。"《名医别录》："补虚羸，止渴。"《日华子本草》："养心肺，解热毒，润皮肤。"陶弘景曰："牛羊乳实为补润，故北人食之多肥健。"马乳，《名医别录》记载："冷，止渴。"《本草拾遗》记载："味甘，性冷利。"《唐本草》："止渴疗热。"《随息居饮食谱》："功同牛乳而性凉不腻。补血润燥之外，善清胆、胃之热，疗咽喉口齿诸病，利头目，止消渴，专治青腿牙疳。"

牛乳、羊乳、马乳是古代经常食用的动物乳汁。现代研究发现，牛奶营养丰富，含有脂肪、各种蛋白质、维生素、矿物质。牛奶中含有的磷、维生素 B_2、钙，能促进幼儿大脑发育，提高视力，增强骨骼发展。牛奶中的乳糖，可促进人体对钙和铁的吸收，增强肠胃蠕动，促进排泄。羊奶中含丰富的核酸，可促进新陈代谢，减少黑色素的生成，使皮肤白净细腻。另外，羊奶含有丰富的钙、磷元素，有利于促进骨骼对钙的吸收和贮存。马奶含有蛋白质、脂肪、糖类、磷、钙、钾、钠、维生素 A、维生素 B_1、维生素 B_2、维生素 C、烟酸、肌醇等多种成分，具有补虚强身、润燥美肤、清热止渴的作用。与羊奶、牛奶相比，马奶性偏凉，羊奶性偏温，牛奶性平。因此，相对而言，马奶偏于清补，羊奶偏于温补，牛奶是平补之物。从营养角度而言，马奶中蛋白质和脂肪等营养成分皆不及羊奶和牛奶。

（三）韭

《十问》中有一段话："威王曰：'子绎之，卧时食何氏是有？'文挚答曰：'淳酒，毒韭。'威王曰：'子之长韭何邪？'文挚答曰：'后稷半鞣，草千岁者唯韭，故因而命之。其受天气也早，其受地气也饱，故辟慑胑（怯）者，食之恒张，目不察者，食之恒明；耳不闻者，食之恒聪；春三月食之，疴疾不昌，筋骨益强，此谓百草之王……威王曰：'善。然有不如子言者，夫春沃泻人入以韭者，何其不与酒而恒与卵邪？'文挚答曰：'亦可。夫鸡者，阳兽也，发鸣声聪，伸头羽张者也。复阴三月，与韭俱彻，故道者食之。'"威王问睡觉之前吃什么对养生有益？文挚推荐了韭菜，他认为韭菜种植时间很长，一年可以割很多次，具有很强的生命力，能充分吸收天地之气，尤其是春天的韭菜，病人吃了能强壮筋骨，改善体质，对身体好处很多，所以养生家经常食用。韭在中国很早就被食用，最早的时候是用来祭祀的食品。《夏小正》载："正月祭韭，囿有韭囿也者，园之燕者也。"《诗·豳风·七月》："四之日其蚤，献羔祭韭。"《礼记·王制》载："庶人春荐韭……韭以卵。"普通老百姓祭祀之品，春天用韭菜，将韭菜和鸡蛋一起蒸着祭荐给祖先以表达孝思敬意。《礼记·内则》："豚，春用韭，秋用蓼。"春天烹制豚的时候用韭菜作为调味料。《本草纲目》云："生辛涩，熟甘酸。""饮生汁，主上气喘息欲绝，解肉脯毒。煮汁饮，止消渴、盗汗，熏产妇血运，洗肠痔、脱肛。"《三才图会》载："韭处处有之，味辛微酸，温无毒。归心，安五脏、除胃中热利人，可久食。子主梦、泄精、溺白，根主养发。"还有些养生家认为韭菜"煮食归肾壮阳，止泄精，暖腰膝"。正是因为韭菜种植容易，可以与许多食物搭配，营养价值高，还能治疗多种疾病，所以被李时珍称之为"菜中最有益者"。

第六章

导引食气养生

第一节　导引术的产生背景与内涵

导引是我国传统的健身祛病方式之一。"导引"二字本是异形同义。《说文解字》释"导，引也，从寸，道声"，本义是以手牵引、引导；"引，开弓也"，引是拉开弓的意思。"导引"也叫"道引"。段玉裁《说文解字注》说："导引也，经传多假道为导。义本通也。从寸。引之必以法度。"挽弓与导引术有紧密的联系，挽弓是为了射箭，"射"是古代六艺之一，不但是杀敌卫国的技术，更是一种修身养性的体育活动。射箭的时候，需要屏气凝神，调息专注，同时也需要调动全身多块肌肉，对强健身体必然有好处。马王堆出土的《导引图》中就有一个动作为"挽弓"，两足前后站立，双上肢作开弓射箭之动作。这是一个典型的模仿射箭来强身健体的动作。也有学者认为"导"就是导气，呼出浊气，吸入清气，吐故纳新，而"引"就是运动躯体，跟射箭的要求类似。这大概是导引被用来命名养生术的原因。

一、导引术与原始舞蹈

中国古代导引术历史悠久，源远流长，可上溯至远古时期，与原始舞蹈有着密不可分的联系。舞蹈充当了原始先民交流思想与情感的工具。人们在与大自然的斗争中，在为求生存而从事的劳动中，通过人体动作已产生了节奏、律动，即最原始的舞蹈动作。狩猎经济时代，人们通过集体猎获的鸟兽得以生存。相聚欢庆时通过模仿鸟兽形态，再现猎人的英勇和胜利的喜悦，如《尚书·益稷》中关于"击石拊石""鸟兽跄跄""百兽率舞"的描述，忠实地反映了先民的舞蹈活动：人们或轻或重地敲打着比较薄的石头，跳起模拟各种鸟兽的舞蹈。这种狩猎舞蹈是对当时狩猎场景的模仿，同时也达到了健身的目的。

随着宗教意识的产生和发展，号称能连阴阳、通鬼神的巫师在社会中的地位越来越高。巫师为了祈神降福、酬神还愿、祭祀天地祖先，往往采用的是舞蹈的形式，通过个人或者带领他人跳舞来达到目的。《说文解字》释："巫，祝也。女能事无形，以舞降神者也。"巫字的小篆像女巫两袖舞形。这说明巫师在祭祀中最常用的方式就是舞蹈。

模仿是人的天性和本能，巫师很多的动作舞蹈就是用有节奏的动作模仿各种野兽的动作和习性。而在医巫相混的年代，专职医生未出现以前，巫师除了祈福以外，还要负责治病。所以很有可能在舞蹈的过程中，人们发现某些舞蹈动作有疗愈的效果，从而把这些动作固定下来，就成了导引术。《吕氏春秋·古乐》记载："昔陶唐氏之始，阴多，滞伏而湛积，水道壅塞，不行其原，民气郁阏而滞著，筋骨瑟缩不达，故作为舞以宣导之。"这段话的意思是古时陶唐氏开始治理天下的时候，阴气太盛，气势滞涨沉积，水道阻塞，一切不按照它原来的流向运行，百姓的精神抑郁积滞，筋骨蜷缩不得舒展，所以创作舞蹈来加以疏导。这段文字反映了在上古时期，由于水路失于疏泄，先民们长期生活在潮湿恶劣的环境中，湿寒阴气凝于体内，很多人出现了筋骨萎缩、腿脚发肿、活动不灵的情况，舞蹈可以锻炼身体，宣导郁滞，治疗腿疾。这种舞蹈就是导引术的雏形。这也说明我国古代很早就懂得用舞蹈来治病健身了。大概在春秋战国时期，原始舞蹈已经演变成为固定的术式和成套的动作。原始舞蹈也成为古代导引术的来源之一。

二、导引术与神仙家

先秦道家和儒家虽然"重生"，但也不惧死，觉得生死是自然规律，应该坦然面对，顺其自然。但是对于大多数人来说，死亡是一件让人恐惧的事情。人是自然之物，承载着生命意义的是躯体这一物质，而死亡则意味着躯体的消失，意味着在世时的荣华富贵都化为泡影，因此人们向往着不死之躯，长生不老。春秋时期，部分人有了肉身不死的观念。到了战国时期，《山海经》中记载了很多"不死"和长寿的神话，反映了人们对生命永恒的向往和追求。《庄子·逍遥游》中就有对神人的描写："藐姑射之山，有神人居焉，肌肤若冰雪，淖约若处子。不食五谷，吸风饮露，乘云气，御飞龙，而游乎四海之外。"《楚辞》中也有许多对神仙形象的描述，他们神出鬼没，能自由飞天，长生不死。人们对于精神和身体双重自由的追求，推动了对成仙的渴望。

春秋战国时期是中国历史上的大变革时期，诸侯国之间战争频发，贵族们因为战败而失去了特权和财富；老百姓因为战争流离失所，苦不堪言。而神仙形如常人而能长生不死，又能远离战争的硝烟，摆脱疾病的困扰，跳脱出红尘之外，遗世而独立。成为神仙对当时的人来说有着巨大的吸引力。尤其是帝王们，坐拥天下，拥有至高无上的权利，当然希望持有权利的时间无限延长，因此，他们热衷于寻神仙、吃仙丹，长生不死。齐威王、燕昭王等曾派人入海寻仙，但终无收获。秦始皇统一中国后，派徐福等人去海上蓬莱寻求不死仙丹，自己也多次东巡沿海，花费无数，宫中还豢养大批方士为自己炼丹，最后也未能成功。即使这样，人们仍然笃信神仙的存在，相信有机缘就能成为神仙。所以在春秋战国时期，学术界经历思想大变革的阶段，诸子百家中就形成了一派——神仙家。《汉书·艺文志》中收录了神仙家的著作，其中有《黄帝杂子步引》十二卷，书名来看是一部导引书。由此可见，导引术也是神仙家推崇的重要的养生方术之一。导引术逐渐推广，被老百姓所接受，慢慢被医家们发掘出强身健体、防治疾病的功效。

总的来说，原始先民们为了表示欢乐、祝福和庆功，模仿动物的跳跃、飞翔姿势舞蹈，这种舞蹈成为导引术的雏形，马王堆导引术中就有模仿螳螂、鹤、鹞等各种禽兽的术式。产生于战国时期的神仙家利用服食、炼丹、导引等手段实现长生不死，也为导引术的形成与传播起到了重要作用。并且导引强身健体、防治疾病的作用从原始社会时期就已经被人们所认识，这也是导引术能在社会上广泛流行的重要原因。

三、导引的内涵

"导引"二字连用最早见于《庄子·刻意》，其曰："吹呴呼吸，吐故纳新，熊经鸟伸，为寿而已矣，此道引之士，养形之人，彭祖寿考者之所好也。"《玉篇·口部》解释"呴"为"呼气、吹气"的意思。"吐故纳新"是呼出浊气，吸入清气。"熊经"是模仿熊直立行走的姿态，"鸟申"是模仿鸟展翅伸腿的样子。这两个动作在古代文献谈及导引术时经常出现，如《三国志·华佗传》中："是以古之仙者为导引之事，熊颈鸱顾，引挽腰体，动诸关节，以求难老。"马王堆导引图中就有一个动作为"熊经"，导引者双手下垂，两足一前一后，正在行走。"熊经""鸟伸"几乎成为导引的代名词。这也可以看出古人认识到像熊、鸟那样活动身躯，可以使肢体灵活，筋骨健壮，从而祛病延年，健康长寿。对于庄子的这段文字，后人做过各种注解。晋代李颐将导引注为：

"导气令和，引体令柔。""气和"既指外气之和，即呼吸顺畅，又指内气之和，内在气机调顺。"柔"指肢体动作灵活。晋代司马彪在注释中说："熊经若熊之攀树而引气也。鸟申若鸟之颦伸也。"张志聪在《黄帝内经素问集注·异法方宜论》中解释导引："导引者，擎手而引欠也……盖中央之化气，不能充达于四旁。故宜导按其四肢，以引血气之流通也。""擎"是举的意思，"欠"是打哈欠、张口呼气的意思。从这些解释可以看到导引是呼吸运动和肢体运动的结合体。

还有一个问题值得注意，导引在发展的过程中，有些医家将其与按摩混为一谈。像《汉书·艺文志》中收录的《黄帝岐伯按摩》十卷就被认为是导引专著。北宋《圣济总录》载："世之论按摩，不知析而解之，乃合导引而解之。"说明导引与按摩不可分割现象加剧。到了明朝初期，导引仍然归属于按摩科。一直到现代有很多学者认为导引术包括自我按摩。但实际上导引和按摩是两个不同的概念。唐代慧琳《一切经音义》云："凡人自摩自捏，伸缩手足，除劳去烦，名为导引。若使别人握搦身体，或摩或捏，即名按摩也。"明确区分了导引和按摩。在《黄帝内经》中也多次提到"导引""乔摩""按跷"，而且导引是与"乔摩"这些词并举，就说明导引和按摩是有区别的。托名华佗所作的《中藏经》中也认为："夫病者，有宜按摩者，有宜导引者。"东晋陶弘景的《养性延命录》有一篇叫《导引按摩篇》。这些都充分说明了导引和按摩是两种不同的治疗疾病与养生的方法。

因此，根据学者们的研究，结合马王堆导引图的动作，我们可以认为导引是结合肢体运动和呼吸运动，通过屈伸肢体、呼吸锻炼，以达到祛病、健身为主要目的的养生术。

第二节　马王堆导引术养生

一、基本概况

1973年湖南长沙马王堆三号汉墓出土了一幅彩绘帛画（图6-1）。此图在出土后破损严重，经帛画整理小组依据折叠关系、帛画本身经纬纹理等情况缀合拼复成了一幅完整的帛画图。这幅帛画长约140cm，高50cm。图中绘有44个人物，分上下四层，每层11人，每幅小图高9～12cm。图像都以工笔描绘，以黑色线条勾画轮廓，填以朱红或青灰带蓝色彩。从图像的形态和服饰来看，图中人物主要是庶民阶层，画像大多着褶袴式戎装（即一种无絮的短袍），有的着禅襦式衣裳（即单层的连衣连裙服装）或短袴（裤）、短裳（裙），男女均绾发或戴巾帻（类似现在的便帽）。说明导引术在社会上广为流行，习练的人很多，跨越的年龄层次也大。

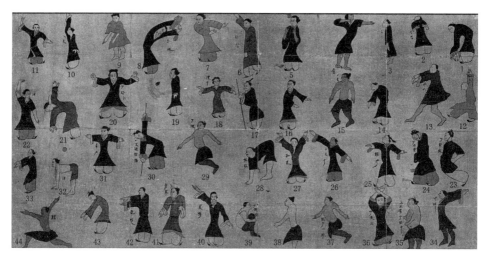

（此图为湖南省博物馆官网截图）

图 6-1　马王堆三号幕彩绘帛画

这 44 个人中有男、有女、有老、有少，其中男女人数各半。他们服饰不同，姿态各异，有脚穿尖角形鞋履的，有赤足的，也有裸露上半身的，或站，或蹲，或徒手，或持械。帛画上小图旁边附有简单文字，告知动作的名字和功用，目前文字清晰可辨的大约有 31 幅。马王堆出土的这幅彩色帛画图是目前我国现存最早的彩绘气功导引操练图。它真实地反映了两千多年前人们锻炼身体、养生保健的情景，填补了我国医学史在秦汉时期有关导引疗法的一段空白。我国的导引术虽然起源很早，但其早期的发展情况仅限于部分的简略文字记载和个别的图书存目，如《庄子》《淮南子》中虽提及导引，但并无具体动作；张家山汉墓出土的《引书》有详细的文字描述导引动作，但没有直观的图谱可看。因此，马王堆导引图的出现可以与《引书》互为佐证，为研究导引的源流和发展提供了很有价值的资料。

二、马王堆导引术的术式

马王堆导引术内容丰富，动作各异，一图一式，每个动作都是独立的。按照动作的具体形式看，主要有四类。

（一）徒手

马王堆导引动作大部分都是徒手动作。如帛画中动作 5 两足并拢，双下肢微屈，双上肢肘关节屈曲，两手上至与肩同高。帛画中动作 38 两脚并立，腰微向前举，约与胸腹部成 45°，两掌心相对。这些动作均是徒手来做，没有持器械。

（二）持械

除了徒手动作以外，马王堆导引图中还有几个持有器械来做动作。如帛画中动作 17 和 30 手中持棍。帛画中动作 19 侧立位，两足并拢，双上肢自然下垂于躯体两侧，胸前正面有一盘状物，似为手或足舞弄之物体。帛画中动作 21 两足并立，双上肢外展平举，转腰弯曲至深，右手向下，作拾球状。帛画中动作 24 疑似手捧一袋状物，往外漏沙粒。

（三）呼吸动作

导引既然要"导气令和"，必然有些专门的呼吸动作。如帛画中动作 34 "卬謼"，即仰呼，卬为仰的古异体字，意思是举、抬。謼为呼的古字。此动作是两脚分开站立，与肩同宽，深吸气后，双臂后举，昂首挺胸，呼气而出。

（四）意念活动

帛画中动作 3 身体直立，双手自然下垂，并无其他动作，有凝神存想之态。

三、马王堆导引术的分类

（一）按题记分类

马王堆导引图有 31 图标写了题记，可以分成三类。

1. 题有病名

题有病名类说明运动所针对的病证。这类标题的第一字或中间一字多写有"引"字，共有大概 7 处图明确表明了"引某"。如帛画中动作 20 引聋，两脚外展，与肩同宽，双手握拳外展略高于肩膀，颜面、手均呈用力状，两肩微举，这个动作是用来防治耳聋的。

2. 题有动物形象

题有动物形象类说明运动模仿的动物姿态。模仿动物姿态是导引术中常见的动作。马王堆导引图中出现的动物有鹞、螳螂、鹤、龙、猕猴、猿、熊、鹯等。如帛画中动作 27 "蚤登"，即龙登，登的意思是上升，"龙登"形容青龙腾空登天之状，这个动作模仿的就是龙飞腾的样子。帛画中动作 31 "鹞北"，鹞是一种形状似鹰而小的猛禽，极善飞行，"鹞北"指的是鹞在天空中飞翔猛悍之状。帛画中动作 40 "爰嘷"，爰通猨，即猿，"嘷"字是"謼"字形误。猿呼是模仿山野中猿猴呼啸的样子。华佗的五禽戏中有一戏即为猿戏。《云笈七签》中描写："猿戏者，攀物自悬，伸缩身体，上下一七，以脚拘物自悬，左右七，手钩却立，按头各七。"与导引图动作不同。

3. 题有运动姿态

有一部分题记描绘了运动姿态。如帛画中动作 30 "杖阴阳"，这幅导引图既没有主治的病名，也没有动物的形象名称，画面上的女性不是徒手，而是手持一根长棍，弯腰下俯，利用棍棒使双手呈直线状极力展开，促使人体上半身下移而下半身上扬，用以调和阴阳。实际上以一根棍并不能直接疏通人体内在的阴阳变化，只能用它协助导引动作的完成。有学者认为使用棍杖有意念导引的作用，操练者可以想象，以刚直之棍杖完全可以疏通人体阴阳气机之阻滞，使之和畅调达。

（二）按功能分类

从导引术的功能来看，可以将 44 个术式分为两类。

1. 养生保健

养生保健类主要是以锻炼身体、保健养生为目的。导引图中既有站姿，又有蹲姿，增加腿部力量；既有向前弯腰，又有往后伸展，增加了腰部和脊椎的灵活性。如帛画中动作 1 两足并拢，弯腰，两手向下至足前地面。帛画中动作 2 上身仰起呈颜面朝天，深吸一口气，双手伸向背后上举，并作捶背状。图中还有许多动作活动了上肢。如帛画中动作 8 "堂狼"（螳螂），两足并立，两手上举至极，然后转腰向左右弯曲，模仿挥动前足的样子。这个动作活动了上肢，拉伸了脊椎，又锻炼了腰部肌肉。

2. 防治疾病

防治疾病类主要以防病或治病为目的，大部分标明了"引"。如帛画中动作 29 "引项"，项为后颈部，两足并立，膝部向前弯曲，肩背部后伸，双上肢随肩向外后部斜伸，闭口瞪目。这个动作是来治疗颈部疾病，如脖子疼痛、风邪所致颈项强直及因落枕引起的诸多不适。帛画中动作 36 引温病，两足外展并立，双手交叉上举于头顶部，掌心相对。这个动作应该不能直接治疗温病，是通过增强体质以达到扶正祛邪的目的。

四、马王堆导引术的功用

导引作为古代养生术的一种，通过调身、调息、调心等主动性锻炼，达到行气活血、骨正筋柔、阴平阳秘，有着独特的防病治病、强身健体的价值。古代众多文献中都提到了导引的作用。如《圣济总录·神仙导引论上》曰："人之五脏六腑、百骸九窍，皆一气之所通，气流则形和，气滞则形病，导引之法，所以行血气，利关节，辟除外邪，使不能入也。故修真之士，以导引为先。"导引通过肢体运动，可以行血气，利关节，增强正气，使机体不容易受外邪所侵。葛洪在《抱朴子·对俗》认为"知上药之延年，故服其药以求仙。知龟鹤之遐寿，故效其道引以增年"。导引术能通过肢体运动和呼吸吐纳等手段激发"经络之气"，疏通或强化经脉，使气血趋于顺畅调和，预防疾病的发生。在疾病发生后，导引也能治疗很多疾病，如马王堆导引图中"引颈""温病""引痹痛"等动作都是可以防治疾病的。

导引术拉伸锻炼的是经筋，有学者认为经筋具有约束骨骼、屈伸关节、维持人体正常运动功能的作用。经筋对经脉、气都有着直接的作用，而导引的牵伸运动通过对筋的牵拉，使得"筋缓气通"，改善经络气血，刺激经络气血的运行。如帛画中动作 10 两足并立，右手高举至极，左手自然下垂，如此反复。这个动作能锻炼到手、肩、腰腹，尤其对腰腹有极强的拉伸作用，有利于上半身经络气血的运行。帛画中动作 32"信"，两足并立伸直，腰向前弯曲成 90°，双上肢向下垂直与胸腹部也成 90°，仰头，两眼平视前方。这个动作可以使两腿后侧肌肉及臀大肌、腰背肌肉得到极大的拉伸。

《云笈七签》云："导引之道，务于祥和，仰安徐，屈伸自有节。导引秘经，千有余条，或以逆却未生之众病，或以攻治已结之笃疾，行之有效，非空言也。"说明不管是治未病还是治已病，导引都是有效果的。导引的呼吸运动，能宁心安神，使气机舒畅。动以养形，静以养神。如帛画中动作 11 两足分立而外展，腰微向左侧弯，双手作鸟翅飞翔状，这就属于动功。帛画中动作 3 则属于静功。所以导引术讲究肢体运动和"呼吸、吐纳"的调节，并与心理意念相互协调，能增强人体正气，抵制邪气，提高免疫力，从而减少疾病的发生。

五、马王堆导引图治病解析

马王堆导引图中有很多动作是能防治疾病的，有防治五官疾病的"引聋"，有防治时令病的"温病"，有防治内脏病的"腹中"，有防治躯体病的"引膝痛"等。说明导引在治疗多类疾病中应用很广，并不只局限于四肢关节疾病。现择其中一些导引术式介绍，以帛书整理小组分析为主。

（一）"痛明"

帛画中动作 13 "痛明"左足向前迈出一步，做右弓左箭式，两手臂向胸前平举，与肩同高，口作呼气吐故式。"痛明"当指眼睛疼痛的病证。也有学者认为，结合图形动作姿势，"痛明"是"痛肋"的笔误，"痛肋"是指胁肋部位疼痛的病证。

（二）"引颓"

帛画中动作 15 "引颓"两足左右分开与肩同宽，站立，两膝关节微向前屈，双手微外展并下垂，头微向前俯。《说文解字》释"颓"为"穨，秃貌。从秃，贵声"。本义指头秃。帛画整理小组认为因《五十二病方》中有"颓"题，总目作"肠颓"，即癫疝之病，也就是西医学所称的腹股沟斜疝，再加上颓有下坠、崩塌的意思，颓应当是形容小肠从疝环坠入阴囊之秃貌。

（三）"覆（腹）中"

帛画中动作 18 "覆（腹）中"两足并立，双上肢外展平举与肩同高，右手掌心向上，左手掌心向下，左右手掌心交替反复。此动作是防治腹中诸疾。《素问·腹中论》专论胸腹胀满之病，如鼓胀、血枯、伏梁等。《诸病源候论》《云笈七签》都载有治疗腹胀的导引术，动作不同，但功效应该类似。

（四）"烦"

帛画中动作 22 "烦"两足微外展直立，左上肢下垂至极，微外展，掌心向后，右上肢高举至极，掌心向上，左右手反复交替。《说文解字》释："烦，热头痛也。""烦"是先秦以来医家习用的病证名称之一，有心胸烦闷之意。《黄帝内经》有"心烦""烦心""烦悗""烦冤""心悗"等。烦属于自觉症状，与患者的意念大有关系，导引时神存意守，以一念克万念，可转移中枢兴奋点。因此，此动作可以防治心胸中烦闷不舒之症。

（五）"引郄（膝）痛"

帛画中动作 23 "引膝痛"是治疗膝髌疼痛的术式。原图残缺严重，帛画整理小组将其复原成屈膝，挺胸腹，双拳搓腰眼状。沈寿认为这个图应是屈膝半蹲，两手抚膝，活动方式是以踝关节为轴，成圆圈状旋转两膝。后世气功中常见膝功与沈寿所说类同。

（六）"引胠責（积）"

帛画中动作 24 "引胠責（积）"两下肢作步行状，两上肢肘部屈曲，双手合入袖，头部着冠向前低垂。在不同的文献中，肤的位置略有不同。《说文解字》："肤，亦（腋）下也。"段玉裁注："肤谓迫于臂者。"《广雅》："肤，胁也。"总的来说，肤大概是腋下腰上的胁肋部位，即上肢自然下垂时，胸廓与大臂接触处，相当于侧胸部。责，通积，积之为病，有气积、血积、水积、食积、虫积等。肤积也就是在肤肤部的积气或积聚，呈现侧胸部胀满作痛的症状，这是一个秦汉以前的古病名。在后汉以后包括现存的张仲景著作在内，均已见不到这一病名了。另外，学者们认为肤积与《黄帝内经》中提到的"息积"类似。《素问·奇病论》："帝曰：病胁下满，气逆，二三岁不已，是为何病？岐伯曰：病名曰息积，此不防于食，不可灸刺，积为导引服药，药不能独治也。"说明此动作对于防治肤积或者息积是有一定作用的。

（七）"俛（偄）欮"

帛画中动作 28 "俛（偄）欮"两足并立，腰部弯曲向下，两手下垂至地面，头部仰伸，两眼平视前方。此病名在《黄帝内经》《神农本草经》《伤寒杂病论》等书中均未见。"欮"通"厥"。厥不仅指手足逆冷或突然昏厥之证，还有各种原因导致的气机逆乱亦可称厥。《素问·厥论》云："厥或令人腹满，或令人暴不知人。"所论厥证多有腹满之候。

（八）"沐猴讙引热中"

帛画中动作 35 "沐猴讙引热中"两足前后分立，胸腹前倾，两手握固，微向前举至腹，脸部做猴子喧嚣状。原题"木猴讙引昊中"。木猴即沐猴，猕猴。《史记·项羽本纪》集解："沐猴，猕猴也。"皆音通。"昊"当是"炅"之误，乃热之古字。炅中为古病名，属内热之证。讙，喧哗呼叫的意思。此题谓模仿猕猴喧嚣之态引治内热之病。《诸病源候论》"伤寒病诸候""时气病诸候""冷热病诸候"及《夷门广牍》《彩墨画导引图》皆有引治热（温）证之法。又，一释昊为"戾"，戾指时气热病。

（九）图 39 引脾痛

帛画中动作 39 "引脾痛"两足并拢做下蹲样，两臂环抱双膝至胸前，头微向后倾，张口呼气。脾通痹，痹痛是因痹证引起的腰背与肢体关节部位疼痛，常伴有麻木不仁、屈伸不利等表现。《素问·痹论》曰："风寒湿三气杂至，合而为痹也。其风气胜者为行痹，寒气胜者为痛痹，湿气胜者为着痹也。"又云："痛者，寒气多也，有寒故痛也。"导引对痹痛有较好的疗效，此类术式的记述亦较多。足太阳膀胱经行于脊柱两旁，具主筋所生病者也。脊柱为督脉循行之主干，督脉又被称之为"阳经之海"。所以这个动作能有效刺激各部位、背脊、足太阳膀胱经、督脉。另有一说"引脾痛"当释为"引髀痛",例同"引膝痛""引胁积","脾"应为身体部位名。脾可写作"髀",《说文解字注》:"古文以脾为髀。"同音假借。大腿外侧谓髀,《素问·脏气法时论》曰:"尻阴股膝髀腨胻足皆痛。"

现代导引术仍可应用于临床治疗,如利用导引缓慢柔和的特点用于老年人养生保健,发现对身心有渐进性的良性调节作用。也有学者认为马王堆导引术锻炼能改善练习者的消极情绪,提高练习者的积极情绪,从而改善练习者的心境状态。还有学者运用导引术进行中风后的运动康复治疗,结果表明早期常规康复配合导引治疗更有利于患肢运动功能和日常生活能力的恢复。导引术还被用于治疗失眠、高血压、抑郁症、偏头痛、慢性结肠炎、提高癌症患者的生存质量等。古老的导引术对于现代医疗体系仍然有其存在的价值。

六、现代健身功法——马王堆导引术

现代社会生活节奏快,压力大,很多人因为工作繁忙,疏于锻炼,吃的食物又多是高油高脂,使得自己长期处于亚健康状态,由此引发的心血管疾病、糖尿病、肥胖等成为常态化疾病。2016年《"健康中国2030"规划纲要》指出:"健康是促进人的全面发展的必然要求,是经济社会发展的基础条件。实现国民健康长寿,是国家富强、民族振兴的重要标志,也是全国各族人民的共同愿望。"国家推出了《全民健身条例》,制定了全民健身计划,指出:"全民健身关系人民群众身体健康和生活幸福,是综合国力和社会文明进步的重要标志,也是全面建设小康社会的重要组成部分。"正是在这样的大背景下,国家体育总局健身气功管理中心颁布了《健身气功推广功法目录》,包括易筋经、五禽戏、六字诀、八段锦、太极养生杖、导引养生功十二法、十二段锦、马王堆导引术、大舞、明目功和校园五禽戏共11种功法。2010年国家体育总局健身气功管理中心出版了《马王堆导引术健身气功》,对健身气功马王堆导引术的功法源流、特点、基础和技术要领作了全面介绍,是全民健身活动中习练健身气功的统一教材。

健身气功马王堆导引术的动作主要取自于《马王堆导引图》,结合传统体育养生功法的基本原则和要领,遵循健身气功的创编原则和特点而编纂,一共十二式,包括起势、挽弓、凫浴、龙登、鸟伸、引腹、鸱视、雁飞、鹤舞、仰呼、折阴、收势,时长16分钟。整套功法圆润通达、松紧交替、柔和舒缓、姿态优美。功法是按照中医经络理论来设计,使十二式与十二经络——对应,围绕人体十二正经顺序进行开合提落、旋转屈伸、抻筋拔骨，通过疏通经络、调和气血、平秘阴阳以达到强身健体的目的。健身气功马王堆导引术动作缓慢柔和、运动负荷适中，较为适合中年及老年人练习，长期练习可达到养身保健、预防疾病、提高机体免疫力、促进身体健康的作用。如第十式鹤舞，通过两手臂前后摆动，扭身促进气血运行，有利于颈、肩、背、腰部，防治其不适之病。目前有些大学的体育课开设了相关课程，但大多数习练者还是以年长者为主，需要向年轻群体进行更多的普及和推广，让传统的导引术焕发新的光彩。

第三节　独特的却谷食气养生

一、先秦却谷食气之风的兴起

《却谷食气》与《导引图》和《阴阳十一脉灸经》（乙本）写在同一幅帛上。因残缺太多，目前能清楚辨析的文字大概300字。根据该篇残存的内容分析，它主要记载的是却谷的方法和四时食气的宜忌。这是我国现存最早的气功导引专著。

"却谷"又称辟谷、去谷、绝谷、绝粒、却粒、休粮等。"却"有避免之意，如"却老"意思为避免衰老。"谷"是谷类植物或粮食作物的总称。"却谷"的意思是不吃五谷杂粮，而以药食等其他之物充腹，或在一定时间内断食，是古人常用的一种养生方式。东汉末年，道教兴起后，辟谷就成为道教追求长生的方法之一。辟谷往往与食气联系在一起。食气的意思是服食空气，将天地之精气吸入人体内，以达到延年益寿的目的，这也是道教很重要的养生方法之一。

春秋战国时期，神仙信仰兴起，人们对于法力无边、不死长生又没有人世烦恼的神仙充满了向往。《庄子·逍遥游》中描述神仙"不食五谷"。《列子·黄帝》也有类似记载："列姑射山在海河洲中，山上有神人焉，吸风饮露，不食五谷。"《大戴礼记·易本命》曰："食肉者勇敢而悍，食谷者智慧而巧，食气者神明而寿，不食者不死而神。"从这句话可以看出来，不食五谷能不死而成为神仙。虽然"民以食为天"，老百姓们只要能吃饱穿暖就觉得很幸福了，但是如果能成为逍遥自在的神仙，有些人特别是修道之人觉得可以抛却膏粱厚味的诱惑，通过不食来达到长生的目的。这可能才有了"神仙不食人间烟火"这一说法。

食物是维持生命最基本的东西。但是古代社会战争频发，统治者横征暴敛，民不聊生，再加上各种自然灾害，吃饱饭变成了奢望。为了活下去，老百姓会尝试各种能入口的东西以果腹，来代替五谷，维持生存，如野草、树根等。《山海经》中就记载了很多"食之不饥"的替代品。《南山经》云："有草焉，其状如韭而青华，其名曰祝馀，食之不饥。""有木焉，其状如榖，而赤理，其汗如漆，其味如饴，食者不饥，可以释劳。"《山海经》成书于战国至西汉初年，这说明先秦时期人们已经认识了很多能代替五谷、"食之不饥"的食物。正是在对抗饥荒的过程中，人们为了求生开始了辟谷。

辟谷始于先秦时期，随着道教的兴起，辟谷术在社会上广为流传，不管是文人墨客，还是帝王百姓都在尝试辟谷养生。比较有名的故事是《史记·留侯世家》所载："留侯从入关。留侯性多病，即道引不食谷，杜门不出岁余。"《淮南子·人间训》记载，春秋时鲁国人单豹避世尘居深山，喝溪水，"不衣丝麻，不食五谷，行年七十，犹有童子之颜色"。《梁书》云："弘景善辟谷导引之法，自隐处四十许年，年逾八十而有壮容。"《云笈七签》卷五载，孙游岳"茹术却粒，服谷仙丸六十七年，颜彩轻润，精爽秀沾"。这些文献反映了辟谷术能让人延年益寿，容颜不老。

二、马王堆辟谷术的种类

（一）服药辟谷

服药辟谷也称"服饵"，"饵"的本义是糕饼，又有药饵之意。服饵辟谷的意思是不吃平常的五谷，取而代之的是营养价值高、不易消化、能使人不感觉到饥饿的药物或食物。因为辟谷并不是完全断食。马王堆医书《却谷食气》中记载："去（却）谷者食石韦，朔日食质，日驾（加）一节，旬五而【止。旬】六始铣。日□【一】节，至晦而复质，与月进退。"这段话说明在辟谷的同时要食质，质即有形的物质，文章中食的是石韦，服用方法是与月进退，朔日到十五，每日加一节，十六到月晦，每日减一节。《神农本草经》记载石韦"味苦平，主劳热邪气，五癃闭不通，利小便水道"。《名医别录》："味甘，无毒。主止烦，下气，通膀胱满，补五劳，安五脏，去恶风，益精气。"古人服饵多用甘味、平补之药。有学者做了统计，《神农本草经》中具有"不饥""不饥渴""耐饥"功效的药物共30味，包括玉泉、滑石、芡实、泽泻、麦冬、薯蓣、瓜子、茯苓、石蜜、蜜蜡、藕等。也有用豆、麻、松脂、黄精、禹余粮、人参、柏叶、黑桑椹、甘菊、地黄、杏仁、枸杞子、何首乌、菟丝子、紫河车、蒺藜、龙眼等植物性原料，或者是牛苏、羊苏、白蜜等动物性原料，还有云母、赤石脂、雄黄、水银等矿物质原料。养生家们常将这些原料配制成膏、丸、散、丹等便于储存、携带的剂型，以代替日常的饮食。这应该是辟谷最常见的方式。

（二）服气辟谷

道家认为通过服气的方法，使自然界清气充实胃中，降低饥饿感，同时也可以从气中获取生命能量，保证人体的正常生命活动。在辟谷的时候，觉得腹中空虚就可以服气，不拘何时，无须药物。这是要服气辟谷达到一定程度才能实现的。养生家们一般不会只是单纯地服气，而是将服气与辟谷结合起来。辟谷和服气经常是配合使用的，辟谷术中有一种就是服气辟谷；而单纯服食气，不进食任何东西，很难达到养生或者长生的目的。马王堆《却谷食气》的前部分讲的是如何却谷，但当出现"為首重足轻膿（体）軫（胗）"时，"则昫（呴）炊之，视利止"，文章具体地介绍了不同年龄的人食气，"年廿【者朝廿暮廿，二日之】莫（暮）二百；○年卅者朝卅莫（暮）卅，三日之莫（暮）三百，以此数谁之"，还提出了四季食气的禁宜。可见在秦汉时期如何食气已经有了相对成熟的做法。

三、却谷的作用

（一）轻身延年

《抱朴子·内篇》云："欲得长生，肠中当清；欲得不死，肠中无滓。"道教认为人食五谷杂粮，要在肠中积结成粪，产生秽气，于人不利，既损害健康，又阻碍成仙的道路。过多进食五谷和肥腻之物，会变成老子所说的"余食赘行"，使脾胃得不到休息。《却谷食气》中记载却谷者从每月初一开始增加食石韦的量，到了十六日开始逐日减少，按此循环往复。这说明辟谷没有进食膏粱厚味之物，吃的量也不是很多，这样减少了肠胃负担，人体通过消耗体内过剩的能量来维持生命活动，从而达到"轻身"的目的。道教认为人一生的食量是有定数的，人适当处于饥饿状态，慢慢地消受自己的饮食福报，就能延年益寿。葛洪在《抱朴子·内篇》中提到"余数见断谷人，三年二年者多，皆身轻色好，堪风寒暑湿，大都无肥耳"。现代科学证实，科学合理的饮食是人类健康长寿的一条重要途径。经常饱食，胃肠负担加重，易引起消化不良，且自由基生成较多，有损健康。营养过剩，导致人体肥胖，肥胖又可引发糖尿病、心脑血管疾病、痛风、胆石症等，这些疾病是缩短人类寿命的元凶。因此，辟谷能减少肥胖的产生，又能排毒清肠，对延年益寿起到了重要的作用。

（二）养颜抗衰老

在众多古代文献中，我们可以看到很多人施行辟谷术后，能活到八九十岁，还面色红润，无苍老之态。《汉武帝外传》载，东汉方士王真"断谷二百余年，肉色光美，徐行及马，力兼数人"。虽然记载有夸张的成分，但是辟谷应该对养颜抗衰老还是有一定作用的。中医认为大肠主传化糟粕，大肠接受小肠下传的食物残渣，吸收其中多余的水液，形成粪便，并将之排出体外，若大肠积滞不通，使体内毒素不能及时排出。而肺与大肠互为表里，肺主皮毛，大肠不能排出糟粕，必然会影响到人的面色。辟谷时，进食很少，给清肠提供了很好的条件，自然能使面色好看，似有壮容。

（三）防治疾病

在长期的实践中，人们发现辟谷中所食的药物可以治疗很多疾病。如麦冬有滋阴润肺、益胃生津、清心除烦的功效，用于肺燥干咳、肺痈。茯苓能利水渗湿、健脾、宁心，可用于治疗用于水肿尿少、痰饮眩悸、脾虚食少、便溏泄泻、心神不安、惊悸失眠。同时，通过减少食物的摄入，就能达到轻身减脂的目的，由肥胖引发的各种心血管问题自然就能减少。

四、食气的作用

（一）食气的机理

养生家们为何提倡服气来达到延年益寿的目的？"气"是一个象形字，像云气蒸腾上升的样子。《说文解字》释："气，云气也。"中国古代哲学家认为世界万物的产生都来自气。世界的本原是"气"，与生命有关。人体内也有阴阳之气，阴阳平衡，不偏不胜就能保持健康状态。所以人体中有气则生，气充则长，气衰则老，气虚则病。正是因为气对人体如此重要，古代养生家才提出"养气"之说。

中医认为精、气、神是人身三宝。气是人体内活力很强、运行不息的精微物质，是构成人体和维持生命活动的基本物质之一，推动和调控着人体内的新陈代谢，维系着人体的生命进程。《素问》中"气"字出现了6700多次。《素问·宝命全形论》说："人以天地之气生，四时之法成。"《素问·上古天真论》曰："余闻上古有真人者，提挈天地，把握阴阳，呼吸精气，独立守神，肌肉若一，故能寿敝天地，无有终时，此其道生。"气有先天之气，即元气，由肾藏的先天之精所化生；也有后天之气，包括水谷精微之气与自然界清气相结合而积聚于胸中之气，即宗气。宗气的生成直接关系到一身之气的盛衰，对呼吸运动及血液循行都有推动作用。人从自然界中吸入清气，依靠肺的呼吸功能和肾的纳气功能吸入体内，精、血、津液再通过气的运动在体内不断地运行流动，以濡养全身。吸入清气，排出浊气，维持物质代谢和能量转换的动态平衡。古代养生家通过吸入自然之精气，使体内元气充足，从而达到"气"足不思食的状态。

（二）食气的方法

马王堆医书《却谷食气》中提到如果辟谷时觉得头重、脚轻、皮肤长疹子，可以"呴吹之"。呴吹是道教常用的食气方法。《淮南子·精神训》曰："是故真人之所游。若吹呴呼吸，吐故内新。"虽然《说文解字》解释"呴"为呼气、吹气的意思，但"呴"和"吹"还是有所不同。《庄子·天运》中："相呴以湿，相濡以沫。"这里的"呴"是张口哈气使对方温润的意思。意味着"呴"所呼出的气体中大都带有水湿之气，而"吹"所呼出的气体不多。另外"呴"是缓慢地呼出气体，"吹"是急速地呼出气体。如唐代慧琳《一切经音义》："出气急为吹，缓曰嘘（呴）。"再有，"呴"是张口呼出暖气，"吹"是合口吹出冷气。先秦以后，道教养生家们又发展出六字炼气诀"呬、呵、呼、嘘、吹、嘻"，是在呼气的同时发出某些声音的方法，与单纯的呴吹已有不同。另外食气也要注意四季的宜忌，在四时养生里有阐述，此不赘述。

五、辟谷食气的现代养生意义

随着现代社会经济快速发展，老百姓的生活水平有了明显提高，现代人的饮食结构跟古代相比发生了巨大改变，从素食为主转向肉食为主，肥厚油腻的食物成为餐桌的主角，再加上缺乏运动，使肥胖人群越来越多，由此导致了糖尿病、高血压、高血脂等各种慢性病的产生。据统计，糖尿病的发病率在我国达到了10%。世界卫生组织的报告显示，慢性病导致了45.9%的全球疾病负担，而我国因慢性病导致的死亡已经占到总死亡的85%，导致的疾病负担已占总疾病负担的70%。病理学家梅基尼可夫曾经提出了"自身中毒"学说，他认为淤积在肠道中的食物残渣经过发酵所产生的有害毒素，会引起自身食物慢性中毒。而肠道内产生的内毒素等会经肠胃吸收进入血液，造成内毒素血症，组织缺氧，使人头晕，甚至引起心肌梗死、支气管哮喘等疾病。所以肠道内的垃圾是人体生病的根本原因之一。辟谷明显减少了食物的摄取和热量的摄入，可以达到减肥"轻身"目的，让肠胃得到一定休息和恢复。实践证明，在辟谷期间很多人会出现尿臭、色浓，排黑便等情况，这表明机体在以各种方式排除体内毒素。毒素的清除使机体各系统功能状态良好，疾病自然会减少。也有医家用辟谷治疗像糖尿病等代谢类疾病，疗效显著。实验证实辟谷也可以改善人体的血液流动，溶解、吸收血栓，有利于心脑血管疾病的防治。

目前在国外流行节食、断食或轻断食疗法，来应对越来越多的慢性疾病，但是中国传统的辟谷疗法与之有很大的不同。值得欣慰的是，越来越多的人认识到健康的重要性，开始改变自己的饮食习惯。近年来辟谷成为一种时尚，社会上有很多机构办起了辟谷班。但是这其中大部分人并不具备专业知识，只是赶风潮。他们不知道真正的辟谷应该怎么操作，就是简单地把辟谷等同于"绝食"。然而，辟谷并不是完全绝食。古代养生家们在辟谷的时候虽然不食五谷，但会食"质"，还要加上食气练功、呼吸吐纳。所以，在没有任何前提的情况下盲目地断食会对身体产生不良影响，甚至会危及生命。我们要在医学理论的指导下，取其精华，去其糟粕，合理地利用辟谷食气疗法，保持身体健康，预防疾病产生。

第七章

方药养生与房中术养生

第一节　马王堆医书方药应用概述

马王堆简帛医书是古代中医不可多得的瑰宝，丰富了先秦两汉的方药文献，也为学者深入研究先秦两汉的方药养生提供了极为珍贵的原始资料。

马王堆医书虽然没有药学专书，却保存了不少药物的采集、炮制的药学知识。采集药物首先要辨认药物，马王堆医书就有不少对药物外形味道的描述，《五十二病方》云："董叶异小，赤茎，叶从（纵）者，□叶、实味苦。"一些药物采集时间在马王堆医书中也有介绍，《养生方》说紫菀当"春秋时取"，《五十二病方》记载毒董根叶采集时间有所不同："夏日取董叶，冬日取其本。"此外，马王堆医书还提到了少数道地药材，譬如"阴菌出雒"、骈石产于泰室和少室。

药物采集后，还需要炮制。据马王堆医书，常见的药物炮制方法如下。

1. 拣择　马王堆医书常用"择"等字表示。如《五十二病方》记载治胫伤需"择薤一把"。

2. 过滤　有些药物为液体，需过滤植物渣滓，保留汁液。马王堆医书中表示过滤的词主要有"索""浚"等。"索"，即"取"义，《养生方》："索汁而成。"又，"浚"，义为"榨取"，《养生方》："浚去其滓。"又，"滤"，《养生方》："滤弃其滓。"又，"捉"，即"取"义。《五十二病方》："以布捉取，出其汁。"又，"晋"，同"潛"，义为"压榨"，《五十二病方》："晋去其宰。"

3. 混合　马王堆医书中，混合药物常用以下几个词。"挠"，义为"搅动"，《五十二病方》："□□、薪（辛）夷、甘草各与【鼢】鼠等，皆合挠，取三指最（撮）一，入温酒一桮（杯）中而饮之。"《五十二病方》："取三（二五）指最（撮）到节一，醇酒盈一柘（杯），入药中，挠饮不者，洒半柘（杯）。"又，"弁"，古医书为"搅拌"义，《五十二病方》："蔺杏核中仁，以脂膏弁，封痏，蛊即出，尝献。"又，"殽"，有"掺杂"义，《养生方》："煎白婴颈蚯蚓，殽蜘蛛网及苦瓠，而淬铁，即以汁傅之。"又，"入"，义为"掺入"，《五十二病方》："燔皮，冶灰，入酒中，饮之。"

4. 干燥　有些药物炮制时需要保持干燥，马王堆医书中保持干燥的方法主要有二：一是没有太阳的地方阴干。《养生方》说："以五月望取莱、兰，阴干冶之。"二是太阳下曝晒。《五十二病方》："□□□□取莓茎，暴（曝）干之。"

5. 斩切　很多药物原本形体过大，有时需斩断切碎方便制药。马王堆医书表示斩断的词有"斩""削""刊"等。《养生方》"以颠棘为浆方"曰："刊颠棘长寸□节者三斗。""为便近内方"曰："削予柔，去其上恶者，而卒斩之。"表切碎的词有"屑""析"等。《五十二病方》有"屑勺（芍）药"之语，《养生方》有"乌喙十□□□削皮细析"之说。

6. 捣磨　药物有时需捣碎研磨成粉末，马王堆医书中表示捣碎药物的词主要有"捣""春"两个，如《养生方》："以稗□五、门冬二、茯苓一，即并捣，渍以水，令纔掩，□而排取汁。"又，《五十二病方》："一取杞本长尺，大如指，削，蠢木臼中，煮以酒。"表研磨的词主要有"冶"，《五十二病方》："燔皮，冶灰，入酒中，饮之。"又"磨"，《五十二病方》："今日朔，靡（磨）又（疣）以葵戟。"

7. 炙烤　用火炙烤药物的词主要有以下几个。"燔"，马王堆医书所见凡53次，《五十二病方》："一，令伤者毋痛，毋血出，取故蒲席厌□□□燔□□□□。"又，"炙"，马王堆医书所见凡二十次，《五十二病方》："炙□□，饮小童弱（溺）若产齐赤，而以水饮。"又，"煨"，《五十二病方》："并以金铫煨桑炭。"

8. 熬煮　马王堆医书常用来表示以水熬煮的词有："煮"，该词所见凡59次，如《五十二病方》："煮茎，以汁洒之。"又，"煎"，该词所见凡11次，如《五十二病方》："冶黄黔（芩）、甘草相半，即以彘膏财足以煎之。"又，"烹"，马王堆医书常作"亨"，《五十二病方》："亨三宿雄鸡二，洎水三斗，孰（熟）而出，及汁更洎，以食□逆下。"又"沸"，马王堆医书常作"濆"，《五十二病方》："疾炊，濆，止火；濆下，复炊。参（三）濆，止。"

9. 其他炮制方法　马王堆还有使用得比较少的炮制方法，例如，淬，此法指将药物趁热迅速没入溶液中，《五十二病方》："燔小隋（椭）石，淬醯中，以熨。"又，鬻，此法指将药物放入水中煮，《养生方》："以藋坚稠节者鬻，大沸，止火，定，复鬻之。"又，"渍"，此法指将药物浸泡在溶液内。《五十二病方》："渍女子布，以汁亨肉，食之，□其汁。"

通过以上的叙述，不难看出，马王堆医书采集、炮制的方法已经趋于多样化，针对不同性质的药物，采集和炮制的方法也有所不同，技术也达到了一定高度，但采集炮制方法的专有名称并未完全固定下来，某种采集炮制方法往往有数种不同名称，这表明在马王堆医书产生的时代医学依然处于发展的初级阶段。

马王堆医书不仅可见药物采集炮制的资料，还遗存了不少方药文献。马王堆医书中，方药文献主要见于《五十二病方》《养生方》《杂疗方》《胎产书》等。这些医书收录药物涉及植物、动物、器物、矿物等四大类。据马继兴统计，四大类药物中，植物药最多，有 180 种，其次为动物药，有 116 种，再次为器物药，有 49 种，又次为矿物药，有 31 种。四类药物中，出现频次较多的有酒 51 次、醯 29 次、犬膏 22 次、乌喙 19 次、桂 16 次、姜 15 次、盐 7 次、皂角 7 次、蜗牛 7 次。通而观之，这些出现频次高的药物有几个特点：一是容易获取。酒、醯、犬膏、桂、姜、盐等不仅是药物，也是庖厨常有调料，家中多有储备。乌喙、皂角、蜗牛等也是身边常见动植物上可以迅速获取的。这些药物方便获取，就地取材为快速治疗疾病提供了便利。二是刺激性强。酒、醯、乌喙、桂、姜、皂荚皆有刺激性。频繁使用刺激性的药物与马王堆医书所载疾病有着直接联系。马王堆医书中，譬如，治疗巢者即患有身体腥臭的患者，《五十二病方》"取牛朏、乌（喙）、桂，冶等，淯□"，利用药物燃烧的刺激性气味熏除腥臭。刺激性的药物往往味偏辛咸，而偏辛咸的药物往往有扩散软化之功，马王堆医书用刺激性的药物即取此意，譬如《五十二病方》治疽病，"冶白（敛）、黄耆、芍乐（药）、桂、姜、椒、朱（茱）臾（萸），凡七物"作方以治之。按中医理论，疽多为寒证，此方用桂、姜显然是作发汗解表散寒之用。

马王堆医书同样记载了不少方剂，据笔者粗略统计，马王堆医书收录了450 余种方剂。概而观之，这些方剂整体呈现出以下特色。

一是验方多而复方简单。因为先秦两汉时期尚处于古代医学发展初期，方剂学亦在萌芽时期，很多方剂的形成更多地依靠实践，缺乏理论的直接指导。马王堆医书验方虽多，但单方和简单复方居多，许多方剂难以用医经君臣佐使的理论去分析解说。马王堆医书所见单方同复方一样，多为经验方，且使用方法大多极为简便，如，《五十二病方》治疽方曰："燔鱼衣，以其灰敷之。"

二是随证立方。对同一种类疾病，马王堆医书不是以不变应万变，而是根据证候的不同调整方剂。譬如，《五十二病方》分痔为脉痔和牡痔。《诸病源候论·痔病诸候》曰："肛边生疮，痒而复痛，出血者，脉痔也。"兽毛烧焦有止血之用，《五十二病方》治疗脉痔"取野兽肉食者五物之毛等，燔冶，合挠□，晦旦【先】食，取三【指大撮】三，以温酒一杯和，饮之。"又，治疗血痔用"一、多空（孔）者，亨（烹）肥羭，取其汁渍美黍米三斗，炊之，有（又）以修（滫）之，孰（熟），分以为二，以□□□，各□一分，即取蘘（铅）末、菽酱之宰（滓）半，并□（春），以敷痔空（孔），厚如韭叶，即以厚布裹，□□更温，二日而已"。《诸病源候论·痔病诸候》说牡痔："肛边生鼠乳，出在外者，时时出脓血者是也。"由于牡痔已暴露在外，故《五十二病方》取黑羊（羭）、黄米（黍米）、蘘末（铜末）、菽酱（豆酱渣）四药组方外敷温熨。

第二节　养生方药的特色

马王堆医书遗存的方药中不乏益于养生者，这些方药主要见于《五十二病方》《养生方》《杂疗方》，且三者所记养生方药特色又多有不同。

一、《五十二病方》养生方药特色

俗话说："民以食为天。"古人很早就认识到药食同源，医食同源。借助饮食养生，人们不仅能够保持健康，还能治疗疾病。收录大量方剂的《五十二病方》中，就遗存了不少先秦西汉时期的食疗方。这些食疗方所用药物主要是植物、动物两类。据陈湘萍统计，植物药有姜（包括干姜、枯姜）、薤、葱（包括干葱）、蔗、青粱米、蘖米、秫米、黍（包括美黍米、陈黍）、稷、麦、赤答（赤小豆）、菽（包括菽汁、良菽）、菽本、大菽（即生大豆）、黑菽、蜀菽、杏核中仁、桃叶、李实、枣、枣种、桂、菌桂等，动物药有乳汁、雄鸡（白鸡、乌雄鸡、黄雌鸡）、鸡血、鸡卵（包括卵）、雉、羊肉、牛肉、鹿角、野彘肉、酚鼠、牡鼠、彘膏（包括猪膏、豕膏）、犬尾、鲋鱼、彘鱼、鳝鱼血、蚕卵（包括冥蚕种）、蜜（包括蜂蚀）、蛇、龟脑、蟾（蜅蟹）、苦酒、酒、胶、饭焦、肪膏（脂膏）、久膏、久脂、牛脂、羖脂、豹膏、蛇膏、蠃牛（即蜗牛）等。这些药物主要用于两类食疗方：一是动物入药的食疗方，二是粥方。

古代中医常说以形补形，动物药和人体经常能形成形态上的对应关系，古人不时用动物的脏器来治疗疾病，《五十二病方》食疗方中就可以遇到这种情况。《五十二病方》中，利用动物脏器作为食疗广泛见于各类病证的治疗。

1. 动物咬伤　治疗蚖（蜥蜴）咬伤，《五十二病方》有一方云："煮鹿肉若野彘肉身，食【之】，（歠）汁，良。"鹿肉，中医认为是纯阳之物，《别录》云："补中，强五脏，益气力。"野彘肉，《医林纂要探源》云："补养虚羸，祛风解毒。"显然，鹿肉和野猪肉有祛除蚖毒、补益元气之用。

2. 内科病　治疗癃病时，《五十二病方》用到了牡蛎。《素问·奇病论》云："有癃者，一日数十溲。"《名医别录》介绍牡蛎说："涩大小肠，止大小便。"可见，《五十二病方》用牡蛎治癃实为药证对应之选。又，《五十二病方》治疗肠㿗（癫疝病），"破卵杯醯中，饮之"。癫疝常见于阴部，鸡蛋之形似阴囊，故古人常以鸡子治之，《五十二病方》即是如此。

3. 精神疾病　治疗癫疾，《五十二病方》先用鸡和犬粪涂于头顶至颈后，待痊愈后要求患者继续食用鸡以巩固疗效。中医认为鸡肉性温，能够治虚劳羸瘦。此外，癫病在古代常被视为怪异之证，古人不时将癫病归因于鬼神，而鸡恰巧"能辟邪，则鸡亦灵禽也，不独充庖而已"。

4. 金创　鸡毛，《本草纲目》称"翮翎"，此物"翅翮形锐而飞扬，乃其致力之处。故能破血消肿，溃痈下哽"。《五十二病方》治金创方："燔白鸡毛及人发，冶【各】等。百草末八灰，冶而□□□□□□□一坑温酒一（杯）中，饮之。"人发，为血之余，故能消瘀血，《本草纲目》云此药可治"疮口不合"。

《五十二病方》中粥方并不多，偶见于疡科诸证。古代疡科常见肌肤破损、脓血等症状，治疗大都采用外治法进行治疗，然而疡科疾病的外在症状只是疾病的显性表达，往往身体之内也有耗损，正气难复，故根治疡科诸证多需祛除邪气、扶助正气，才能助养新生、清稀脓血、收敛疮口。《五十二病》治疡科诸证显然也认识到了这点，治疗时不局限于单一治法，而是双管齐下，内治和外治兼而有之。使用内治法时，就会用到粥方食疗，制作羹粥食品对身体进行调节，驱邪扶正，达到恢复健康的目标。如《五十二病方》治蚖咬伤方曰："以青粱米为鬻（粥），水十五而米一，成鬻（粥）五斗，出，扬去气，盛以新瓦，冥（幂）口以布三□，即封涂（塗）厚二寸，燔，令泥尽火而歠之，痏已。"青粱米，《名医别录》说能"益气补中"，《日华子本草》则认为可以健脾。蚖咬伤正气未复，用青粱米健脾益气显然是有利恢复的正确选择。

《五十二病方》中不仅保留了不少宝贵的食疗方，还能看到食疗经常要用到的重要溶剂——酒。古代社会生活中，酒处处可见，被广泛使用。酒之于医患，有着双重意义。

首先，酒是饮品。《灵枢·论勇》曰："酒者，水谷之精，熟谷之液也。"酒是粮食的精华，先秦时期颇为人们所重视，《周礼》记载周代就有"酒正"，专门监管酿酒。周代酒的种类已经非常丰富，《诗经》中就频繁咏叹美酒，仅"旨酒"就出现16次之多。作为一种饮品，酒的种类多样，"酒之清者曰酿，浊者曰盎；厚曰醇，薄曰醨；重酿曰酎，一宿曰醴；美曰酯，未榨曰醅；红曰醍，绿曰醽，白曰醝"。

其次，酒是药物。酒作为药物，若运用得当益处颇多，《医学入门·食治门》曾详述酒的功效："酒味苦甘辛大热，大扶肝胃活气血，破癥行药辟恶邪，痰火病患宜撙节，糟性温中宿食消，一切菜蔬毒可杀。酒，酉也。酿之米曲、酉醉，久而味美也。味辛者，能散，为导引，可以通行一身之表，至极高之分；味苦者，能下；甘者，居中而缓；淡者，利小便而速下也。"

酒能行气避恶，又兼顾食物和药物之用，医者为患者治病的过程中，酒有时不只是组方的药物，还会用于食疗，作为饮品出现在医疗活动中。《五十二病方》中，酒便是如此，经常被视为一种疗养的饮品。由于金创易引起疼痛，而荠菜籽可以消除金创所带来的痛感，《食性本草》说荠菜子"去风毒邪气，明目去翳障，能解毒"。是以，《五十二病方》荠菜籽入酒制成减轻金创疼痛的饮品："取荠孰（熟）干实，燔（熬）令焦黑，冶一；林（术）根去皮，冶二，凡二物并和，取三指最（撮）到节一，醇酒盈一衷桮（杯），入药中，挠饮。不者，酒半桮（杯）。已饮，有顷不痛。复痛，饮药如数。不痛，毋饮药。"《五十二病方》治瘭病同样以酒作饮品进行食疗，书有一方云："以醇酒入□，煮胶，广□□□□□□，燔段（煅）□□□□火而焠酒中，沸尽而去之，以酒饮病【者】，□□□□□□□□饮之，令□□□起自次（恣）殹（也）。不已，有（又）复□，如此数。"虽然上文入酒的药物不详，但清晰看到酒被当作治瘭的食疗方。并且此方不但具备治病的功效，而且服用时间上也不拘于时，可任意饮用，如日常饮品一般。

又因酒起势强劲，有助行气，《五十二病方》所存食疗方还借酒发挥其他药物功用。书中有方云："伤胫（痉）者，择薤一把，以敦（淳）酒半斗者（煮）潰（沸），【饮】之。"薤能除寒热、去水气、温中散结，辅以酒煮可加强温中的功效，因此酒煮薤菜才被《五十二病方》用于治疗风寒引起的痉病。

二、《养生方》方药特色

《养生方》收录药物多达一百多种，主要分植物药和动物药，还有少量的矿物药。植物药有黍米、稻米、竹、菌桂、干姜、桂、蛇床、乌喙、兰、蘸、冬葵种、苦瓠、防风、莉（青蒿）、牛膝、石韦、白芷、艾、茯苓、稻米、蘗糵、麦麵、颠棘（天冬）、梓实、车践（前）、萆薢、桃可（桃实小时毛）、桃实、枣脂、酸枣、槐荚中实、泽舄（泻）、宛（紫苑），萆英（藤）、细辛、秦标（椒）、藁本、白苻、红苻、桔梗、松脂、柳付、椅桐汁、漆茎（泽漆）、茈威（紫葳即凌霄花）、要苕（募苕）、方（防）葵、茅根，龙慨（龙葵）、漆（生漆）等，动物药有戊厉（牡蛎）、黄蜂骀、雄鸡、鸡卵、鸡血、牛肉、脂膏、猪膏、黄蜂、蜂茬（蜂毒）、蟬蛸、蚯蚓、蜘蛛网、非廉（蜚蠊），牡蝼（蝼蛄）、天牡（天社虫）、盤蝐（斑蝥），杨思（杨癞子）、赤蛾（蚁）、守宫、白螣蛇、苍梗蛇、牡鼠肾、鸟卵、春鸟卵、牡鸟卵、鸡心脑、鸡胸、鹿肔、牛鳃、牡兔肉、肥猭、犬肝肺、马膂肉，马脱、马酱、马骨等，矿物药有云母、骈石、石膏、潘石（矾石）等。与《五十二病方》对比，《养生方》的药物少有重样，之所以如此，一方面，缘于两书所治疗的疾病各有侧重，故《五十二病方》主要以疡科方药为主，而《养生方》主要以补益方药为主。另一方面，《五十二病方》和《养生方》反映的是不同地域的疾病，所用方药也有所不同。周一谋认为《五十二病方》着重反映荆楚地区的用方用药特点，《养生方》则反映的以北方为基础的全国性的用方用药特点。概而言之，《养生方》方药呈现出以下特点。

首先，补益方药众多。《养生方》顾名思义，所载方剂以养生为主，全书收方凡八十八首，仅次于《五十二病方》。这些方剂以滋补为主，大抵可以分为两类：一是防止衰老的方剂，如，《养生方》收益寿方，云："□谷名有泰室、少室，其中有石，名曰骈石，取小者□□□□□□□□□□□□□□□□□病益寿。"二是房中补益的方剂，如治疗老年性阳痿的醴酒方："为醴，取黍米、稻米□□□□□□□□□□□□□□□□□□□□□□□稻醴熟，即每朝厌歠□□□□□□更□。"醴，为酒，《本草拾遗》说酒能"通血脉，厚肠胃，润皮肤、散湿气"，为补益佳品。此外，黍米和稻米不仅用作食物，还能补中益气，也是强健身体、健强脾胃之品。

药物是构成方剂的基本要素，既然方剂有防止衰老和房中补益的作用，药物自然也多与之相关。中医学认为，强身健体先要益胃，祛除水湿，保持脾胃之气充足，故《养生方》很多药物入胃经或脾经，比如稻米、黍米、干姜、乌喙、冬葵、青蒿、白苣、茯苓、稻米、颠棘、车前、秦椒、松脂、防葵、茅根、生漆、戊厉、雄鸡、鸡子、牛肉、脂膏、猪膏、蚯蚓、蟞蝞、肥豯、马膂肉、马脱、马酱、马骨、云母、石膏、矾石等。又因房中补益多与肾相关，《养生方》立方用了许多入肾经的药物，如蛇床、牛膝、梓实、泽泻、细辛、蜱蛸、赤蛾、牡鼠肾、鸟卵、春鸟卵、牡鸟卵、鹿肶等。

其次，酒剂颇多。前文提到酒有着极高的药用价值，《养生方》就常以各种酒入方，有以“醇酒”入方者，如益寿方云：“取刑马脱脯之。段乌喙一升，以淳酒渍之，□去其滓，□□□□□□□□□□□□舆、虋冬各□□，萆薢、牛膝各五，□荚、桔梗、厚□二尺，乌喙十颗，并冶，以淳酒四斗渍之，毋去其滓，以□□□尽之，□□□以韦橐裹。食以三指撮为后饭。服之六末强，益寿。”又有以“醪”入方者，如，治孱方云：“以美酒三斗渍麦□□□□□□□□□□□□□□□□□□□□成醪饮之。”又有以“醴”入方者，如治力方：“为醴，用石膏一斤少半，敹本、牛膝□□□□□□□□□□□□□□□□□□□□□□二斗，上□其汁，淳□□□□□□□□□□□□□□□□□□□□□□□□。”

然而，不论醇酒、醪或醴，皆是酒之醇厚者。《养生方》用酒入方重醇厚，应和酒本身的特质有关。酒是古代日常生活饮品，古人品酒以醇厚为上。所谓醇厚不是说酒味浓烈而是说经过发酵之后，酒味甘美厚味。浓烈的酒无回味易喝醉，味蕾的刺激重于养生的功效，但作为养生方药，酒绝非供人消遣买醉，而是要用于强身健体、治疗疾病，故养生治病多不用烈酒为药。而且，酒之气强劲，过犹不及，即便是醇厚之酒入方，《养生方》依然有着严格要求，不是越多越好，譬如，用马肉、乌喙、萆薢、牛膝、桔梗等药入酒长寿方，《养生方》说：“醇酒四斗渍之。”又如，醪利中方（补中益胃酒剂）说：“又以□□酒沃，如此三。”此外，酒作为饮品也不是愈多愈好，《养生方》酒剂时常可以看到医嘱提示饮用规则，书中有一方以藜草、兰草、白松脂为末入酒作补益方，此酒剂“日一饮之……虽旦暮饮之，可也”。又，有壮阳方“取黄蜂子二十，置一杯醴中，□□日中饮之”。《养生方》酒剂医嘱不只告知患者饮用时间，还会提醒饮用剂量，书中有治中气不足方，曰：“叁指撮，以□半杯饮之。”

再次，炮制方法颇具特色。《养生方》用药经常使用碾、捣制散，其书表示碾捣药物的词主要为“冶”，全书出现33次，有壮阳方云：“以取雄鸡一，产搣，□谷之□□□□□□□□□□，阴干而冶，多少如鸡，□□□□□□令大如□□□□□□□□药，□其汁渍脯三日。食脯四寸，六十五。"

之所以将药物碾捣为末，与《养生方》好用酒剂的特点密切相关。药物制成散渍入酒中，更容易溶于酒剂，药性能更好地发挥，患者也更好服用。

《养生方》还有一些方剂药物炮制的方法极为特殊，其书中有一部分被马王堆帛书整理小组命名为"□巾"，此部分内容都是用布涂抹或浸泡后制成药巾外用的，如"治巾，取杨思一升，赤蛾（蚁）一升、蟹蟸廿以美□半斗并渍之，奄（掩）□□□□其汁，以渍细布一尺。已渍，煬（旸）之，乾，复渍。汁尽，即取谷（榖）、椅桐汁□□□□□馀（涂）所渍布，干之，即善臧（藏）之。节（即）用之，操以循（揗）玉筴（策），马因惊矣。杨思者，□□□□□状如小□□而龁（齕）人"。

此方将杨思、赤蚁、斑猫用酒浸渍取汁液，以汁液浸泡细布。之后晒干再次浸泡细布，待细布吸收汁液后，取楮树和白桐树汁涂在细布上。细布干燥后，药巾即成。这种制作药巾的方式显然来自民间经验，是古人别出心裁的制药方法。

又次，服药方法特殊。《养生方》收录的一些方剂服用方法与众不同，有一补益方曰："麦卵：有恒以旦毁鸡卵入酒中，前饮。明饮二，明饮三；又更饮一，明饮二，明饮三，如此尽四十二卵，令人强益色美。"此方中，鸡蛋服用分为两个阶段。第一阶段为前3天，从食用一个鸡蛋始，逐日递增。第二阶段自第4天始，逐日递增，再从一个鸡蛋吃起，这样三日一周期，直到服用完四十二卵。采用逐日递增的方法服药不止1例，有治力方曰："冶云母、销松脂等，并以麦麴捖（丸）之，勿□手，令大如酸枣，□【之】各一垸（丸）。日益一垸（丸），至十日；日后日捐一垸（丸），至十日，日□□□□□□益损□□□□□，令人寿不老。"

此方服用方法与前文的补益方类似，不过服用时间长短不同和剂量增减不同而已。治力方服药从第1天到第10天逐日增加剂量，第11天至第20天则逐天递减。

三、《杂疗方》方药特色

帛书《杂疗方》书首缺损，现今仅据所存残帛编号，凡45条。全帛书载方40余首，方剂绝大部分为养生方，特别是房中养生方居多。这些养生方中，以"内加"为标题多是补益男子性机能的方剂，以"约"为标题的多为补益女子性机能的方剂。《杂疗方》房中补益方大都是外治方，不少外用方用于刺激或促进性兴奋，帛书录一壮阳方："内加：取穀汁一斗，渍善白布二尺，□□蒸汁。善藏留用。用布揾中身。举，去之。"

《杂疗方》中，许多外治方的使用方法不同于普通外治方，男子房中补益方多用于少腹部，即《杂疗方》所谓"中身"，如"内加：取桂、姜、椒、蕉莢等，皆冶，【并】合。以穀汁丸之，以榆□搏之，大【如】□□□臧（藏）筒中，勿令歇。即取入中身空（孔）中，举，去之。"

第三节　马王堆医书房中术的背景

房中术是汉代医疗活动的重要内容，属方技之一派，与长生养生有着密不可分的关系。关于房中术，《备急千金要方》卷二十七《房中补益》中说："夫房中术者，其道甚近，而人莫能行。其法一夕御十人，闭固而已，此房中之术毕矣。兼之药饵，四时勿绝，则气力百倍，而智能日新。然此方之作也，非欲务于淫佚，苟求快意，务存节欲，以广养生，此房中之微旨也。"据孙思邈言，不难看出，在古人认知中，房中术是一种养生之术，而绝非简单的男女交合之法。作为一门养生之法，房中在神仙方术风行的汉代有着深广的影响，这点无论是传世文献还是出土文献中都可以窥知。

《汉书·艺文志》作为中国古代最早的目录学著作，其文辨章学术，考镜源流，对汉代图书作了精准的分类总结。该篇中的"方技略"分医疗卫生典籍为医经、经方、房中、神仙四种，房中收《容成阴道》《务成子阴道》《尧舜阴道》《汤盘庚阴道》《天老杂子阴道》《天一阴道》《黄帝三王养阳方》《三家内房有子方》等八家，凡191卷书。从学术史视角来分析，房中能单独成类归于方技，充分表明房中已然成为汉代医学学术支流，并形成了某些基本学术观念。至于房中的基本学术观念，据"方技略"房中各书名可推知一二。观房中诸书名，有五部用"阴道"代称"房中"。上古汉语中，"阴"有"私密"义，如《战国策·秦策二》载："使人使齐，齐秦之交阴合。""阴"又可指代男性生殖器官，如《史记·吕不韦列传》载："私求大阴人嫪毐为舍人。"可见，汉人以"阴道"代"房中"昭示着房中术不足为外人道的特性。汉代认为房中术既是人生而有之的本性，又是养生"至道"，作为医学学术支脉，房中术的终极目标是追求养生长寿，而借助房中术追求长寿又必须懂得节制。一些不知节度之人更是最终身患疾病，甚至死命消殒。

不只传世文献能印证房中术在汉代的影响，出土文献亦可印证。自20世纪 40 年代始，四川、安徽、山东、河南等地的汉代墓葬陆续出土不少描绘男女交合的画像石、画像砖，如四川彭山崖墓 M55 墓门上第三层门楣上有"接吻图"，图像中男女对跪接吻相拥，男子右手抚女子乳房，左手探女子私处。又如，四川郫江崖墓三台柏林坡一号墓出土"行乐图"一组。该组图像共三幅，其三为男女站立交合图。汉代墓葬时常可见交合图，无疑彰显了汉代人对于房中术的态度是坦然和开放的，同时也是汉代人渴望通过房中术获得长生的直观反映。

马王堆医书凡 14 种，其中《十问》《天下至道谈》《合阴阳》《养生方》《杂疗方》《胎产方》等与房中有关。这些文献填补了汉以前性学文献的空白，一定程度保存了汉以前房中术的理论框架。

借助马王堆医书房中术文献，可以窥见汉代房中术的一些理论特色。首先，重气。古代医学认为气是生理活动的基础，《素问·六微旨大论》论及气升降出入之于人的作用，道："出入废则神机化灭，升降息则气立孤危。故非出入，则无以生长壮老已；非升降，则无以生长化收藏。是以升降出入，无器不有。"房中是汉代养生的重要手段，亦吸收了古代医学理论的基本理念，马王堆房中文献《天下至道谈》就说气有损益，随着年龄增长，气（主要为精气）会不断损耗，身体日益衰弱走向消亡，"行年四十而阴气自半也，五十而起居衰，六十而耳目不聪明，七十下枯上脱，阴气不用，灌泣流出"。由于身体之气有自然损耗，汉人往往对气之补益极为重视。众多补气手段中，汉代人又颇为看重房中术，譬如《天下至道谈》就提到为补气，房中需要去七损善八益。

其次，重阴阳。阴阳是古代医学理论的基本概念，房中术亦有阴阳之说。"阴阳"在汉代房中术通常有以下二层内涵：一是指阴阳二气。汉代人认为房中的交合和补养需顺应阴阳二气的变化。马王堆医书中不少房中文献都体现了这点。《十问》中，黄帝曾向天师请教万物之理，天师曰："尔察天地之情，阴阳为正，万物失之而不继，得之而赢……搏而肌肤，及夫发末，毛脉乃遂，阴水乃至，溉彼阳勃，坚骞不死，饮食宾体，此谓复奇之方，通于神明。"二是代指男女两性。马王堆医书有房中文献篇名曰《合阴阳》。《马王堆医书考注》解"合阴阳"三字曰："合，交合。阴，在此指女子。阳，在此指男子。""合阴阳"三字之义连缀即男女交合，故《合阴阳》一篇所记内容多和房事的原则、技巧相关。

再次，贵精。中医理论将精分为先天之精和后天之精，先天之精主要指生殖之精，后天之精多是水谷之精。汉代房中术虽常用到"精"这一概念，但有时需和古代中医有所区别。汉代房中所谓"精"主要说的是生殖之精。关于"精"，《天下至道谈》说："凡彼治身，务在积精。精赢必舍，精缺必补，补舍之时，精缺为之。"由于汉人将精视作调理身体的关键所在，故汉代房中讲究精之施泻。为保存生殖之精，汉人房中特别强调"闭精"，譬如《十问》就说："死生安在，彻士制之，实下闭精，气不漏泄。"《合阴阳》中，汉人为保健养生，还提出了"十动"之法防止生殖之精泄出。

通过以上叙述，显而易见，汉代房中术不只存在于生活场景中，还产生了相关理论，形成了专门的学术，成为汉代时兴的养生之法。之所以汉代会流行房中术，和汉代人的社会风尚、学术思潮有着千丝万缕的联系。

秦灭六国之后，焚书坑儒，礼坏乐崩。时至汉初，礼乐制度尚未恢复，姓氏观念也发生改变，平民逐渐拥有姓氏。平民姓氏形成过程中，姓和氏不再区分，很多人因为各种原因改姓，甚至少数人从母姓。因为姓氏不稳定，家族行辈有时无法区别，伦常不再稳固，故汉代婚姻关系往往不论行辈。一旦婚姻不论行辈，混乱的婚姻时常可见，有同姓为婚者，如王莽娶同姓王诉；有娶亲族妻妾者，如河间孝王子元娶中山怀王故姬。混乱婚姻往往会导致男女关系混乱，《汉书·地理志》描述燕地民风即是如此："宾客相过，以妇侍宿。嫁娶之夕，男女无别，反以为荣。后稍颇止，然终未改。"男女关系混乱又进一步导致房中纵欲无度，淫辟之乱频生，这在汉代皇室闺阁生活体现得淋漓尽致，《汉书·景十三王传》就记载了诸多皇族淫逸之事：江都王建强行霸占进献给父亲的女子，居丧时"召易王所爱美人淖姬等凡十人与奸"。太子刘丹不顾伦常，"与其女弟及同产姊奸"。赵敬肃王彭祖"取江都易王宠姬，王建所奸淖姬者，甚爱之，生一男，号淖子"。放纵的闺阁生活一方面印证了汉代婚姻关系的丧乱和社会风俗的败坏，另一方面也证明汉代人对于房中并不避讳。这无疑为房中术的发展流行提供了有利的土壤。

房中术广为流传不仅和社会风尚有关，更与汉代学术思潮紧密关联。秦患之后，汉初百废待兴。为恢复民生，汉代前期推行黄老之学，休生养息。黄老之学，深受道家影响，但又不与道家尽同。虽然，黄老之学和道家一样，将"道"视为宇宙的本原，但黄老之学较之道家，"它在更多的场合下则扬弃了原始道家的'有''无'范畴，而偏重于以'无形''有形'论'道'，最终赋予'道'以'气'的属性"。战国时期，黄老之作《管子·业内》云："气，道乃生，生乃思，思乃知，知乃止矣。"黄老之学以"气"来释"道"，使得虚无的

"道"有了有形的载体。同时，黄老一脉还将"精"和"气"二者结合，《管子·业内》曰："精也者，气之精者也。"因为"精"为"气"之精微者，而"气"又与"道"通，故"精"亦归于"道"，故信奉黄老之学的汉代人，养生时往往特别关注"精""气"。作为汉代养生的重要手段，房中术亦有着黄老之学烙印，将顺应天地阴阳之气视为基本原则，强调补"精"以健体。

第四节　从《十问》看马王堆房中术理念

马王堆出土的诸多文献中，《十问》最受人关注。该书出土时本与《合阴阳》合成一卷，凡十篇，文体为对问体，分别为黄帝质难天师、黄帝质难大成、黄帝质难曹敖、黄帝质难容成、尧质难舜、王子巧父质难彭祖、帝盘庚质难耆老、禹质难师癸、文挚质难齐威王、王期质难秦昭王。通过主宾之间质难应答，《十问》主要论述房中养生，同时兼论服食、导引。其书每问篇幅虽不大，联结缀合起来，却理论性颇高，灿然可观。

一、气的内涵

天人合一是秦汉时期的广泛流行的哲学观念。张岱年曾解说"天人合一"，道："中国哲学有一根本观念，即'天人合一'。认为天人本来合一，而人生最高理想，是自觉地达到天人合一之境界。物我本属一体，内外原无判隔。但为私欲所昏蔽，妄分彼此。应该去此昏蔽，而得到天人一体之自觉。"诚如张氏言，"天人合一"是一种人和外物混融为"一"的状态。而"天人合一"之"一"具体来说，乃是指世界之本原。古人对世界本原的认识往往是具象化的，他们认为代表世界本原的"一"为"气"。又因为"气"是世界本原，故"气是大而无当的、有机的、泛道德性的终极存在，它可以解释自然、精神、伦理、社会诸多现象，它是一个无穷大的本原，宇宙间的各种'定在'，无论是物质的、精神的，抑或伦理的，都是由它所化生，最终又复归于它"。古代中医植根于传统文化，理论上有古代哲学的明显印象，临床中又广泛运用自然万物，兼具精神和物质二重性，故古代医学所说的"气"往往有着多重含义。纵观古代房中养生文献《十问》，"气"出现48次，亦有着丰富理解。

（一）自然之气

古代医学视人为自然环境的重要组成要素，人生活在自然环境，人的所有活动皆与自然环境有关。《十问》讨论自然不时用到"天地"一词，如："尔察天地之情，阴阳为正，万物失之而不继，得之而赢。"而且，《十问》提及"天地"时往往谈及天地之"气"对人的作用，其文中容成云："君若欲寿，则顺察天地之道。天气月尽月盈，故能长生。地气岁有寒暑，险易相取，故地久而不腐。"据容成的表述，显而易见，自然之气的性质和作用不尽相同，且有着循环往复的周期变化，人们养生须顺应、利用性质不同的自然之气。具体而言，容成所说不同性质的自然之气主要指天气和地气。天气、地气会被视为主要的自然之气，根源在于古人对自然的观察和认识。古人观测自然的过程中，将万物属性分为阴阳，而阴阳在自然中对应的最为典型征象就是天地，《庄子·则阳》就说："天地者，形之大者也；阴阳者，气之大者也。"天地周容万物，是有形之物的至大者，天地对应的是阴阳二气，故天气即阳气，地气即阴气。房中养生要重视天地之气，实际就是重视阴阳二气。

《十问》不但重视自然之气，还详细论述如何顺应自然之气。欲顺应自然之气，就必须洞悉利用气的规律。然而，自然之气的规律非常人所知，"间虽圣人，非其所能，唯道者知之"。即便自然之气圣人亦未必知之，身为凡夫俗子，治气就必须极大地发挥直观能动性，才能察天地之情，"行之以身"。为达到洞察天地目标，《十问》非常强调补气，而补气又要擅用导引和服食。

导引功效非短期可见，必须"以无征为积"，持之以恒才能有所收获，"精神泉溢"。坚持导引还要懂得方法，对此《十问》"四问"有大段精妙的叙述："息必深而久，新气易守。宿气为老，新气为寿。善治气者，使宿气夜散，新气朝最，以彻九窍，而实六府。食气有禁，春避浊阳，夏避汤风，秋避霜雾，冬避凌阴，必去四咎，乃深息以为寿。朝息之志，其出也务合于天，其入也揆彼闺满，如藏于渊，则陈气日尽，而新气日盈，则形有云光。以精为充，故能久长。昼息之志，呼吸必微，耳目聪明，阴阴喜气，中不溃腐，故身无苛殃。暮息之志，深息长除，使耳勿闻，且以安寝。魂魄安形，故长生。夜半之息也，觉寤毋变寝形，深徐去势，六府皆发，以长为极。"

由于自然之气性质各异，故吸食自然之气的时间、方法也多有不同。通过不同的吸食法，养生者才能真正做到趋利避害，最大限度地利用自然之气，达到长寿这一终极目标。

服食是补气另一方法。嵇康《养生论》尝云："凡所食之气，蒸性染身，莫不相应。"由于服食之物取自天地之间，承自然之气，古人认为服食的不只是有形的食物或药物，还有无形的气。长期服用某种食物或药物，身体就会受到某种特殊的自然之气侵染，形体亦随之改变。《十问》反复提到服食对养生的各种作用，譬如"四问"云："吸甘露以为积，饮瑶泉灵尊以为经，去恶好俗，神乃溜刑。"又，"九问"曰："后稷播耰，草千岁者唯韭，故因而命之。其受天气也早，其受地气也葆，故聂辟懹怯者，食之恒张；目不察者，食之恒明；耳不闻者，食之恒聪；春三月食之，苟疾不昌，筋骨益强，此谓百草之王。"

（二）身体阳气

气既在自然环境中运行，也在人体之中流转，时刻影响着身体的生长发展。《十问》"四问"中，黄帝请问容成如何养生长寿时，提到"欲闻民气赢屈弛张之故"。黄帝所谓"民气"即身体阳气。身体内阳气有盛与衰，亦有盈余与不足，养生长寿必须考虑到身体之气的具体情况。民气亦可称为"人气"。《十问》"六问"篇首王子乔问彭祖曰："人气何是为精乎？"彭祖答曰："人气莫如朘精。"从王子乔和彭祖的一问一答不难看出，所谓"人气"乃指身体阳气。彭祖认为身体中最为重要的是"朘精"。"朘精"，马继兴释为"阴精"，周一谋解为"男生殖器能蓄精液也"。古代医学认为精液与生殖相关，属"阴精"，而"阴精"又和阳气相关。古代医者尤其看重身体内的阳气和阴精，认为两者是身体化生之源，陈修园曾说："人乃阴精阳气合而成之者也。"至于"阴精"和"阳气"之间的关系，张志聪说："是阳气生于阴精也。故曰：生之本，本于阴阳。阴者，藏精而起亟也。《下经》云：阳予之正，阴为之主。盖阳气出而卫外，内则归阴。"阳气是人之根本，古代医学尤其关注身体内的阳气，汉代房中医学文献《十问》亦不外如是。《十问》中，身体之"气"多指有助于生长，有益于健康的阳气。

二、贵精重气

先秦诸子对于"精气"有着很多精妙的论述。老子论道就提到了"精"，他认为道是世界根本规律，为真实存在之实体，"精"是广泛分布于现实世界的精微物质。《老子》二十一章曰："道之为物，惟恍惟惚。惚兮恍兮，其中有象；恍兮惚兮，其中有物。窈兮冥兮，其中有精。其精甚真，其中有信。"《老子》之后，《庄子》也认同精是客观存在的精微物质，《秋水》云："夫精，小之微也。"道家的基础上，《管子》进一步阐释"精"，认为精从气变化而来，"一气能变曰精"。由于精和气转化沟通，精和气被《管子》当作宇宙的本质，《管子》常说"精气"生成万物，人虽为万物灵长，也不外如是，《管子·水地》说："男女精气合而水流形。"精气合和是人类生成的根本原因，也正因如此，古人讨论人之生老病死常会借用精气学说来解释。

进入秦汉，《吕氏春秋》吸收前代诸家之说，坚持"精气"为宇宙本原，进一步推进精气学说，反复论述精气具备塑造万物的功用。《吕氏春秋》多次提到精气是流动不息的，《圜道》说："精气一上一下，圜周复杂，无所稽留，故曰天道圜。"又，《尽数》说："精气之来也，因轻而扬之，因走而行之，因美而良之，因长而养之，因智而明之。"《吕氏春秋》认为精气只有不断流转才会赋予万物不同的品性，让世界充满活力和生气，其书《尽数》云："精气之集也，必有入也。集于羽鸟，与为飞扬；集于走兽，与为流行；集于珠玉，与为精朗；集于树木，与为茂长；集于圣人，与为夐明。"精气流转运动是万物活力的来源，故《吕氏春秋·先己》曰："精气日新，邪气尽去，及其天年。"人身处精气流转的时空之中，必须懂得顺应精气流转，吸纳精气，祛除身体邪气，方能颐养天年，健康长寿。

先秦而下，精气诸多理论不仅塑造古人的世界观，亦对古代医学观念产生了重大影响，这从本节讨论的《十问》就可窥见。首先，精与气并重。精和气是世界和人的本质，精与气不能偏废，人要保持健康就必须重视精和气。

《十问》主张精是身体维持健康的根本，"治气之精，出死入生，欢欣美谷，以此充形"。只有精充盈，人的身形才得以存续，气才有生化之源，故养生长寿"治气有经，务在积精，精盈必泻，精出必补"。一旦精不充足，身体也就失去了健康的基本保障，各种灾殃必然随之而至，"百脉菀废，喜怒不时，不明大道，生气去之。俗人芒生，乃恃巫医，行年桼十，形必夭埋，颂事自杀，亦伤悲哉"。

气是精化生而成，有着极强的流动性，气的流动对生命的生成、发展都有着重要作用。因为身体因气之流动汇聚而成，养生时必须关注气，《十问》中有一半篇章皆与治气相关。《十问》论气多从整体出发，将人当作宇宙的一部分，不断申说气的流动聚散与万物感应，使万物形成不同特质，也对人的身体产生着巨大影响。《十问》认为气是身体的基础，"待彼合气，而微动其形"，养生时应懂得防微杜渐。不同性质的气不断流转宇宙之间，养生需谨小慎微，要防止邪气"潜入而默移……致之六极"。

正因为精和气对维持身体平和、养生长寿有着同等重要的意义，《十问》提出养护生命须治气抟精。所谓"治气抟精"，即呼吸吐纳凝聚精气来养生。《十问》治气抟精除了常见的导气和服食外，还尤其重视房中。《十问》"四问"曰："朘气不成，不能繁生，故寿尽在朘。"精气是繁育生长的关键，若精气缺损，则性命短夭。为保证精气充盈，《十问》认为房中应当适度，提醒养生者房中"慎守勿失"。其文"三问"称房中为"合气"，即阴阳二气交合之义，阴阳合乎时应"微动其形"，动作当舒缓柔和。只有动作柔和，才能做到"侦用玉闭，玉闭时辟，神明来积。积必见章，玉闭坚精，必使玉泉毋倾，则百疾弗婴，故能长生"。

三、贵生思想

汉代前期虽然道家风行，但其他诸子思想亦多有传承。诸子思想中，我们时常可见贵生思想。先秦诸子普遍珍视生命，其后深受先秦诸子熏陶的汉代人继承了前人的贵生思想，从《十问》中我们就能明显地感受到。《十问》诸篇之首诸圣贤常问"生"，"三问"黄帝问于曹熬曰："民何失而死？何得而生？"又，"四问"黄帝问于容成曰："民始敷淳溜刑，何得而生？"又，"五问"尧问于舜曰："天下孰最贵？"舜曰："生最贵。"诸篇托圣贤问"生"，显而易见是要传递一个信息：圣贤尚且贵生，其他人有什么理由不重视生命健康。

《十问》重视"生"不只停留在托圣贤说法上，具体养生时还要懂得节制，应力避物极必反。《十问》"五问"说房中，曰："饮食弗以，谋虑弗使，讳其名而匿其体，其使甚多而无宽礼，故与身俱生而先身死。""五问"之言是针对阴器而说，阴器是身体最先衰痿的部位，故房中须谨守礼法，以防阴器衰痿而致病亡。阴器易衰痿让《十问》十分关注房中养生之法，"七问"中就提到"一虚一实，治之有节"的原则。为践行"治之有节"，"七问"列述了五种房中养生法，且强调房中需以五法为度。房中只有谨遵五法，才能"至五而止，精神日怡"。

此外，笔者注意到，《十问》论述房中须节制时，文章深意并未止于房中，局限于个人养生，还涉及更宏大的家国之治。"五问"中，尧问舜如何做才是贵生？舜认为应当遵循"必爱而喜之，教而谋（诲）之"的方法。虽然舜所说本是针对房中而言，但所说道理用于治国御民也是完全适合的。治理国家道理和房中养生有共同之处，真正有益于百姓的治理之法是有节制的，对百姓之"生"既要思想上重视爱护，又要用正确的方法来教导劝诫，做到润物细无声，潜移默化地使百姓向好向善。

第八章

祝由术养生

第一节　祝由术的产生背景

"祝由"一词在传世文献中最早见于《素问·移精变气论》。此篇中，黄帝有言曰："余闻古之治病，惟其移精变气，可祝由而已。"对于黄帝的话，张志聪如是解："移精变气者，移益其精，传变其气也。对神之辞曰祝由，从也。言通祝于神明，病从而可愈已。按此篇帝曰移精变气，伯曰得神者昌，失神者亡，言能养其精气神者，可祝由而愈病。"从张志聪的阐释不难看出，祝由实为一种古代医学治疗疾病的方法，其功用在于助病者恢复精气。只不过使用祝由术治病时融入咒语、符箓、仪式等手段，而这些手段恰好又为古代巫术活动所用，是以，人们便时常将祝由和巫术混为一谈，认为祝由即是巫术。

从字义分析，"祝"，《说文解字》释曰："祭主赞词者。从示从人口。一曰从兑省。《易》曰：'兑为口为巫。'"可见"祝"的本义为祭祀时唱念祷词的神职人员。至于"由"，先秦文献常解为"遵从"，如，《尔雅·释诂》云："自也。"郭璞注"犹从也"。《论语·为政》中，孔子说观察一个人要做到"视其所以，观其所由，察其所安"。这里的"观其所由"，即观察一个人达到目的所遵循的方式。因此，"祝""由"合二为一成为词语，其义不言而喻，乃是遵循神的意旨而祈祷祝福的人。

先秦时候神职人员之所以用祝由之术祷告祝福，其目的在于与神交接。这从先秦的经学文献记载可以推知。譬如，《礼记·曾子问》说祭祖时，神职人员需"祝迎四庙之主"。此处的"祝"，显然是说的用语言祷告迎接先祖之神灵。又，《诗经·小雅·楚茨》中记录了周王祭祀祖先的盛大场面，其中有祭司祝祷的细节描述："祝祭于祊，祀事孔明。先祖是皇，神保是飨。'孝孙有庆，报以介福，万寿无疆！'"据《楚茨》的描述，祭祀不仅通过祷告请神，他们还是神灵在俗世的代言人，可以借助祝祷之词转达神灵的祝福和旨意。

由于祭祀可与神灵交接，转达神谕，当人们遭遇疾病，也自然会想到神灵，希望神灵可以赐福祛灾，消除疾病。《说苑·辨物》就记载了上古巫医苗父通过祝由之术治病的神妙情景："吾闻上古之为医者曰苗父，苗父之为医也，以菅为席，以刍为狗，北面而祝，发十言耳。请扶而来者，举而来者，皆平复如故。"因为祝由术治病有神效，周代医事制度将与巫相关的祝由之术列入了疡医之中，《周礼·天官·冢宰下》曰："疡医，掌肿疡、溃疡、金疡、折疡之祝药劀杀之齐。"从《周礼》记载不难看出，春秋之际皮肤病、跌打损伤等疾病的治疗中，祝由术是首屈一指的治疗方法。

自从祝由法作为古代治疗的重要方法进入医疗体系之后，历代而下，众多医籍皆可见祝由术的记载。虽然不可否认，祝由术起源于祭祀，事涉鬼神，且与巫术有关，但考察医书所见祝由术文献，古代中医并不认同祝由术就是巫术。因为进入中医之后，祝由术大多时候并不治疗鬼神之疾，譬如，《杂疗方》记载祝由术治病，曰："即不幸为蜮虫蛇蠭（蜂）射者，祝，唾之三，以其射者之名名之，曰："某，女（汝）弟兄五六七人，某索智（知）其名，而处水者为蚑，而处土者为蚑，栖木者为蠭（蜂）、癰斯，蜚（飞）而之荆南者为蜮。而晋□未□，璽（尔）奅（教）为宗孙。某贼，璽（尔）不使某之病已，且复□□□□□□□□□□□□□□□。"

上文中清楚说明了祝由术用来治疗的疾病是蜮虫蛇蠭等毒虫咬蛰，而非病源不明的鬼神之疾。同时，借由这段文献，还可以推知，古代中医很多时候并不把祝由之术当成沟通鬼神的巫术，而是将之视为一种行之有效的治疗方法。

为何中医会将祝由术当成治疗方法，而非巫术呢？这无疑和中医看待鬼神的观念有关。古代中医多不认同疾病源于鬼神。《灵枢·贼风》里记载了黄帝和岐伯关于鬼神致病的讨论。

黄帝曰："今夫子之所言者，皆病人之所自知也。其毋所遇邪气，又毋怵惕之所志，卒然而病者，其故何也？唯有因鬼神之事乎？"岐伯曰："此亦有故邪，留而未发，因而志有所恶，及有所慕，血气内乱，两气相搏，其所从来者微，视之不见，听而不闻，故似鬼神。"

从以上问答来看，鬼神并不被中医视作致病来源。中医认为一些鬼神之疾实际是邪气从细微处侵袭，导致神思不定，继而气血涌动而致。正因中医认为鬼神不能作为病源，古代大医治病颇为反对借鬼神解释疾病。《金匮要略》中，张仲景论妇人经带病就直言此类病证有虚、冷、气三因而起，鬼神之说不可信，"妇人之病，因虚、积冷、结气，为诸经水断绝……冷阴掣痛，少腹恶寒，或引腰脊，下根气街，气冲急痛，膝胫疼烦，奄忽眩冒，状如厥癫，或有郁惨，悲伤多嗔，此皆带下，非有鬼神，久则羸瘦，脉虚多寒"。

鉴于古代中医不认同鬼神是致病来源，是以，古代中医采用祝由术时，必然要剥离祝由术原本的鬼神色彩。《圣济总录序》曾论中医各种治疗方法："起居失常，饮食无节，外为寒、暑、燥、湿、风以贼其形，内为喜怒思忧恐以乱其气，形气乃伤，疾所由作。圣人有忧之，谓祝由不可以尽已也。遂制药石针艾以攻八风六气之邪，为汤液醪醴以佐四时五行之正，防其未然，救其已病，然后物各遂其生，民不夭其命矣。"透过序言的论述，不难看出，中医产生之初，祝由术是治疗外感内伤的首要治疗方法，"药石针艾""汤液醪醴"不过是对祝由术的补充。清代冯楚瞻更是直言，祝由术用于治疗疾病，而不是祛除鬼神的神秘方法，他在《冯氏锦囊秘诀》说："古人有祝由一科，龙树咒法之治，皆移情变气之卫，但可解疑释惑，使心神归正耳。何邪祟之可祛哉！"

第二节　马王堆医书祝由术

马王堆医书中，祝由方凡40条，集中见于《五十二病方》《养生方》《杂疗方》《杂禁方》四部。这些医书中，祝由术广泛使用于皮肤病、蛇虫咬伤、小儿惊痫、小儿啼哭、淋病、蛊病等多种疾病的治疗。尤其是皮肤病的治疗中，保留了大量祝由术。通而观之，马王堆祝由术往往包含着几大元素，一是祝辞，二是动作，三是时空方位，四是道具，五是数字。

一、祝辞概述

从祝辞内容来看，马王堆祝由术大抵可以分为几类：一是请神祛病。这类祝由术的祝辞以祈求为主，希望借助神祇的力量来消除疾病，如《五十二病方》中，"巢者"即患腋臭者会在雷电大雨时，双手摩擦，向"东方之王"和"西方之□"两位神灵祷告，寄望东西方的神灵能够祛除身体的腥臭异味。又如，《养生方》有增强脚力的祝由术，其祝辞曰："敢告东君明星，□来敢到画所者，席彼裂瓦，何人？"祝辞中的"东君明星"为古代天神。显而易见，患者说这两句祝辞是在祈求天神能够破除病灾，治愈疾病。

二是驱逐疾病。疾病对身体造成巨大的损害，古人对此极为痛恨。于是，他们把疾病形象化放入祝辞，当成诅咒的对象。《五十二病方》收录治小儿瘛疭的文献中有祝由方，其祝辞云："喷者虡（剧）喷，上□□□□□如篲（彗）星，下如脂（胏）血，取若门左，斩若门右，为若不已，磔薄（膊）若市。"祝辞中，瘛疭被视作了邪恶怪物，患者赌咒要斩断杀死它。《五十二病方》中，还有治疗痈的祝由方，此方的祝辞曰："某幸病痈我直（值）百疾之□，我以明月炙若，寒□□□□以柞枪，椑若以虎蚤，抶取若刀，而割若苇（尾），而刜若肉，□若不去，苦。"这段祝辞中，痈变成了具体化，患者将之幻想成了一只长尾巴的怪物，并威胁怪物若不退却，将利用明月、虎爪来消灭它。

三是陈述疾病相关信息。马王堆祝由术的祝辞中时常可见对疾病相关信息的描述。有以治法入祝辞者，如，《五十二病方》治疣方祝辞曰："今日月晦，骚（扫）尤（疣）北。"有以病因入祝辞者，如《五十二病方》治蛇咬伤所用祝由术之祝辞曰："伏食，父居北在，母居南止，同产三夫，为人不德。"据祝辞，患者自以为会被蛇咬伤，乃是因为多次再婚，有违妇德所致。

二、动作概述

从动作来看，主要可以分为口、手、足三类动作。马王堆祝由术中，口部动作主要有两个：唾和喷。《五十二病方》治烧伤的祝辞完毕需"三渣（唾）之"，同书治小儿瘛疭祝辞前则有唾于药匕的动作。又，《五十二病方》"【人】病马不痫"条下，祝由方写到"□□三渣汲，取栖（杯）水歆（喷）鼓三"。此方中"三渣汲"意为地浆水搅浑沉淀三次，祝由动作为以杯取地浆水，然后喷至鼓上。

马王堆祝由术之所以常用唾和喷两个动作，和古代世俗观念密不可分。无论唾和喷两个口部动作都与唾液有关，唾液在古代常视之为污秽之物，含有鄙视侮辱之义。据刘瑞明研究发现，古人根据"以毒攻毒"民俗观念，污秽的唾液往往被古人无限夸大成攻击的咒语或武器，变成了降服邪魔外道的手段。譬如《宋定伯捉鬼》就提到唾沫是杀鬼之法，宋定伯曾问鬼有何忌怕，鬼回答"惟不喜人唾"。虽然，古代医学多不信鬼神致病，但疾病有时如鬼神一般损人害命，而且，古代中医也有"以毒攻毒"的治疗理念，《外科精要》就记载露蜂房、黄丹等毒物制成的血竭膏能用来治痈疽。是以古代医学为治愈疾病有时也难免落俗，会借助唾液来辅助治疗疾病。其实，利用喷唾液的祝由动作不只见于马王堆医书，其他传世医籍之中常可见之，《外台秘要》收"疗众蛇螫方"就说："以绳缚疮上一寸许，即毒气不得走，便令人以口嘬所螫处取毒，数唾去之，毒尽即不复痛。"

马王堆祝由方的手部动作主要有以下几个：一是画地。所谓画地，即以手或手持某物于地上画符号。《五十二病方》"诸伤"条中，治疗出血需"五画地□之"。二是抚摩。马王堆祝由术中表抚摸的词主要有三个：①摩，该字在马王堆医书常写作形近字"靡"。马王堆医书中治疣的祝由术常需以手摩疣，譬如，《五十二病方》记载月晦日患者在室内念完祝祷后，于北边"靡（磨）又（疣）内辟（壁）二七"。②揹，义为抚摸。《说文·手部》："揹，抚也。一曰摹也。"《改并四声篇海·手部》引《搜真玉镜》："揹，拭也。"《五十二病方》治婴儿瘛在祝辞之后，"因以匕周揹婴儿瘛所，而洒之栖（杯）水中，候之，有血如蝇羽者，而弃之于垣。更取水，复唾匕糸（浆）以揹，如前。毋征，数复之，征尽而止"。③搦，《文选·答宾戏》："搦朽摩钝。"注曰："搦，摩也。"《五十二病方》治疣的祝由方云："今日晦，弱（搦）又（疣）内北。"

三是清扫。马王堆医书表示清扫的词主要为"骚"。古代"骚"与"扫"通，如《史记·黥布列传》："大王宜骚淮南之兵。"《五十二病方》治疣方云："以月晦日之丘井之有水者，以敝帚骚（扫）尤（疣）。"

四是打击。马王堆祝由术表示打击的词主要有以下几个：①椎。《说文》："椎，击也。"《五十二病方》治癃在祝辞之后"即以铁椎改段之"。②窦。周一谋、萧佐桃认为窦通"剟"，《广韵·末韵》："剟，击也。"《五十二病方》祝由方云："穿小瓠壶，令其空（孔）尽容颓（癃）者肾与膲，即令颓（癃）者烦夸（瓠），东乡（向）坐于东陈垣下，即内（纳）肾膲于壶空（孔）中，而以采为四寸杙，即采木椎窦（剟）之。"③冲。《五十二病方》祝辞之后，有"以筑冲颓（癃）"之语。此处"筑"当为"杵"，故冲乃指以杵击打身体癃疝之处。

五是放置。马王堆祝由术表示清扫的词为"置"。《五十二病方》治疣方有"置去禾"的动作，治疝气则"必令同族抱□颓（癃）者，直（置）东乡（向）窗道外"。

六是丢弃。马王堆祝由术表丢弃的词为"弃"。《五十二病方》治疗婴儿瘛痉时，唱祝辞之后擦拭婴儿发病部位，若水"有血如蝇羽者，而弃之于垣"。

七是反扣。马王堆祝由术表覆盖的词为"复"。《五十二病方》有祝由方云："饮之而复（覆）其栖（杯）。"

马王堆祝由术中足部动作主要有以下几种：一是禹步。禹步指巫术作法之步伐。此种步伐来源于大禹，《法言·重黎》李轨注说："治水土，涉山川，病足，故行跛也。禹自圣人，是以鬼神、猛兽、蜂虿、蛇虺莫之螫耳，而俗巫多效禹步。"因为大禹作为圣人，鬼神邪物都不能伤害他，他创设的禹步也在后世变得神圣起来，被赋予了非同一般的神力。据笔者统计，禹步在马王堆祝由术中共出现过9次，其作用有二：其一是治愈恶疾，《五十二病方》治癫疝时，在祝辞之前需要"操柏杵，禹步三"。其二是强身健体，《养生方》增强足力方曰："行欲毋足痛者，南乡（向）禹步三。"

二是赹。《五十二病方》治疝气方曰："令斩足者清明东乡（向），以箭赹之。"《马王堆医书考注》云："'赹'，帛书整理小组注谓读擑。今考《集韵》读坼（耻格切），'跬步也'。《玉篇》：'半步也。'以箭之，意即用竹筒作假肢行走14个跬步。"

三是改。改本为驱鬼术，有驱逐之义。《说文》释曰："毅改，大刚卯，以逐鬼魅也。从攴已声。读若巳。"《五十二病方》治癫疝就有"改"这一动作："必令同族抱□颓（癫）者，直（置）东乡（向）窗道外，改椎之。"

三、方位概述

马王堆祝由术实施的时候时常朝向特定方位，《五十二病方》治癃病方云："以己巳晨，（寝）东乡（向）弱（溺）之。"又如，同书内治疗毒蛇咬伤，有祝由术曰："溠汲一音（杯）入奚蠡中，左承之，北乡（向），乡（向）人禹步三。"据笔者统计，马王堆祝由术中共有17处提到四方，其中东方9处，北方5处，南方2处，西方1处。

之所以东方在马王堆祝由术出现得比较多，与古人对方位的认知有关。在古代世俗中，人们有以东为吉的观念。《老子》第三十一章云："吉事尚左，凶事尚右。"《仪礼·士虞礼》论礼也重视东方："侧享于庙门外之右，东面。"郑玄注："不于门东，未可以吉也。"贾公彦疏："以虞为丧祭，不于门东，对郊特吉礼，鼎镬皆在门东。此云门右，是门之西，未可以吉也。"显而易见，礼仪物品摆在东面乃因东为吉位。李炳海认为，古人眼中东方不只是吉位，也是计算时间的标尺，其东升西落的活动轨迹常被用来模拟人的生长衰亡。我们的先民常将太阳升起的东方喻为新生，是充满活力的方位。正因如此，先秦的城市东城往往最为繁华，宾客往来和娱乐活动也多在东门。《史记》就曾提到信陵君为礼贤下士，特意到喧闹的城东门拜见侯嬴。《诗经》中以"东"为名的诗就有《东门之墠》《出其东门》《东门之枌》《东门之池》《东门之杨》等。这些诗全部出自国风，都是爱情诗，由此可见，城市东门附近应为当时男女恋爱之地，亦是世俗生活的繁华之地。正因"东"象征着吉祥，又意喻着朝气，故马王堆祝由术选取方位时多用东方。同时，古人认为东方是气生发之处。《素问·异法方宜论》云："故东方之域，天地之所始生也。"同书《玉机真脏论》亦说："东方木也，万物之所以始生也。"因此，朝向东方意味着接受生气，也有助于疾病痊愈。

四、时间概述

马王堆祝由术的实施时常有着明确的时间限制，譬如，《五十二病方》中用葵茎治疣的祝由术需在朔日进行，操杵治癫的祝由术则需在日出时分施展。统观马王堆医书，祝由术在时间的选择上大抵可分为特殊时辰和特殊日期两类。其中，特殊时辰有下晡、日出、天电、星出、晨等，特殊日期有晦、朔、除日、辛卯日、辛巳日、己巳日等。

马王堆祝由术会出现各种时间限制，与古代医学的时间认知密不可分。古代中医认为不同时节气的盛衰多少各有不同，《素问·四气调神大论》曰："阴阳四时者，万物之始终也，死生之本也，逆之则灾害生，从之则苛疾不起。"不仅四时之气影响万物盛衰和生死变化，一日之气的变化也会影响生命活动。《素问·生气通天论》云："阳气者，一日而主外，平旦人气生，日中而阳气隆，日西而阳气已虚，气门乃闭。是故暮而收拒，无扰筋骨，无见雾露。反此三时，形乃困薄。"因为气随时间变化，故中医诊断和治疗都需考虑时间因素，马王堆祝由术作为疾病治疗手段多暗合古代中医对时间的认知。譬如，《五十二病方》治疣祝由术实施的时间在月晦日日下晡时，就和疣生成的病机有关。薛己说："疣属肝、胆、少阳经风热血燥，或怒动肝火，或肝客淫气所致。"从薛己的分析可知，疣为阳气过盛而致，所以，治疗时应用阴气来平衡阳气。月晦日为每月最后一日，为一月阴盛之时，日下晡具体时间为申后五刻，为阳气渐衰之时。祝由术选择两个时间分别都回避了阳气鼎盛的时刻进行，显然是为了顺应气在时间上的变化，以便补充阴气来治疗阳过盛所引发的疣证。

此外，马王堆祝由各种时间的设定或许还与占卜有关联。占卜是古代社会生活的重要内容，人们日常生活中大小事件的时间安排都需占卜，长久以来都有占卜疾病的传统。湖北云梦睡虎地秦墓出土的占卜文献《日书》就有专门论及治病、丧葬、居住、生子、娶妻、入官等诸多活动的选时择日，指导人们避凶纳吉。谈论治病的章节中，《日书》不仅记载了各种疾病的病源，还据十二地支列出了疾病变化的时间。这种通过占卜来认识疾病不只独见于《日书》，敦煌文献亦可见之。敦煌文献中有一类专门占卜疾病的写本，譬如，P.2856《发病书》记录了推人行年命算法、推年立法、推得病日法、推初得病日鬼法、推得病时法、推十二衹得病法、推四方神头胁日得病法、推五子日病法、推十干病法、推游年所在立寿厄等疾病占卜内容。

鉴于古人有占卜疾病的传统，马王堆祝由术中所见时间在占卜中又经常出现，故笔者尝试以敦煌占卜文献 P.2859《五兆要诀略》内容对比马王堆祝由术所见特殊日期。现抄录 P.2859 占卜疾病部分内容如下："假令甲乙日，卜得木兆，患其头、颈咽、喉；丙丁，卜得火兆，患其胸、乳；戊己日，卜得土兆，患其腹、腰、脊；庚辛日卜得金兆，患其主股、脚；壬癸日卜得水兆，患主手、足。卜病何鬼所作，卜得木兆，主树神无气是鬼精。"

《五十二病方》有己巳日用祝由术治瘄。瘄，《说文》："瘄，籀文癃省。"意为罢（pí 疲）病。《集韵》指浮肿病。根据本文内容，是指小便不利的淋证。元代罗天益《卫生宝鉴》分析此证曰："小便不利者有三，不可一概而论也。若津液偏渗于肠胃，大便泄泻而小便涩少，一也，治宜分利而已。若热搏下焦津液，则热湿结而不行，二也，必渗泄则愈。若脾胃气涩，不能通利水道，下输膀胱而化者，三也，可顺其气，令施化而出也。"小便不利与脾胃、下焦有关，而脾胃和下焦位于人的腰腹之处，对照《五兆要诀略》不难发现，此病恰好能在己日占卜探查到。又，《五十二病方》中有辛巳日施行祝由术治"狐叉"的记载。所谓"狐叉"，即狐疝，《中医大辞典》释："指有物入阴囊，时上时下的病症。多因寒气凝结厥阴肝经所致。《儒门事亲》卷二：'狐疝，其状如瓦，卧则入小腹，行立则出小腹入囊中。狐则昼出穴而溺，夜则入穴而不溺，此疝出入上下往来，正与狐相类也。亦与气疝大同小异。'"狐叉的病位在阴囊，而阴囊近于大腿。对照《五兆要诀略》，此病亦可于庚辛日探查到。《五十二病方》中又有辛卯日施行祝由术治癫，"令人挟提颏（癫）者"。癫亦是疝气，故该病亦可在庚辛日探查到。通过以上分析对比，马王堆祝由术和《五兆要诀略》两者可以相互印证，这无疑说明了马王堆祝由术应当受到了占卜的影响。

五、道具概述

马王堆医书中，祝由术实施过程中时常要用到许多道具，这些祝由道具大抵可以分为两类：第一类是植物类道具。此类道具有屋荣蔡（屋上茅草）、葵茎、禾、车前草、萳（莔）根、杀本、桃枝、秆、葛等。马王堆医书祝由术的第二类道具为器物，包括桮、小弧壶、奚蠡、匕、履、杵、椎、锻石等。这些道具在祝由术中并不作药物给患者服用，而是作为一直传递神秘力量的工具。

马王堆医书中，借助植物实施祝由主要有三方面的作用：一是转移疾病。《五十二病》曰："令尤（疣）者抱禾，令人嘑（呼）曰：'若胡为是？'应曰：'吾尤（疣）。'置去禾，勿顾。"以上治疣的祝由术中，先由患者抱住禾，再祝辞之后弃置禾。显然，这里的祝由术不是被动消极地对待疾病，而是主动转移疣证。这种通过物品转移疾病灾厄的做法，其实在巫术之中经常可以看到。弗雷泽在《金枝》中提到巫术有一条规律称接触律，巫术中"物体一经互相接触，在中断实体接触后还会继续远距离的互相作用"，"在这样一种交感关系中，无论针对其中一方做什么事，都必然会对另一方产生同样的后果"。上文治疣祝由术中，抱禾代表疣与禾已经接触，禾也感染了疣的气息，成为病的载体，也意味着疣从患者身上转移到禾上。弃禾则隐喻随着禾的弃置，疾病也一并被抛弃，不再驻留人的身体之内。

二是打击疾病。《五十二病方》治癞疝方曰："即取桃支（枝）东乡（向）者，以为弧，取□母□□□□□□□□□□□□□上，晦，壹射以三矢，□□饮乐（药）。"以上祝由术中，桃枝被当成了击退癞疝的武器。世俗之中，桃枝常用于除邪气，《典术》云："桃乃西方之木，五木之精，仙木也。味辛气恶，故能厌伏邪气，制百鬼。"《甄异传》则说："鬼但畏东南枝尔。据此诸说，则本草桃之枝、叶、根、核、桃枭、桃橛，皆辟鬼祟产杵，盖有由来矣。"因桃木有仙力，其东南枝能除鬼祟，古代中医祝由多用东南向桃木以祛除邪气或者治疗疾病，譬如，《集简方》说家有邪气"用真雄黄三钱，水一碗，以东南桃枝咒洒满屋，则绝迹"。马王堆医书用桃木制成弓矢射击病处，无疑也是取其能除邪气之功用。

三是这些器具在祝由术中主要起到镇压、威吓疾病的作用。《五十二病方》中，治癞疝有以杵击病之法，其文曰："操柏杵，禹步三，曰：'贲者一襄胡，潰（贲）者二襄胡，潰者三襄胡。柏杵臼穿，一母一□，□一九五独有三。贲者潼（肿），若以柏杵七，令某瘝（癞）毋一。'必令同族抱□颓（癞）者，直

（置）东乡（向）窗道外一九六，椎之。"

以上祝由术记载中，祝辞极为凌厉，施法者以不容置疑的语气恐吓疾病，并言要击破癫疝，而用来击破癫疝的工具为文首提到的柏杵。毫无疑问，治癫疝的祝由术中柏杵变成了打击疾病的武器。

六、数理概述

马王堆医书的祝由方中，以下两个数字频繁出现。首先是"三"，"三"在祝由方中出现得极多，如"禹步三"（下神祛病的禹步走三步），"为烟汲三浑"（从三尺之下掘地浆水），"取栖（杯）水歕（喷）鼓三"（喷水击鼓交替三次），"溃者三襄胡"（病之突起赶快祛除），"壹射以三矢"（投射三次）。其次是"七"，马王堆医书祝由方中也时常可见，如"若以柏杵七"（用柏杵击打七次），"靡（磨）疣二七"（抚摸疣十四次），"而以采为四寸杙二七"（采四寸的小椿十四枝），"有（又）以杀本若道旁蒯（萠）根二七"（用吴茱萸根或路边地肤根十四枝）。

马王堆医书祝由方好用"三"和"七"并非巧合，对此，不妨从古代数理分析。"三"在古代有多的意思，《老子》云："一生二，二生三，三生万物。"可见，三是从一、二衍化到万物的重要节点，是万物之首。正因三可化作万物，故中国人很喜欢以"三"来代表多数，譬如，"三五成群"，非实指三人或五人，而是说很多人。"三思而后行"，意为反复思考之后再行事。马王堆医书祝由方用三，显然也包含多的意思，譬如，《五十二病方》云："即不幸为蛾虫蛇蠚（蜂）射者，祝，唾之三。"此处的"三"不仅表示唾三次，也意味着反复唾之，寓意对疾病的反复诅咒。

"三"在古代不只是单纯的计数符号，还有预示吉凶的巫术色彩。《易》曰："阳爻之行，遇阴爻则通，遇阳爻则阻。"《周易》中，阳爻为一，阴爻为二。阳遇阴，即一与二会通，是为三，为吉兆。作为吉兆的"三"也由此成为占卜断事的重要条件，譬如，古人常说"筮不过三"，占卜一事不应超过三次，超过则不灵验或不吉利。马王堆医书祝由方中施法动作以"三"为度，药物以"三"为量，很可能有意喻吉兆之义，隐含着疾病转好或痊愈的愿望。

至于"七"，在古代也有着独特的文化意义。《周易·复卦》爻辞云："复：亨。出入无疾，朋友无咎；反复其道，七日来复。利有攸往。"关于句中"七日来复"，《象辞》释曰："反复其道，七日来复，天行也。"在这里，七是一个固定周期，被当成了天道运行的常理。因为"七"代表天道运行的周而复始，该数也被当成了万物循环变化的基数。《素问·上古天真论》提到人自身就有一定的周期性，女子周期变化的限度就为"七"，"女子七岁，肾气盛，齿更发长。二七而天癸至，任脉通，太冲脉盛，月事以时下，故有子。三七，肾气平均，故真牙生而长极。四七，筋骨坚，发长极，身体盛壮。五七，阳明脉衰，面始焦。六七，三阳脉衰于上，面皆焦，发始白。七七，任脉虚，太冲脉衰少，天癸绝，地道不通，故形坏而无子也"。

《伤寒论》中，"七"同样用作了变化周期的基数，其书"辨太阳病脉证并治"云："太阳病，头痛至七日以上自愈者，以行其经尽故也。"又，"辨厥阴病脉证并治"曰："发热而厥，七日下利者，为难治。"又，"辨厥阴病脉证并治"云："厥少热多者，其病当愈；四日至七日热不除者，必便脓血。"透过以上列举的例证不难看出，七天是《伤寒论》辨别病证好坏的重要时间节点。若是疾病七天不愈，则痊愈时间会进一步延长。正因如此，疾病的七天变化规律在伤寒学说中又称为七日节律。

深受"七"表示事物变化周期的影响，中国颇为推崇"七"，在界定事物的时候常用"七"作为范畴。如，文学领域内，七常用来划分人物群体，东汉末年有"建安七子"，魏晋时期有"竹林七贤"，明代文坛有前后"七子"。马王堆医书的祝由方中用七或者七的倍数来施法或用药，显然是受到了古代以"七"分类模式的影响。古代医学文献中，以"七"分类不只见于马王堆医书，历代医书时常可见。《诸病源候论》将虚劳候分为七，曰："七伤者，一曰阴寒，二曰阴痿，三曰里急，四曰精连连，五曰精少、阴下湿，六曰精清，七曰小便苦数，临事不卒。"《太平圣惠方》提出了辨别溃疡凶险证候的"七恶"："烦躁时嗽，腹痛渴甚，或泄利无度，或小便如淋，一恶也；脓血大泄，肿焮尤甚，脓色败臭，痛不可近，二恶也；喘粗短气，恍惚嗜睡，三恶也；目视不正，黑睛紧小，白睛青赤，瞳子上视者，四恶也；肩项不便，四肢沉重，五恶也；不能下食，服药而呕，食不知味，六恶也；声嘶色脱，唇鼻青赤，面目四肢浮肿，七恶也。"《伤寒明理论·药方论序》说方剂可分为七种："大、小、缓、急、奇、耦、复，七方是也。"

第三节 祝由术的治养特色

马王堆医书祝由方有着浓烈的巫术色彩，人们关注这些祝由方时，总是感慨其中鬼怪光怪陆离，治病方法充满了奇思妙想。殊不知，若剥离这些祝由方的巫术色彩，祝由方亦有其合理性，在疾病治养上也有其与众不同的特色。

首先，马王堆医书祝由术有助于心理调节。先秦时期，人们的疾病认知水平并不高，鬼神时常被认为是导致疾病的重要原因。《左传·昭公元年》记载，晋平公患疾，医和诊断病因时说："非鬼非食，惑以丧志。"据此可知，先秦人们分析病因时鬼神为首要考虑因素。祝由作为一种与驱鬼巫术有着密切关联的治疗方法，必然在先秦时代颇受人们重视。在古人看来，祝由并非如《辞海》说："祝由，古代用祝祷治病的名称。祝由用祝、符咒治病，系迷信，欺人之术。"祝由能有治疗疾病、养护身体的作用，关键在于祝由可以祛除疾病化成的妖魔鬼怪。古人相信鬼祟是疾病致病来源之一，而医生借助祝由的祝辞、动作、道具等暗示病魔已经祛除，达到缓解焦虑、紧张等不良情绪的效果。以科学的眼光来看，祝由其实是能用现代心理治疗的理论进行分析的。在古人心中，祝由相关祝辞、动作、道具等有时不只是单纯的行为或实物，往往还具备着符号化的象征意义，具备极强的心理暗示作用。譬如，《五十二病方》治蛊疾曰："燔北乡（向）并符，而烝（蒸）羊尼（眉），以下汤敦（淳）符灰，即□□病者，沐浴为蛊者。"此处的"符"乃指桃符，中国人常用桃符来辟邪，李时珍引《汉旧仪》云："东海度朔山有大桃，蟠屈千里。其北有鬼门，二神守之，曰神荼、郁垒，主领众鬼。黄帝因立桃板于门，画二神以御凶鬼。"蛊疾，为神志错乱之疾，古人常认为是因鬼怪作乱而起。由于桃符有驱除凶鬼的作用，故马王堆祝由方治蛊以桃符为药暗示病人：只要有桃符便能药到病除。祝由利用各种事物的符号象征意义不断输送信息给患者，让患者将自己心理能量投射到这些符号上，从而使内心变得舒适。同时，马王堆祝由术所营造的巫术色彩浓厚的氛围，也很容易让人放松，引领着他们进入一种超现实的状态。一旦进入超现实的状态，人们不会惧怕超自然力量的威胁，坚信神明的力量会保护他们，抵御疾病的侵袭。

除了通过暗示来调节心理治疗疾病，马王堆医书的祝由还可以起到心理宣泄作用。马王堆医书中许多祝辞都以咒语的形式出现，如，《杂疗方》治蜮射伤有祝辞曰："羿使子毋□□□□□□□□徒，令蜮毋射。"以上祝辞虽然文字有缺损，却也不难猜测大体内容：患者希望假借后羿的射术威吓蜮。通过祝辞，患者的渴望战胜疾病的愿望，以及对作祟病魔的憎恶被充分表达出来。而且，稍加分析，就能感受到祝辞的语气极为严厉，甚至很有威慑力。之所以会如此有威慑力，究其原因在于病者内心的强大。而病者内心强大又源于人们对祝由活动中主体性的肯定。马王堆医书记载的诸多祝由活动中，人们非常重视本身主观能动性的发挥。很多时候马王堆医书的祝辞都不是向神灵祈祷许愿，而是直接勒令神灵助人消灭鬼怪病魔。这种带有强迫意味的祝辞隐含人们战胜疾病的决心，能从潜意识里鼓动人们勇往直前。当人们获得巨大的信心时，疾病也更容易恢复。

其次，马王堆医书祝由术是综合性治疗方法。现代学者们讨论马王堆医书的祝由术的疗效多从心理学角度分析，其实马王堆医书的祝由术还包含有外治、方药等手段。《五十二病方》治婴儿瘛的祝由方中记载，祝辞完毕之后需取清水，以唾沫涂钱匕之上，用钱匕进行刮摩，直到出现效果为止。此处以钱匕十分类似今天的刮痧一类的外治疗法。还是《五十二病方》中，治疗蛊疾祝由方还保留了药浴疗法。此方采用桃符烧灰沐浴，通过沐浴方式使得桃木辟邪的功用能够发挥到极致。马王堆祝由方利用祝辞、动作的同时，还会结合方药治疗。譬如，《五十二病方》中，治癫祝由方就用到了阴干黄牛胆。总之，马王堆祝由方是一种融合了多种手段的治疗方法，并非单纯的巫术活动。这种治疗方法能够存在是由先秦时期历史环境决定的。先秦时期，人们相信鬼神，因此，治疗疾病时常需要借助鬼神之力进行治疗。但是只是单纯用传统的祝由很难治愈遇到的所有疾病，因此，医者融会外治、方药等多种手段来提升祝由术治疗疾病的能力。

第四节 《五十二病方》祝由法民俗内涵

《五十二病方》中保留大量祝由方，这些祝由方看似无道理可言，但只要仔细考究马王堆医书祝由方，其中隐藏着许多民俗元素。透过其中的民俗元素，后世可以看到祝由方的产生和使用与古代风俗有着密切关系。

1. 帚

《五十二病方》中，有治疣祝由方云："以月晦日之丘井之有水者，以敝帚骚（扫）尤（疣）二七，祝曰：'今日月晦，骚（扫）尤（疣）北。'入帚井中。"

以上祝由方中出现了两次扫帚。第一处用敝帚扫疣，无疑是因为扫帚有清洁功能，可以祛除疣病；第二处将扫帚弃置井中，则是因为扫疣的扫帚已然成为疣的替代品，丢弃扫帚就意味着摆脱疾病。

为何古人要用扫帚扫疣？这和古代风俗有关联。古代遇到某些特殊时日或者重大事件，往往需要提前清扫污秽。《梦粱录》卷六记载宋代风俗，云：

"十二月尽，俗云'月穷岁尽之日'，谓之'除夜'。士庶家不论大小家，俱洒扫门闾，去尘秽，净庭户，换门神，挂钟馗，钉桃符，贴春牌，祭祀祖宗。"

"除夜"，即除夕，为新年前一天，宋人清扫门庭显有除旧迎新之意。又如为愿望灵验，古人非常虔诚地在七夕祭祀之前清扫庭院，周处《风土记》有记七夕习俗，曰："七月七日，其夜洒扫于庭，露施几筵，设酒脯时果，散香粉于河鼓、织女，言此二星神当会。守夜者咸怀私愿，或云见天汉中有奕奕正白气，有耀五色，以此为徵应。"

因古人有遇重大时日先清扫污秽的做法，而扫帚作为清扫工具也变成了扫除污秽的象征性器物。当扫帚有了象征性意义，扫帚清扫的对象不再局限于房间、庭院等场所，开始延伸扩展至众多事物。袁枚《子不语》卷二《水鬼帚》曾记载鬼怪之事，曰："客少时贩米嘉兴，过黄泥沟，因淤泥太深，故骑水牛而过。行至半沟，有黑手出泥中，拉其脚。其人将脚缩上，黑手即拉牛脚，牛不得动。客大骇，呼路人共牵牛。牛不起，乃以火灸牛尾。牛不胜痛，尽力拔泥而起腹下有敝帚紧系不解，腥秽难近。以杖击之，声啾啾然，滴下水皆黑血也。众人用刀截帚下，取柴火焚之，臭经月才散。自此，黄泥沟不复溺人矣。"

以上轶事中，扫帚清除的不是实在的事物，而是令人丧胆的鬼魅。同时，上文中的情节特别值得注意，敝帚先接触水鬼，使水鬼受伤滴血，众人再将染上水鬼气息的污秽敝帚焚烧处理。这和《五十二病方》中治疣祝由方用扫帚的方式是一致的，都有一个先接触再处理的过程。《五十二病方》和《水鬼帚》以相同的方式使用扫帚，无疑也提示我们，在古人眼中疾病如鬼祟一样，两者皆为污秽。而扫帚是清扫污秽的工具，自然被古人当作了祛除疾病和鬼祟的利器。

2. 墙垣

在马王堆医书中，祝由文献不时提到墙垣，《五十二病方》中两条文献曰："（癫）疾者，取犬尾及禾在圈垣上【者】，段治，溲汲以饮之。又治婴儿瘛方，曰：因唾匕，祝之曰：'喷者虞（剧）喷，上□□□□□□如篲（彗）星，下如脎（胁）血，取若门左，斩若门右，为若不已，磔薄（膊）若市。'因以匕周揖婴儿瘛所，而洒之栖（杯）水中，候之，有血如蝇羽者，而弃之于垣。"

在癫疾文献中，"癫"即精神错乱的疾病。古代世俗之人往往认为鬼祟易致癫证，如，《资治通鉴》记载杨素说杨勇被废之后神志不清乃是"癫鬼"作祟所致。为治疗鬼怪引起的癫证，马王堆祝由方让癫疾者取附着了鬼怪气息的狗尾草及禾放在垣上。婴儿瘛文献中，婴儿瘛证在祝辞里被拟人化，当成了鬼怪。医生为祛除疾病化成的鬼怪，将清洗婴儿患处的水，即接触了病魔的水丢弃在墙垣之上。

为何要将狗尾草、禾丢弃在墙垣之上？这必须从墙垣本身的民俗意义来分析。在古代世俗中，墙垣"具有功能与思想的双重性，是一组有意义的石头，它是包含功能产品和文化意指两个层面"。实际应用来看，墙垣是用于分割空间的建筑，在建筑的最外层起到保护作用，抵御外部威胁的入侵。古人认为若城墙倾覆，意味战乱将至，性命堪忧，《泰卦·象辞》就曾说："城复于隍，其命乱也。"正因深知城墙之于安全的重要性，《说文》才会将"城"释为"以盛民也"，只有城墙稳固，百姓生活才能安康繁盛。

作为一种文化符号，墙垣原本保护人身安全的作用被无限放大，古人观念中的墙垣不仅能抵御敌人，还能用来防止一切有形无形的外来威胁。譬如，《孟子·滕文公下》云："不待父母之命、媒妁之言，钻穴隙相窥，逾墙相从，父母国人皆贱之。"这里的"墙"就不是单纯的实体之墙，而是象征着礼法的约束。又如，苏辙曾上书宋哲宗云："而陛下即令废法以便一时，古语所谓君有短垣，而自踰之。臣等窃恐百司法度，自此隳废。君臣之间，无所据执，何以经久！"苏氏此处所谓"短垣"无疑指的是法度。而在马王堆医书中的祝由术中，墙垣防御的对象则变成了疾病幻化的鬼怪。人们将沾染了鬼怪气息的狗尾草、禾和水丢在墙垣上，很可能是因为墙垣有庇护人身安全的作用。将草、禾和水放在墙垣，就意味着人在墙垣的保护之下，已经摆脱了疾病的威胁。

第九章

马王堆养生文化的海外传播

  中国养生文化本身就是一部丰富的专题历史，养生与中医源头不同，却在秦汉汇聚交融，飞跃发展，形成了绵延几千年的养生史。从蛮荒时代的神灵佑护、卜天问卦，到中医养生思想的逐渐发展，养生理论的基本确立，中华养生文明包含了极为丰富的文化、历史、哲学、宗教、医学、饮食、体育、美学等各种科学和人文内涵。这其中，马王堆养生文化，既在一定程度上展现了先秦秦汉时期中医与养生的融合趋势，又体现湖湘地域文化之民俗特色，其中运动医疗、康复按摩、药膳食疗等深刻的内容至今仍然引起全球的高度关注，因而在世界医学跨文化传播中独具魅力。

第一节 马王堆医学文化的海外传播

  自马王堆医书出土以来，它就引起了海外研究领域的极大关注和浓厚兴趣，并被迅速介绍到了美国、英国、法国、日本等国家。

  1976 年，美国芝加哥大学东亚语言与文明系教授、早期中国研究学者、马王堆领域海外著名研究专家夏德安（Donald John Harper），率先在国际上发表了有关马王堆医书《五十二病方》的英文首译著作 *Translation & Review on Fifty-two Diseases*（《马王堆五十二病方翻译及综述研究》），这被认为是马王堆医学文化第一次正式出现在海外民众视野中；1982 年，他又补充发表了 *The 'Wu Shih Erh Ping Fang'*: *Translation and Prolegomena*（《五十二病方》：翻译与序言）；1998 年，他又出版了 *Early Chinese Medical Literature*：*the Mawangdui Medical Manuscripts*（《中国早期医学文献：马王堆医学帛书》），该书成为迄今为止马王堆医学在海外传播的外文研究中被引用次数最多的文献，后被英国、法国等欧洲研究学者广泛引荐。

除了在英语地区的广泛传播，几乎于同一时期，马王堆医学文化还被介绍到了日本等东亚国家。1983年，日本学者山田庆儿在其所编的《新发现中国科学史资料研究·译注篇》（京都大学人文科学研究所）中首次收录了马王堆医学帛书六篇、竹木简四篇；1987年，日本学者江村治树又主编出版了《马王堆出土医书字形分类索引》；2004年，日本学者小林健二出版了《〈马王堆汉墓帛书〉肆、〈张家山汉墓竹简〉所取十一经脉释文总索引》等著作。这些早期海外译注、考释类文献的相继问世，快速打开了马王堆医学文化海外传播的局面。

由于马王堆医学文化的巨大魅力，湖南中医药大学（时名"湖南中医学院"）与湖南省博物馆联合成立了马王堆医书研究会，并于1988年6月于长沙召开了首届"马王堆医书国际学术会议"，会议使来自世界各地的研究学者齐聚一堂，针对马王堆医学文化研究开展探讨与交流。

在马王堆医学文化的海外传播中，2/3以上的研究文献增长始于2005年左右，且迄今持续着越来越繁荣的研究态势。之所以出现这样的一种传播现象，一方面是因为早期的网络传输较不发达，中外研究学者的探讨和交流未能像现在一般频繁和快捷，且早期对马王堆医学的研究以考古较多，耗时较长，而医学专业性的纵向深入性研究较少；另一方面的原因则是因为2000年之后，中国在经济、文化、科学技术等领域的飞速发展，促使以"马王堆"为代表的中国传统医学得到了世界更多的认可和瞩目。这一时期，马王堆医学文化广泛辐射到了主要的英语国家如美国、英国，并在法国、瑞士等法语传播地区形成了马王堆研究热。

2015年3月28日，我国提出共建"丝绸之路经济带"和"21世纪海上丝绸之路"（合称"一带一路"）两个重要战略和倡议。在国家"一带一路"的大战略体系下，为进一步扩大和加深与"一带一路"沿线国家在中医药（包括民族医药）领域的交流与合作，开创中医药全方位对外开放新格局，国家中医药管理局、国家发展和改革委员会于2017年联合印发了《中医药"一带一路"发展规划（2016—2020年）》，并于2021年2月开始筹划制定"十四五"中医药"一带一路"发展规划。在中医药"一带一路"倡议指导下，伴随着我国中医药发展迎来了天时、地利、人和的大好时机，马王堆医学的海外传播也逐渐走向高潮。

诸多有关马王堆医学考古，马王堆医书译注，早期中国传统医学研究，马王堆医学中的道文化、民俗文化等文献不断涌现，且呈现出研究视角愈来愈多样化的趋势。如 Chi Yongjun 探讨了发源于东周时期的民间信仰和巫文化在马王堆《五十二病方》中的体现；Sharon Y. Small 探讨了马王堆帛书中所蕴含的先秦道家的宇宙观和神明观；Ori Tavor 则将视角放在了中国早期的修身之道文化对马王堆房室养生、导引养生文化的影响上。

尽管马王堆医学文化具备独特的优势魅力，并受到了海外研究学者和民众的广泛关注，但也面临着诸多难以忽略的传播障碍。首先，文化隔阂与文化冲突是最主要也是最突出的传播障碍。马王堆医学文化深受中国传统文化和哲学的濡养，在海外传播过程中充分体现着中华古老文化、社会、历史等方面的各种元素，而海外各国民众又各自具有不同的文化观、世界观、价值观，两种文化难以完全互相传播。同时，从两千年前的"丝绸之路"到如今的"一带一路"，中国与世界的沟通与交流历史悠久，一些文化隔阂与文化冲突在长期的传播中已经形成了固有偏见，而马王堆医学文化想要打破和扭转这一固有认识并不是一件容易的事。其次，中医翻译尤其是对马王堆医学文化这种先秦秦汉时期的中医经典文献的翻译面临着极大的困难。"一带一路"沿线国家众多，所使用的语言文字迥异，如何既能契合马王堆医书原意又能符合各国的用语习惯是语言学家们一直面临的艰难问题。尤其在马王堆医学文化领域，许多专有名词和概念甚至无法找到完全相应的当地语言契合，这在一定程度上限制了马王堆医学文化在海外普通民众中的传播。以马王堆导引术的英文翻译为例，国际研究领域一般直接引用其汉语拼音"daoyin"，但在对这个单词毫无任何知识储备的海外普通民众眼里这其实是难以理解的。再次，马王堆医学文化的海外传播之路还面临着国际医药系统对整个中医行业施加的压力。例如，一篇由英国医药管理局发表的有关英国公众对中草药认识的调查中，就将安全问题放在质疑的首位，而较少言及中药在治疗方面的正面作用。而在受到中华文化深刻影响，对中医药接受度较高的东南亚国家如马来西亚，中药产业水平仍较为落后，相关法规也不甚完善，监管机构对中草药产品的认知也相对不足。在这种大的国外医药行业环境压力下，马王堆医学文化的海外传播无疑也在一定程度上受到了挑战。

总的来说，马王堆医学文化的海外传播是机遇与挑战并存。随着国家中医药对外开放的步子一步步扩大，未来马王堆医学文化也将步入从"走出去"到"走入心"的转变，其海外传播将从广度和深度两个方面持续拓展，并带动我们的湖湘中医文化全面走向世界。

第二节　马王堆养生文化的海外研究现状

马王堆养生文化在马王堆医学文化"一带一路"的国际化传播中尤其具有独特的传播魅力，它所包含的医学理念、药膳食养、导引功法、房事养生、起居保健及传统文化等丰富内涵，既能充分体现中国人文哲学特色，又能全面展示中医医学内容，更伴随着中医药两千余年的传承发展，在世界医学文化中发挥着举足轻重的作用。其在海外传播中的突出优势主要体现在以下三个方面。

第一，马王堆养生文化作为海外传播中的传播主体，自身具有医学、民族、文化、地理、历史等方面的复杂性，这些复杂性将有助于它的海外传播更加多样化。马王堆养生文化在海外传播中最大的优势就在于它是一个复杂的传播主体。首先，从文化上来说，马王堆养生文化植根于中国传统文化，汲取了中华文化中天人合一、效法自然等深刻的哲学思想，并杂糅了儒、释、道及诸子百家等的学术发展精华，更兼具了如"循经导引、形意相随"等的美学文化意涵，以及其他各种文学、考古、饮食、绘画、服饰、体育等方面的文化内容，可以称得上是一个包罗万象、海纳百川的华夏文明之大观。其次，从历史上来说，马王堆养生文化成形于西汉，是在历经了先秦时期各种哲学文化思想的影响洗礼之后，初步形成的有着自己独立理论体系的科学的养生文化。马王堆医书中的诸多养生文化都被现代医家认为是许多中医养生思想的源头，且更为重要的是，马王堆发掘的巨大影响力在于其在一定程度上改变了人们对历史的认识，这都是马王堆养生文化所具备的绝无仅有的历史魅力。从医学上来说，马王堆养生文化虽然成书于两千多年以前，但其中蕴含着各种至今仍影响着人们的科学养生内容，包括导引医疗体育、性医学、药膳养生、起居养生、康复按摩等。而从地理、民族上来说，马王堆养生文化出土于位于长江中游的湖南长沙，带有鲜明的湘楚文化特征和湖湘民族个性：那就是有容乃大的精神、改革创新的意识及浪漫主义的理想。譬如马王堆养生文化对于性科学持有严肃、开放、自然、包容的研究态度；其中"不先女人"的性养生理论则有着现代主义充分考虑女性情绪感受的开创性的认识；而《杂禁方》中的很多禁祝方术则又体现了楚文化中对浪漫的自然和神明的敬畏与幻想。

上述种种源自于文化、历史、医学、地理、民族等方面的复杂性，共同构成了马王堆养生文化。因此，当其作为一个独立的传播主体进行海外传播时，它可以进行更加多样化的传播组合，而当海外民众接触到马王堆养生文化时，他们也总能从中找到自己感兴趣的内容。

第二，马王堆养生文化作为传播主体，除了具有自身背景的复杂性，更是一门医学科学体系，这相较于单纯的形而上的文化传播主体，更具有实用主义的内涵，也就更容易在海外传播中被民众认知和接受。

马王堆养生文化并不单单只是一个被人顶礼膜拜的考古发掘或文化遗产，更重要的是，它的许多医学理论至今仍在指导临床，它的许多养生方法至今仍被人们广泛运用。海外传播为何如此之难，很大程度上是因为传播者和受传者所处的文化背景截然不同，传播者通常在传播过程中有意或无意地融入了自己的世界观和价值观，而受传者又常常对外来文化的传播感到紧张和不安。马王堆养生文化由于具有医学科学的实用主义内涵，相较于单纯的文化传播而言，其在海外受众的接触过程中遇到的抵制情绪较少。譬如，海外民众对于讲究"吐故纳新、熊经鸟伸"的马王堆导引健身功法的接受度就较高，因为它能带给他们实际感知到的身体与精神的平衡和放松。

第三，马王堆养生文化作为后世中医养生之肇源，能与其他许多中医传播主体进行灵活的结合，也就增加了更多的传播机会。

马王堆养生理论形成于先秦秦汉时期，其时正是养生学逐渐从各种神明方术走向系统化的医学体系的阶段。因此，当后世众多中医养生学溯源时，马王堆养生文化便成了不可忽略的根基。正是借助于这种源流地位，当其他许多中医传播主体进行传播时，马王堆养生文化都可以活跃其中，而获得更多的传播机会。例如，马王堆导引术就与后世的气功健身在跨文化传播中进行了结合，一方面马王堆导引养生伴随着气功在国际上所拥有的较大的知名度而被人们广泛认知，另一方面气功传播又可以利用马王堆导引文化之肇源地位以丰富其人文内涵。

第四，国内国际的外部环境正在变得更加有利于马王堆养生文化的海外传播。《中医药国际化战略研究报告》《中医药国际科技合作计划》等国家层面文件的相继出台，表示"推动中医药现代化和国际化是中华民族的历史责任"。《中医药"一带一路"发展规划（2016—2020年）》，更是从政策、资源、民心、科技、贸易等多角度对中医药"一带一路"发展提出了具体的任务要求，在该项发展规划中，中医药养生保健项目的海外传播建设更是受到了极高的重视。

从全球来说，近年来随着中国经济、文化、社会的飞速发展，中国在国际社会中的影响力日益扩大，因此越来越多人对中国文化、中医学等产生了浓厚的兴趣，尤其中医药养生保健的价值，包括中医药健康旅游项目，被"一带一路"沿线民众广泛认可，由此为马王堆养生文化海外传播提供了更为有利的传播环境。

马王堆养生文化的海外研究正如火如荼地开展，相较于马王堆医学文化的国际化传播，其目前的研究主要体现出以下四大特点。

1. 研究总态势：研究视角逐渐多样化，但仍处于引荐阶段

在目前的海外研究中，与马王堆养生文化直接相关的文献多集中于介绍、引荐相关概念内涵，鲜见更进一步地在医学方向上的比较或探讨。其中，英文是主要的文献传播语言，排在第二的是法语。海外学者针对马王堆养生文化的研究视角逐渐多样化，研究触角现已分散到各个具体的养生内容范畴，如导引术、房事养生、食疗食养等，其中，围绕马王堆导引术的相关海外研究是最为丰富的。这一方面是由于马王堆导引图较其他养生理论更为直观，且没有跨文化翻译传播上的隔阂，另一个原因则是由于西方医疗体操研究的兴旺。我国被许多西方学者视为"医疗体操的祖国"，认为西方现代的医疗体操是由中国早期的体操传入欧洲而逐渐演变而成的。著名英国学者、中国科学院外籍院士李约瑟在《中国科学技术史》中指出："值得注意的是18世纪时中国的治疗体操传入欧洲，并在现代的卫生和治疗方法上占有头等重要的地位。"匈牙利体育史学家拉斯洛·孔也在《体育运动全史》中表示："林氏以中国古代医疗体操为基础，第一个在欧洲创立重视机体生命活力的体操流派。对此的一个重要原因是，林格在斯德哥尔摩博物馆见到了中国医疗体操的图画。"上述所说的医疗体操可能就是指的我国气功养生之源流——导引术，尽管以上国外学者们在著书立说之时，马王堆导引图尚未被发掘，但它的挖掘出土更加可以成为这些学说思想的佐证。2009年，Ivana Buljan就从哲学的角度探讨了马王堆导引图中的动物模仿动作所带来的医疗体操的创新。近5年来，马王堆导引术的海外研究愈发蓬勃，且呈现出从历史文化溯源研究为主逐渐转向临床实践研究为主的趋势，体现出该研究领域相较于马王堆养生文化其他研究领域更加成熟和深入的特征。如韩国学者对马王堆导引术进行了回顾性观察研究，发现其能有效改善腰痛；Scott Park Phillips从传统文化传播的角度分析导引养生的作用；还有学者通过实验得出导引配合呼吸运动能提高慢性阻塞性肺疾病患者的生活质量，并能对中枢神经系统具有改善作用等。

此外，近年来，法文文献占据了除英文文献之外的非常活跃的位置，体现

了法语区对马王堆养生文化的浓厚兴趣。如 Ernesto Nastari-Micheli 广泛引用了夏德安和马继兴等学者的研究来介绍传播马王堆医书及其养生文化。另一位学者 Livia Kohn 的马王堆养生文化国际传播研究则另辟蹊径，着重在通过介绍导引术传播中医养生长寿的理念。

2. 受众范围：量小面窄，研究手法较为单一

相较于中医药的国际化传播研究，马王堆养生文化的海外研究目前还较为小众化，研究学者还较为集中，容易出现研究内容重复、手法较为单一的问题。尽管从马王堆医书出土之日起，就吸引了大量来自海内外的目光，文献研究数量也在近年来显著增长，但在文献搜索的过程中，发现大部分马王堆养生文化的海外研究文献尚未广泛开放给普通阅读者，英美多所著名大学亦没有购买相关研究文献的阅读权限，而只能通过某些中医文献网络分享组群阅读部分文献。这在一定程度上限制了其他学科的研究者对马王堆养生文化的跨学科研究和创新。

3. 研究方向：以宏观纵论居多，应用性研究有待加强

迄今为止，在国内外相关研究领域，直接对马王堆养生文化开展的跨文化传播研究仍较为稀少，主要还是集中在以中医药为主体的宏观性的国际传播研究方向上，应用性研究有待加强。有关中医药国际传播的研究文献基本可分为两大类：一是站在宏观的角度对中医药的跨文化传播的问题进行全局性的思考和探讨；二是对中医药在某个海外地区的发展传播进行的区域化的探索、研究，如著名学者 Elisabeth Hsu 对东非地区、Volker Scheid 等对英国伦敦地区开展的中医药跨文化传播等研究，以及全英中医药联合会主席马伯英对中医药在英国立法所作的思考等。

整体而言，马王堆医学文化和养生文化的海外传播与研究，目前仍然存在较大的提升空间。伴随着整个中国文化、中医文化"走出去"的全球战略，伴随着中国社会经济的持续增长，无论从文化传播上、产业创新发展上，还是单纯的学科研究与学科融合上而言，代表湖湘中医文化精神之一的马王堆养生文化，在海外传播过程中亟须做出更深层次的突破。如何促进中医药研究与传播学、社会学等其他学科融合，推动相关领域的国际性跨文化传播研究更加具体化、专业化、科学化、深刻化，是当下和未来需要青年中医学子们共同思考和勉力奋斗的方向。

第十章

马王堆养生文化的现代推广与应用

第一节 马王堆养生文化的当代价值

马王堆养生文化作为湖湘中医文化的突出代表，具备地域特色显著、民生内涵深厚、人文色彩鲜明等显性特征，而蕴藏其内的精神内核则是注重生命、注重民生、注重实用、注重生态的四种价值取向，这些价值取向对于马王堆养生文化的当代传承具有十分深远的影响。

一、注重生命的价值取向

马王堆养生文化以养护形神、延长寿命为目的，它的产生深受先秦以来道家"重生"价值观的影响，对人的生死问题进行了各种思考与探索，总结、积累了一系列追求长寿乃至获得永生的经验与方法。从马王堆汉墓的墓葬及出土文物的盛况，亦可窥见当时社会对生命的高度尊重和对永生的不懈追求。马王堆三号墓出土的帛书中，包括《周易》《老子》等珍贵的先秦古籍抄本，说明以《周易》为理论源泉的道家思想在当时社会得到了深入的继承与传播。《周易》中最基本的演绎符号就是阴阳二爻"--""—"，古人通过阴阳爻符号构建了一个抽象世界，根据有关专家考证，阴阳二爻最早象征的正是远古的生殖文化，《周易》中的大部分内容也都是围绕人生与生命这类问题而展开，传达出浓厚的生命关怀思想。道家对《周易》生命哲学思想的继承，集中体现为对《易经》中个体生命意识的继承，由此提出了"重生"的观念，形成了敬畏生命的养生观。从马王堆医书中可以找到多处关于生命及生死的探讨，如《十问》中记载："尧问舜曰：'天下孰最贵？'舜曰：'生最贵。'"借古史传说中的两位圣明君主尧舜之口阐述了对于生命的高度重视。而医书《合阴阳》《天下至道谈》中对于阴阳交合、男女生殖的潜心研究，更是其注重生命、繁衍的重要体现。

马王堆养生文化这种注重生命的价值取向是对当今社会普遍存在的一些漠视生命行为的反思，为解决全球化时代不断产生的冲突矛盾、不断爆发的生存危机和现代社会转型所面临的痛苦提供了古老智慧。

二、注重民生的价值取向

马王堆养生文化是一种根植于民本政治、来源于民众实践、服务于民众健康的养生文化，其产生背景、内容表述、方法取材等各方面均体现出重视民生的价值取向。马王堆养生文化形成于民本思想盛行的西汉初期，与当时的统治者致力于恢复战后经济社会，实施百姓休养生息的政治环境相适应。从内容上看，其涵盖民众饮食起居、房事生育、日常锻炼、精神蓄养等各个方面，针对生活实践的多个环节提出了身心养护的原则和方法，为民众颐养生命提供了多种途径，使得民众养生的可行性大大提高。从文法表述上看，马王堆出土文献平实直白，通俗易懂，其中提到的常见病名大部分命名通俗，有的则直接使用地方土名或者民间俗称，如"口烂者"（烧伤致溃疡）、"身疕"（身体疮疡）、"膏溺"（小便混浊）等，使民众一看便知。从表现形式上看，关于养生方法的表述形象生动而富有吸引力。如《十问》中假托三皇五帝、彭祖等先人之间的十段对话，提出民众对于养生的各种困惑，融合问答形式、先人传说及类比说明等多种元素，大大增强了医书对于民众的可读性和趣味性。同时，马王堆医书善用简单形象的口诀传达丰富的养生内涵，如《天下至道谈》中关于"七损八益"的口诀，《合阴阳》中关于"十动""十节""十修""八动"的口诀，都非常便于民众理解和记忆。而帛画《导引图》更是通过直观形象的图画，以44种栩栩如生的人物姿势和动作，介绍了徒手锻炼、器械操作、行气吐纳、意念活动等多种功法，且这些图像人物多以普通百姓的形象为蓝本进行创作。从养生食材和药材的选用上来看，马王堆医书收录的方药大都考虑了普通民众的承受能力，使得养生成本相对低廉，养生途径相对便利。如《十问》中扶阳生精方所用的柏食、牛羊乳、醇酒、韭菜、鸡蛋、雄鸡、雀卵等，都是民众日常饮食中随手可取的食材；而《养生方》《杂疗方》中为了补益精气所用的细辛、干姜、石韦、乌喙（即乌头）、防风等，出土药枕、香囊中所用的中药花椒、桂皮、茅香、辛夷等，都是价格低廉、取材方便的草药，普通民众都可以相对容易获得。

中国梦，最终是人民的梦想，为的是实现人民的幸福。当前，我国综合国力日益提升，民众生活得到很大改善。但同时，我国社会正处于转型期，社会矛盾层出不穷。马王堆养生文化这种注重民生的价值取向与当代中国高度重视民生问题的改善和解决的思想高度契合，通过对其当代价值进行深入挖掘能帮助促进社会的和谐协调发展，满足民众对物质和精神文化的双重追求。

三、注重实用的价值取向

马王堆养生文化是一门侧重经验和方法传承的养生学，其所涉及的养生理念与方法，既有理论上的分析阐释，又有实践上的方法指导，具备很强的可操作性和可传播性，体现出注重实用的价值取向。首先，从马王堆养生所要解决的问题来看，皆以服务人民日常生活为主要对象。譬如，由于倡导"民以食为天"，因而马王堆养生文化通过食养生精、药食养精，指导民众合理饮食；由于继承了"饮食男女，人之大欲存焉"的传统理念，因而马王堆养生文化提出"十势八动""七损八益"，指导民众进行性养生保健；由于推崇"流水不腐，户枢不蠹"，因而马王堆养生文化通过导引气功、辟谷食气，指导民众运动肢体、养护身心；由于认为七情六欲乃人之本能，因而马王堆养生文化提出神和内得、顺应自然，指导民众调和情志；由于推许"善摄生者，起居有节"，因而马王堆养生文化提出寒头暖足、道者敬卧，指导民众衣着寝居。其次，从马王堆养生解决问题的方法来看，皆以便于取材、便于操作为原则。如《杂疗方》中记载的"益内利中方"："取醇酒半栖（杯），温之勿热。毁鸡卵，注汁酒中，挠，饮之。恒以旦未食时饮之。始饮，饮一卵，明日饮二卵……"方法一目了然，取材家喻户晓，十分简单实用。再看《养生方》中记载的"增强筋力方"，以"走"和"疾走"为题，讲述了增强足力的方法，无论是"走"和"疾走"本身，还是与之相关的所食草药及其制作方法的指导，都体现出实用的特点。《胎产书》中还记载了有关生男生女的方法，如"取蜂房中子、狗阴，干而冶之，以饮怀子，怀子产男""欲产女，取乌雌煮，令女子独食肉歠汁……"这高度契合了当时民间的实用需求。而房中书中对女性性心理生理反应过程的细致观察和研究，有关"五声""十征""八动"的生动描述，以及指导男性配合所用的"十势"，都非常直观、实用。另外，马王堆医书中关于药材或食材的剂量表述，大都采用的是常见的民间估量计量方法，如"乌喙十果（颗）""取醇酒半栖（杯）""日捐一埦（丸）""大如酸枣""令薄如手三指""食以二（三）指最（撮）""日驾（加）一节"，这也大大增强了方法的实用性。

马王堆养生文化这种注重实用的价值取向是对当代中国提出的"以人为本"科学发展观的再一次印证，是对推动中国古老养生理念与人民实际生活结合的有力支撑。

四、注重生态的价值取向

马王堆医书对"人与自然"这一古老命题进行了广泛而深入的探讨，其中不仅记载了有关"天人相应"的深刻认识，而且将人与自然的关系以各种生动、直观的形式，贯穿于人们的饮食、睡眠、房事、日常锻炼之中，足以窥见古人对自然的浓厚兴趣，呈现出鲜明的生态价值取向。马王堆医书《十问》中以黄帝与天师的问答，指出万物的运动变化都是以天地阴阳作为准则，所谓"失之不继，得之而赢"，指的是如果违背这个自然规律万物就不能生存、繁衍，适应这个自然规律生命就能生生不息、兴旺发展。书中，又以黄帝与容成的问答，进一步论述了人与自然的关系，提出"君必察天地之请（情），而行之以身"，指出人要健康长寿，就必须了解天地自然的变化规律，并按照规律身体力行。"天地之至精，生于无征，长于无刑（形），成于无（体），得者寿长，失者夭死……"自然规律无征可循、无形可见，人只有顺应自然之道才能大致抓住规律，从而获得长寿，否则就会短命夭折。而在对于如何与自然和谐相处的问题上，《十问》提出："君必食阴以为常，助以柏实盛良，饮走兽泉英，可以却老复壮，曼泽有光。""翕（吸）甘潞（露）以为积，饮摇（瑶）泉灵尊以为经，去恶好俗，神乃溜刑。"认为饮食自然产物，如柏树叶实、牛羊乳、甘露、瑶泉等，可以汲取天地之精气，使人精神健旺、延缓衰老。《十问》还就顺时养生，提出食气应当避开春夏秋冬"四咎"，保持"朝息之志，如藏深渊""昼息之志，呼吸必微""暮息之志，深息长除""夜半之息，以长为极"。马王堆医书《却谷食气》中亦针对呼吸自然"六气"做了更加细致的阐述。

马王堆养生文化这种注重生态的价值取向对促进人与人、人与自然、人与社会的和谐，对推进国家生态文明建设，使当代人形成健康文明的生产生活方式，对引导民众增强生态养生理念、践行中医养生方法等具有重要借鉴意义。

第二节　马王堆养生文化的推广创新

党的十八大以来，习近平总书记曾多次谈到中华传统文化的转化与发展问题，指出要"努力实现中医药健康养生文化的创造性转化、创新性发展"。《"健康中国 2030"规划纲要》中提到要"大力传播中医药知识和易于掌握的养生保健技术方法，加强中医药非物质文化遗产的保护和传承运用，实现中医药健康养生文化创造性转化、创新性发展"。《中国的中医药》白皮书中亦提到要"切实把中医药继承好、发展好、利用好，努力实现中医药健康养生文化的创造性转化、创新性发展"。

所谓创造性转化，就是要按照时代特点和要求，对那些仍有借鉴价值的内涵和陈旧的表现形式加以改造，赋予其新的时代内涵和现代表达形式，激活其生命力；所谓创新性发展，就是要按照时代的新进步、新进展，对中华优秀传统文化的内涵加以补充、拓展、完善，增强其影响力和感召力。

马王堆养生文化作为中医学之滥觞、湖湘文化之瑰宝，其养生思想是我国湖湘地域传统哲学、传统人文的集中体现。实现马王堆养生文化的创造性转化与创新性发展，首先必须要处理好创造性转化与创新性发展之间的关系，传承与创新两者缺一不可。

一、批判性继承

文化的建立是一个长时间慢慢积累的过程，马王堆养生文化作为我国传统文化的一部分，首先要继承，其次才能创新。我们提倡的继承，绝非无选择、盲目地全盘接受。如果没有批判性的继承，就会精华糟粕一起来，封建迷信的内容势必会以发展中医药事业的名号宣扬，这将误导创造性转化与创新性发展的正确指向。因此，马王堆养生文化的创造性转化与创新性发展，要注意传统文化与时代精神的紧密结合。

二、传承式创新

国家大力扶持中医药事业，对马王堆养生文化的健康发展有着突出的优势。创新不等于空想，而是让传统的马王堆养生文化在新的时代背景下更好地发展和传播。我们提倡的创新，是指在坚定中医文化自信的背景下，在遵循中医药发展规律的前提下，用马王堆养生文化综合吸收外来的优秀养生文化思想和科技思想，在全球化的今天，顺应时代发展潮流，创新出人民群众真正需要并能够运用到实践的养生文化思想。

马王堆养生文化的推广创新要充分结合时代特色，融合多维实践，在积极服务国家经济社会发展、满足人民群众需求的过程中实现马王堆养生文化的当代转型，可主要通过以下方面进行深入探索。

三、医养结合，贴近民生

马王堆养生文化的精髓是"聚精、养气、存神"，通过对其进行深入挖掘，可开发出一系列健康产品如养生枕、养生皂、香囊、刮痧器具、艾灸等，对当代人群进行多方位的健康调养。例如，由湖南中医药大学和湖南省博物馆联合研制的"马王堆养生文化及养生药枕的开发应用研究"获得了湖南省科学技术进步奖三等奖，是对马王堆养生文化产、学、研、用的突出展现。

同时，通过探索食品大规模工业化生产背景下的中医健康养生保健食品的研发，可形成巨大的健康养生食品产业和品牌。例如，马王堆医书《养生方》是一部专门记载养生保健医方的医学方书，其中所记录的古医方主要用于滋补强壮、增强体力，是我国有记载以来最早的养生学文献。从 1972 年开始，湖湘中医名家李聪甫、刘炳凡、欧阳锜以马王堆《养生方》"还精补髓"的遗意为依据，取撷《周易》中"水火既济"、《黄帝内经》中"阴阳平衡"等思想，综合调养肾、脾、心脑，养足人体精气神，于 20 世纪 80 年代研制出"精气神三宝液"，该方后来成为湖南养生产品"古汉养生精"的前身。

四、融入临床，传承创新

马王堆养生文化，归根究底是要运用到临床医疗实际中。因此，探索如何将马王堆养生各理论与现代医学思想相结合，构建马王堆养生文化的医疗健康服务产业，以传承精华，守正创新。譬如，将马王堆精气神养生理念结合"男子亚健康以肾为本"理论，设计在体、离体实验，构建肾虚模型，探究男子亚健康的病理、生理机制，以及相关药物干预下的分子机理研究，能丰富马王堆养生理论的现代研究意义及现实理论依据。

五、科普传播，文化创新

马王堆养生文化具备十分丰富的文化元素，通过促进马王堆养生文化与广播影视、新闻出版、数字出版、动漫游戏、旅游餐饮、体育演艺等的有效融合，以发展新型文化产品和服务。如湖南有着悠久历史和鲜明地域特色，名胜古迹、文化名城、民俗风情、历史传说、名人名篇和爱国主义、革命传统教育基地等比比皆是，通过打造马王堆养生文化之旅的旅游项目，可以更好地利用湖湘中医文化的深厚底蕴和丰富资源，传播和发展湖湘文化。另外，还可通过创作一批承载马王堆养生文化的创意产品和文化精品，激活马王堆养生文化的创造活力，吸引年轻群体的参与。如湖南省博物馆已推出的马王堆香袋、马王堆丝织品、马王堆陶瓷工艺品、马王堆服饰设计礼盒、马王堆"君幸食"书签、冰箱贴等各种文创产品，一经推出就迅速吸引了大量观众的眼球。

马王堆养生文化的创造性转化与创新性发展，不仅需要我们深入地、彻底地对中医药宝库进行发掘与整理；更需要结合时代特色、百姓需求、社会境况、健康趋势进行与时俱进的创造、创新；同时还需要开阔视野，从文化、政治、经济等多个方面综合考量，整体布局。借鉴、吸收马王堆医学养生文化精华，深入挖掘马王堆医学养生文化的当代价值，探索马王堆医学养生文化的推广创新，是马王堆养生文化研究未来发展的主要方向。

附录

马王堆养生类医书及简注

注：下文正文缺损处用□表示，【】中为补缀文字，（）中表示通假字或异体字正体。与同时代简帛文献对校后补出缺损文字用■表示。原文错字，补正字，外加〈 〉号。

《足臂十一脉灸经》

原文

足[1]：足泰（太）陽温[2]（脈）：出外踝窭（婁）中[3]，上貫膊（腨）[4]，出於胠（卻）[5]，枝之下脾[6]；其直者貫□[7]，夾（挾）脊，□□[8]，上於豆（脰）[9]；枝顏[10]下，之耳；其直者貫目内漬（眥），之鼻。其病：病足小指廢，膊（腨）痛，胠（卻）絲（攣），膞痛[11]，產寺（痔），要（腰）痛，夾（挾）脊痛，□痛，項痛，手痛[12]，顏寒，產聾，目痛，尫（鼽）泏（衄）[13]，數瘨（癲）疾[14]。諸病此物者[15]，皆久（灸）泰（太）陽（脈）。

[1] 足：足部诸脉的总标题，统指下肢部。

[2] 温："脉"的异体字。

[3] 窭（婁）中：即凹陷中。

[4] 上贯膊（腨 chuāi）：向上穿过小腿肚。

[5] 胠（卻）：膝腘窝部。

[6] 枝之下脾：即枝脉别走下脾，脾指臀部，一说背部椎骨棘突两侧的肌肉群。

[7] 其直者贯□：缺文拟补"脾（臀）"字。

[8] 夹（挟）脊□□：据《阴阳十一脉灸经》缺文处拟补"出项"二字。

〔9〕上于豆（脰）：豆字当是"头"的省笔字。

〔10〕颜：两眉之间。

〔11〕脽（shuí）痛：臀部痛。

〔12〕手痛：足太阳脉不行上肢，不应当有手痛，应为"首"。

〔13〕㤴（衄）洫（衄）：衄，鼻中出水；衄，鼻中出血。

〔14〕数瘨（癫）疾：癫痫经常发作。

〔15〕诸病此物者：即凡属此类病证。

原文

足少阳温（脉）：出於踝前[1]，枝於骨間[2]，上貫膝外兼（廉）[3]，出於股外兼（廉）[4]，出脅；枝之肩薄（髆）[5]；其直者貫腋，出於項、耳，出膇（枕），出目外漬（眥）。其病：病足小指次【指】廢[6]，胻外兼（廉）痛，胻寒，膝外兼（廉）痛，股外兼（廉）痛，脾（髀）外兼（廉）痛[7]，脅痛，□□痛[8]，産馬[9]，缺盆痛[10]，癭（瘻），聾[11]，膇（枕）痛，耳前痛，目外漬（眥）痛[12]，脅外穜（腫）。諸【病】此物者[13]，皆久（灸）少陽温（脈）。

〔1〕出于踝前：外踝之前。

〔2〕枝于骨间：上走于胫腓二骨之间。

〔3〕膝外兼（廉）：即膝的外侧边。

〔4〕股外廉：即大腿外侧。

〔5〕枝之肩薄（髆 bó）：此处足少阳脉出胁以后，枝者走肩，直者贯腋出于项。

〔6〕足小指次【指】：即从小指向内数的第二指，此处"指"当为"趾"。

〔7〕脾（髀）外兼（廉）痛：此指髀枢部。

〔8〕□□痛：缺文拟补"肩"字，一说拟补"头颈"二字。

〔9〕产马：产生马刀疮。古代"马刀侠瘿"为瘰疬之类。

〔10〕缺盆痛：锁骨上窝痛。

〔11〕癭（瘻）聋：脓耳致聋，如慢性中耳炎之类。

〔12〕目外漬（眦）痛：漬，"眦"的通假字，外眦即外眼角。

〔13〕诸病："病"字原脱。

原文

足陽明温（脈）[1]：循胻中[2]，上貫膝中[3]，出股，夾（挟）少腹[4]，上出乳内兼（廉）^{〔5〕}，出膲（嗌）^{〔6〕}，夾（挾）口^{〔7〕}，以上之鼻。其病：病足中指廢，胻痛，膝中穜（腫）^{〔8〕}，腹穜（腫）^{〔9〕}，乳内兼（廉）痛，□外穜（腫）^{〔10〕}，頯痛^{〔11〕}，尫（䶉）泑（䶆），數热汗出^{〔12〕}，胜瘦^{〔13〕}，顏寒，諸病此物者，皆久（灸）陽明溫（脈）。

〔1〕足阳明溫（脈）：足阳明之脉。

〔2〕循胻中：行于膝下的足胫部分。

〔3〕膝中：膝膑中。

〔4〕少腹：小腹。

〔5〕乳内兼（廉）：指乳内侧。

〔6〕膲（嗌）：咽喉。

〔7〕夹（挟）口以上：即挟口而上。

〔8〕膝中穜（肿）：膝膑部位浮肿。

〔9〕腹穜（肿）：大腹水肿。

〔10〕口外穜（肿）：脖子外部肿大。

〔11〕頯（kuí）痛：面颧部疼痛。

〔12〕数热汗出：频频发热汗出。

〔13〕胜瘦：即阴痿。一说为股部瘙痒。

原文

足少陰溫（脈）^{〔1〕}：出内踝窶（婁）中^{〔2〕}，上貫腨（腨），入胳（郄），出股，入腹^{〔3〕}，循脊内□兼（廉）^{〔4〕}，出肝^{〔5〕}，入胠^{〔6〕}，毄（繫）舌□^{〔7〕}。其病：病足热^{〔8〕}，腨（腨）内痛^{〔9〕}，股内痛^{〔10〕}，腹街^{〔11〕}，脊内兼（廉）痛，肝痛^{〔12〕}，心痛^{〔13〕}，煩心，泅□□□舌輅□旦尚□□□數腸（喝）^{〔14〕}，牧牧者（嗜）臥以欬^{〔15〕}。【諸】病此物【者】^{〔16〕}，皆【久（灸）】足少陰【溫（脈）】。

〔1〕足少阴溫（脉）：肾足少阴之脉。

〔2〕内踝窶（娄）中：指内踝后的空穴中。

〔3〕入腹：进入腹内。

〔4〕循脊内□兼（廉）：沿着脊柱的内侧。缺文处疑为"上"。

〔5〕出肝：足少阴之脉穿过肝脏。

〔6〕胠："胁"的古今字，腋下。

〔7〕毄（系）舌□：足少阴之脉联系舌根部。缺文处疑为"本"。

〔8〕足热：足部发热。

〔9〕腨（腨）内痛：小腿肚内侧疼痛。

〔10〕股内痛：大腿部内侧疼痛。

〔11〕腹街：腹部气街，人体部位名。

〔12〕肝痛：胠胁痛之意。

〔13〕心痛：胸胁满痛。

〔14〕泅□□□：其义不详。数膈，常发声音嘶哑。李今庸认为是"喝喝而喘"意，呼吸疾数而有声。

〔15〕牧牧耆（嗜）卧以欬：牧牧，即"默默"。神气委顿而咳。

〔16〕诸：原为"脱"字。

原文

足泰（太）陰温（脉）〔1〕：出大指内兼（廉）骨蔡（际）〔2〕，出内踝上兼（廉），循胻内【兼（廉）】，□膝内兼（廉）〔3〕，出股内兼（廉）。其病：病足大指废，胻内兼（廉）痛，股内痛，腹痛，腹张（胀）〔4〕，复□〔5〕，不耆（嗜）食，善意（噫）〔6〕，心□〔7〕，善肘〔8〕。诸病此物者，皆久（灸）足泰（太）陰温（脉）。

〔1〕足泰（太）阴温（脉）：脾足太阴之脉。

〔2〕骨蔡（际）：即骨边。

〔3〕□膝内兼（廉）：上行膝部内侧。

〔4〕腹张（胀）：张通"胀"，腹大。

〔5〕复□：拟补"呕"字。

〔6〕善意（噫）：喜嗳气。

〔7〕心□：缺文拟补"烦"字。

〔8〕善肘：肘通"疛（zhǒu）"，经常患小腹疾病。

原文

足希（厥）陰温（脉）〔1〕：循大指间〔2〕，以上出胻内兼（廉），上八寸，交泰（太）陰温（脉）〔3〕，□股内〔4〕，上入脞间。其病：病脞瘦〔5〕，多弱（溺），耆（嗜）飲，足柎（跗）種（腫）〔6〕，疾畀（痹）〔7〕。诸病此物者，【久

（灸）】卷（厥）陰溫（脈）。

　　皆有此五病者^[8]，有（又）煩心，死。三陰之病亂^[9]，【不】過十日死。揤溫（脈）如三人參舂^[10]，不過三日死。溫（脈）絶如食頃^[11]，不過三日死。煩心，有（又）腹張（脹），死。不得臥^[12]，有（又）煩心，死。唐（溏）〔泄〕恒出^[13]，死。三陰病雜以陽病^[14]，可治。陽病北（背）如流湯^[15]，死。陽病折骨絶筋而無陰病，不死^[16]。

〔1〕足卷（厥）阴温（脉）：即肝足厥阴脉。

〔2〕循大指間以上：顺着大趾次趾内侧中间而上。

〔3〕上八寸，交泰（太）阴温（脉）：循胻骨内廉上八寸，与足太阴脉相交。

〔4〕□股内：大腿内侧。缺文拟补"循"字。

〔5〕胜瘦：见前文阳明脉注。

〔6〕足柎（跗）種（肿）：谓足背浮肿。

〔7〕疾界（痹）：患痹病。

〔8〕此五病：指胜瘦、多溺、嗜饮、足跗肿、疾界等五种病。

〔9〕三阴之病乱：上述三阴脉的病症杂乱出现。

〔10〕揤温（脉）如三人参舂：切脉就像三个人捣舂。

〔11〕温（脉）绝如食顷：无动脉应手的时间达一顿饭之久。

〔12〕不得卧：不能安卧。

〔13〕唐（溏）泄恒出：大便溏软，一直泄泻。

〔14〕三阴病杂以阳病：在三阴病证中混杂阳脉的病证。

〔15〕北（背）如流汤：形容背部热汗淋漓之状。

〔16〕阳病……不死：躯体受到严重外伤，为三阳病，非死候，但如出现阴经病候，就有死的可能性，无阴病则不至于死。

原文

　　臂^[1]：臂泰（太）陰溫（脈）^[2]；循筋上兼（廉），以奏（湊）臑内^[3]，出夜（腋）内兼（廉）^[4]，之心^[5]。其病：心痛^[6]，心煩而意（噫）。諸病此物者，皆久（灸）臂泰（太）陰溫（脈）。

〔1〕臂：这里作手部诸脉的总标题用。

〔2〕臂泰（太）阴温（脉）：即手太阴脉。

〔3〕奏臑内：走肱部内侧。

〔4〕夜（腋）内兼（廉）：腋下和上肢内侧前缘。

〔5〕之心：应为"入心"，到心胸部位。

〔6〕心痛：心胸部疼痛。

原文

臂少陰【温（脈）】[1]：循筋下兼（廉），出臑内下兼（廉）[2]，出夜（腋），奏（湊）脇[3]。其病：脇痛。諸病【此】物者，皆【久（灸）】臂少陰【温（脈）】。

〔1〕臂少阴温（脉）：即手少阴脉。

〔2〕臑内下兼（廉）：即肱部内侧下缘。

〔3〕出夜（腋），奏胁：上出腋窝，走向胁下。"奏"通"走"。

原文

臂泰（太）陽温（脈）[1]：出小指，循骨下兼（廉）[2]，出臑下兼（廉），出肩外兼（廉），出項□□□【目】外漬（眥）[3]。【其病】：臂外兼（廉）痛[4]。諸病此物者，皆久（灸）臂泰（太）陽温（脈）。

〔1〕臂泰（太）阳温（脉）：手太阳脉。

〔2〕循骨下兼（廉）：出小指循第五掌骨之外侧。

〔3〕目外漬（眦）：指眼外角部位。

〔4〕臂外兼（廉）痛：指臂外廉部位疼痛。

原文

臂少陽【温（脈）】[1]：出中指，循臂上骨下兼（廉）[2]，奏（湊）耳[3]。其病：產聾[4]，□痛[5]。諸病【此物者，皆】久（灸）臂少陽之温（脈）。

〔1〕臂少阳温（脉）：即手少阳脉。

〔2〕上骨下廉：上行手臂伸侧桡骨之下边。

〔3〕奏耳：走向耳部。

〔4〕产聋：产生耳聋。

〔5〕□痛：缺文拟补"颊"字。

原文

臂陽明温（脈）〔1〕：出中指間，循骨上兼（廉）〔2〕，出臑□□上〔3〕，奏（凑）腜（枕）〔4〕，之口。〔其〕病：病齒【痛】，□□□□。【諸】病此物者，皆久（灸）臂陽明温（脈）。

上足温（脉）六〔5〕，手【温（脉）五】〔6〕。

〔1〕臂陽明温（脉）：即手阳明脉。

〔2〕循骨上兼（廉）：谓出中指循第三掌骨的上边。

〔3〕出臑□□：拟补"外廉"。

〔4〕上奏腜（枕）：向上趋于枕骨。

〔5〕上足温（脉）六：此句总结全文，指上述有足太阳、足少阳、足阳明、足少阴、足太阴、足厥阴六条足脉。

〔6〕手温（脉）五：指上述臂太阴、臂少阴、臂太阳、臂少阳、臂阳明等五条臂脉。

《阴阳十一脉灸经》甲本

原文

【鉅陽眽（脈）〔1〕：潼外踝婁中〔2〕，出郄中〔3〕，上穿跀〔4〕，出刲（厭）中〔5〕，夾（挾）脊，出於項，□頭角〔6〕，下顔〔7〕，夾（挾）髃（齃）〔8〕，毄（繫）目内廉。是動則病：潼（腫），頭痛〔9〕，□□□□脊痛，要（腰）以（似）折，脾（髀）不可以運，膕如結〔10〕】，腨如【裂，此】踝蹶（厥），是鉅陽眽（脈）【主治。其所產病：頭痛，耳聾，項痛，耳彊〔11〕】，瘧，北（背）痛，要（腰）痛，尻痛〔12〕，時（痔），胕（郄）痛，腨痛，【足小指痺〔13〕，为十】二病。

〔1〕鉅陽眽（脉）：太阳脉。马继兴在此篇开头补缀"阳"字，作为统领。

〔2〕潼外踝婁中：即足后跟和外踝之间的凹陷中。

〔3〕郄中：即腘中。

〔4〕上穿跀：向上穿过臀部。

〔5〕厭中：即厌中，指髀枢凹陷处。

〔6〕□头角：疑缺文为"上"字。

〔7〕下颜：脉从头部、发际而下于额部。

〔8〕䫴（齃）：鼻梁。

〔9〕潼（肿）头痛：病冲头痛。

〔10〕巨阳眽……胭如结：本部分帛书缺，根据乙本补缀。

〔11〕耳强：耳部强硬肿胀。

〔12〕尻痛：凥即臀的异体字，臀部疼痛。

〔13〕足小指痹：足小趾麻木。

原文

【少】陽眽（脈）：轂（繫）於外踝之前廉〔1〕，上出魚股之【外〔2〕，出】□上〔3〕，【出目前〔4〕。】是動則病：【心與脇痛，不】可以反稷（側）〔5〕，甚則無膏〔6〕，足外反〔7〕，此為陽【蹶（厥）】，是少陽【眽（脈）主】治。其所產病：□□□【頭頸】痛〔8〕，脇痛，瘧，汗出，節盡痛，脾（髀）【外】廉【痛】〔9〕，【□痛】〔10〕，魚股痛，【膝外廉】痛，振寒，【足中指】踝痹〔11〕，為十二病。

〔1〕外踝之前廉：相当于后世丘墟穴部位。

〔2〕鱼股：鱼股部位当在髀膝之间。

〔3〕出□上：缺损"肩"字。

〔4〕出目前：起于目锐眦。

〔5〕反稷：转动身体。

〔6〕甚则无膏：甚至身体肌肤失去润泽。

〔7〕足外反：足外侧发热。

〔8〕头颈痛：头和下颌疼痛。

〔9〕外廉痛：外踝关节疼痛。

〔10〕□痛：此两字原文缺脱。

〔11〕足中指踝痹：足中指麻木。

原文

陽明眽（脈）：【轂（繫）】於骭骨外廉〔1〕。循骭而上，穿臏〔2〕，出魚股□□□□，穿【乳】，穿頰〔3〕，【出目外】廉，環【顏】□。是動則病：洒洒病寒〔4〕，喜龍〔5〕，婁（數）吹（欠），顏【黑，病種（腫），病至則惡人與火〔6〕，聞】木音則傷〈惕〉然驚，心腸〈惕〉，欲獨閉户牖而處，【病甚】則欲【登高而歌，棄】衣【而走，此為】骭蹶（厥），是陽明眽（脈）主治。其所產病：顏痛，鼻肌（衄）^{〔7〕}，頜〈頷〉【頸痛，乳痛】，心與胠痛^{〔8〕}，腹外穜（腫），陽（腸）痛，膝跳，付（跗）□□^{〔9〕}，【為】十【病】。

〔1〕骭（gān 干）骨：胫骨。

〔2〕膑：同髌，膝盖骨。

〔3〕穿頰：帛书小组原注："頰字据对印文补。"

〔4〕洒洒：形容畏寒战栗的样子。

〔5〕喜龙：乙本作"喜信（伸）"，即频频伸腰，疲乏时打呵欠的伸腰动作。

〔6〕病至则恶人与火：疾病来则厌恶人与温暖。

〔7〕鼻肌（衄）：即鼻塞。

〔8〕胠（qū 區）痛：即胁痛。

〔9〕膝跳付（跗）□□：膝盖僵直，跗骨疼痛。

原文

肩眽（脈）：起於耳後，下肩，出臑外〔廉〕，出□□□，乘手北（背）^{〔1〕}。是【動則病：嗌痛，頜穜（腫）】，不可以顧，肩以（似）脱^{〔2〕}，臑以（似）折，是肩眽（脈）主治。〔其所產病〕：頜〈頷〉〔痛，喉痹，臂痛，肘〕痛，為四病。

〔1〕乘手北（背）：上手背。

〔2〕肩似脱：肩似拔。

原文

耳眽（脈）：起於手北（背），出臂外兩骨之間，【上骨】下廉，【出肘中】，入耳中。是動則病：耳聾煇煇脖脖^{〔1〕}，嗌穜（腫），是耳眽（脈）主治。其所產病：目外漬（眥）痛，頰【痛】，耳聾，為三病。

〔1〕煇煇脖脖：耳聋貌。

原文

齒眽（脈）：起於次指與大指上，出臂上廉，入肘中，乘臑，〔穿〕頰，入齒中，夾（挾）鼻。是〔動〕則病：齒痛，胜（䐃）穜（腫）[1]，是齒眽（脈）主治。其所產病：齒痛，胜（䐃）穜（腫），目黃，口乾，臑痛，為五〔病〕。

〔1〕胜（䐃）穜（肿）：颈肿。一说眼眶下肿。

原文

大（太）陰眽（脈）[1]：是胃眽（脈）殹（也）。彼（被）胃[2]，出鱼股陰下廉[3]，腨上廉，出〔內〕踝之上廉。是動則病：上〔當〕走心[4]，使復（腹）張（脹），善噫，食欲歐（嘔），得後與氣則怢然衰[5]，是鉅陰眽（脈）主治。其所〔產病〕：□□，心煩，死；心痛與復（腹）張（脹），死；不能食，不能臥，强吹（欠）[6]，三者同則死；唐（溏）泄，死；〔水與〕閉同則死，為十病。

〔1〕大（太）阴眽（脉）：即足太阴脉。
〔2〕彼（被）胃：足太阴脉覆布于胃中。
〔3〕鱼股阴下廉：鱼股内侧的下边。
〔4〕上当走心：指逆气冲心。
〔5〕得后与气则怢然衰：在排便和放屁之后就快然而衰减了。
〔6〕强吹（欠）：指呃逆。

原文

厥陰眽（脈）：毄（繫）於足大指叢（叢）【毛】之上[1]，乘足【跗上廉】，去內踝（踝）一寸，上【踝（踝）】五寸而【出大（太）陰之後】[2]，上出鱼股內廉，觸少腹[3]，大漬（眥）旁[4]。是動則【病：丈】夫隤（㿗）【山（疝）】[5]，婦人則少腹穜（腫），要（腰）痛】不可以卬（仰），甚則嗌乾，面疵[6]，是厥陰眽（脈）主治。【其】所產病：熱中，【降（癃），隤（㿗），扁（偏）山（疝）】，□□有而心煩[7]，死，勿治殹（也）。有陽眽（脈）與之【俱】病，可治殹（也）。

〔1〕蕺（丛）毛：大趾背部丛生的毛。

〔2〕上踝（踝）五寸：脚踝以上五寸。

〔3〕触少腹：抵达少腹。

〔4〕大渍（眦）旁：内眼角旁。

〔5〕隤（癞）山（疝）：凡阴囊下坠而有疼痛者为隤疝。

〔6〕面疵：脸上有疾病。

〔7〕□□有而心烦：缺文补"四者"二字。即上述四症具备，又加上心烦。

原文

少陰眽（脈）：毄（繫）於内踝（踝）外廉，穿腨，出胳（郄）〔中〕央[1]，上穿脊之□廉，毄（繫）於腎，夾（挾）舌。【是動則病】：怐（喝）怐（喝）如喘[2]，坐而起則目瞙（眊）如毋見[3]，心如縣（懸），病饑，氣【不足】，善怒，心腸〈惕〉，恐【人將捕之】，不欲食，面黯若炪〈炦〉色[4]，欬則有血，此為骨蹶（厥），是少〔陰〕眽（脈）主【治】[5]。其【所產病】：□□□□□□舌坼（坼），嗌乾，上氣，饐（噎），嗌中痛，癉，耆（嗜）臥，欬，音（瘖），為十病。【少】陰之眽（脈），【久（灸）則強食產肉，緩帶，】皮（被）髮，大丈（杖），重履而步，久（灸）幾息則病已矣[6]。

〔1〕卻中央：腘窝中央。

〔2〕怐怐如喘：呼吸困难，大口喘气。

〔3〕目瞙（眊）如毋见：目光昏矇就像看不见一般。

〔4〕面黯（演）若炪（炦）色：面色黑暗得像蜡烛烧过后一般。

〔5〕是少阴眽（脉）主〔治〕：是少阴脉主病。

〔6〕灸几息则病已矣：艾灸的火星才熄灭，病就好了。

原文

臂鉅陰眽（脈）：在於手掌中，出内陰兩骨之間，上骨下廉，筋之上，出臂【内陰，入心中】。是動則病：心滂滂如痛[1]，缺盆痛，甚【則】交兩手而戰[2]，此為臂蹶（厥），【是臂鉅陰眽（脈）主】治。其所產病：腦（胸）痛，癒（脘）痛，【心痛】[3]，四末痛[4]，段（瘕），為五病。

〔1〕心滂滂如痛：心肺胀满疼痛。

〔2〕甚则交两手而战：严重的甚至会双手交叉而战栗。

〔3〕心痛：心烦。

〔4〕四末痛：四肢痛。

原文

臂少陰眽（脈）：起於臂兩骨之間之間〔1〕，之下骨上廉〔2〕，筋之下，【出】臑内陰。【是動則病：心】痛，益（嗌）渴欲飲，此為臂蹶（厥），是臂少陰眽（脈）主治。其所產【病：脅】痛，為【一病】。

〔1〕兩骨之間之間：即尺骨和桡骨之間。后"之間"二字为原文中衍文。

〔2〕之下骨上廉：指尺骨。

《脉法》

原文

以眽（脈）法明教下，眽（脈）亦聽（聖）人之所貴殹（也）〔1〕。氣殹（也）者，到下一□□□□□□□□□焉。聽（聖）人寒頭而煖足，治病者取有餘而益不足殹（也）。□上而不下〔2〕，□□□□□□過之□會環而久（灸）之。病甚，陽上於環二寸而益為一久（灸）。氣出胎（郄）與肘〔3〕，□一久（灸）而□。用碧（砭）啟眽（脈）者必如式〔4〕，雍（癰）種（腫）有膿（膿），則稱其小大而□□之。□□有四【害】：膿（膿）深碧（砭）轃（淺），謂上〈之〉不逯〔5〕，一害；（膿）膿轃（淺）而碧（砭）深，胃（謂）之過，二害；膿（膿）大〔而碧（砭）小〕，□□而大□□□，三【害；膿（膿）】小而碧（砭）大，胃（謂）之碧（砭）□〔6〕，碧（砭）□者，石食（蝕）肉殹（也）〔7〕，四害。□□□□□喜殹（也）。□□□□□□□□□膿（膿）小□□□□□此□□□□□□□□□□□□走而求之□□□□□□者不□□□□□□□□□□□□虛則主病它眽（脈）□此□□則□□它眽□□□□□□□□【足】之少陰，臂之大（太）陰、少陰。氏□□□則□此□□□□□眽（脈）之縣（玄），書而熟學之。季子忠謹〔8〕，學□□□□見於為人□□□□□言不可察殹（也）。

〔1〕取有余而益不足：拿出有剩余的部分，补充不足之处。

〔2〕□上而不下：缺文拟补“氣”字。

〔3〕胎（郄）：即腘窝。

〔4〕碧（砭）：即砭石。

〔5〕不遝：遝通“达”。没有达到。

〔6〕谓之碧□：缺文试补“毁”字。是毁坏了。

〔7〕石蚀肉也：脓肿周围的好肉，被砭石所毁伤。

〔8〕季子忠谨：勉励年轻人忠敬谨慎之词。此篇为教导弟子脉法之言。

《阴阳脉死候》

原文

凡三陽[1]，天氣殹（也），其病唯折骨列（裂）膚[2]一死。凡三陰，地氣殹也[3]，死脈（脈）殹（也）[4]，□病而亂[5]，則【不】過十日而死。三陰胷（腐）臧（臟）煉（爛）腸而主殺，□□五死：唇反人盈[6]，則肉【先死】；□□□□，【則】骨先死；面黑，目環（睘）視襃（袤）[7]，則氣先死；汗出如絲，傅而不流[8]，則血先死；舌掐（陷）橐（卵）卷[9]，【則筋】先死。五者扁（徧）有，則不沽（活）矣。

〔1〕三阳：太阳、阳明、少阳。

〔2〕折骨裂肤：躯体的严重外伤。

〔3〕三阴地气殹（也）：三阴就是地气。

〔4〕死脉殹（也）：指三阴脉的疾病。

〔5〕□病而乱：拟补“其”字，所患疾病复杂紊乱。

〔6〕唇反人盈：因人中满而嘴唇变形。

〔7〕目环（睘）视襃（袤）：两目直视或斜视，为危重证候。

〔8〕汗出如丝……不流：指汗出黏稠，用手指拈之成丝，故附着皮肤而不流。

〔9〕舌掐（陷）橐（卵）卷：舌头卷卵上缩。

《卻穀食氣》

原文

去（却）穀者食石韋[1]，朔日食質[2]，日駕（加）一節[3]，旬五而【止；旬】六始銚[4]。日□【一】節[5]，至晦而復質[6]，與月進退[7]。為首重足輕膿（體）軨（胗）[8]，則昫（呴）炊之[9]，視利止[10]。食穀者食質而□[11]，食□者為昫（呴）炊（吹），則以始臥與始興[12]。凡昫（呴）中息而炊（吹）[13]。年廿【者朝廿暮廿，二日之】莫（暮）二百；年卅者朝卅莫（暮）卅，三日之莫（暮）三百，以此數誰之[14]。春食一去濁陽[15]，和以【銚】光、朝暇（霞）[16]，【昏清】可。夏食一去湯風[17]，和以朝暇（霞）、行暨[18]，昏【清可。秋食一去】□□、霜霿（霧）[19]和以輸陽、銚，昏清可。冬食一去凌陰[20]，【和以】□陽、銚光、輸陽、輸陰[21]，【昏清可】。□□□□□【者】，□四塞，清風折首者也。霜霿（霧）者，□□□□□□□。濁陽者，黑四塞，天之亂氣也，及日出而霿（霧）也。【湯風者】，□風也，熱而中人者也，日□。【凌陰】者，入骨□□【也】，□□者不可食也[22]。朝暇（霞）者，□□□□□□□□者，日出二千，春為濁□□□□□雲如蓋，蔽□□□□者【也】。□□者，苑□□□□□□夏昏清風也。凡食氣者食員（圓），員（圓）者天也，方□□□[23]。□□□者北鄉（嚮）□□□□□□□□多食。則和以端陽[24]。夏氣暇（霞）□□□□□□□□□□□□□多陰，日夜分□□□□□□□□□□□□□□□□□□□□□□□□□□青附，青附即多朝暇（霞）。朝失為白【附】[25]，白【附】即多銚光。昏失氣為黑附[26]，黑附即多輸□。□□□□□□□□□□食毋[27]□。

〔1〕去谷者食石韦："去谷"即"却谷"，此指辟谷的人要吃石韦。

〔2〕朔日食质：阴历每月初一吃有形体的东西。

〔3〕日驾一节："驾"通"加"，每日增加一个单位。

〔4〕旬五：十五日。

〔5〕日□【一】节：□中可拟补"去"字。每日减少一个单位。

〔6〕至晦而复质：月晦，月终。到月终又恢复新一轮服食法。

〔7〕与月进退：根据月亮盈亏的规律确定食质的增减。

〔8〕为：如。

〔9〕呴炊：即呴吹，呼气出。

〔10〕视利止：直到痊愈为止。

〔11〕"食质而□"等句：吃有形体的东西而痊愈。

〔12〕兴：起床。

〔13〕息：一呼一吸为一息。

〔14〕谁：通"推"，推算。

〔15〕一：专。

〔16〕朝暇（霞）：早晨吸入新鲜空气。

〔17〕汤风：即热风，亦为致病之邪气。

〔18〕行暨：指露气。

〔19〕霜雾："霜雾"应系衍文。

〔20〕凌阴：指冬天的冷风或寒冷之气。

〔21〕□阳：据后文疑应补为"端阳"。

〔22〕□□者不可食也：此句疑应补为"此五者不可食也。"

〔23〕"凡食……方□□□"句：以上疑应补为"凡食谷者，食方，食气者食圆，圆者天也，方者地也"。

〔24〕端阳：即正阳，南方日中气。

〔25〕朝失为白【附】：失通"逸"。即朝气逸散而成为白昼之气。

〔26〕黑附：呼吸吐纳要根据昼夜早晚的不同特点进行。

〔27〕食毋：帛书显示，食字上一字不清，毋字下一字从食旁。

《养生方》

原文

【老不起】〔1〕：□□□□□□□□□臭可□□□□□□□□□□□□□□□□□□□□□□□□□□□□□□□□□和则□乃□□□下□

【一曰】〔2〕：□□以瘨（颠）棘为酱方〔3〕【刌】瘨（颠）棘长寸□节者三斗〔4〕，□□□□□□□□之，以菫坚【稠】节者爨〔5〕，大潰（沸），止火，潰定，复爨之。不欲如此〔6〕，二斗半□□□□□，以故瓦器盛〔7〕，□为刚炊秫米二斗而足之〔8〕。氣孰（熟）〔9〕，□旬□寒□即乾□□□□□沃之〔10〕，居

149

二日而□漿。節（即）已，近内而飲此漿一升[11]。漿□□□□□□□□□□□
□□□侍（恃）其汁[12]，節（即）漿□□以沃之，令酸甘□□飲之。雖□□
□□□□□□□□□□□□□□□□□□□□使人即起[13]。漿所□[14]

【一曰】：□□□□□漬烏□□□矣[15]。有□

〔1〕老不起：指年老体衰、肾虚不足所引起的性机能衰退病症。

〔2〕一曰：标题之下作为分条、分方的标识，说明开始介绍新的一方。下同。

〔3〕以颠棘为酱方：颠棘是天门冬的别名。用天门冬制浆的方法。

〔4〕刌（cǔn）：截断。

〔5〕蘿坚稠节者爨：爨，炊也，指煮制。此句指用茎节稠密而坚实的芦苇杆来煮。

〔6〕不欲如此：如果不用这种方法，则可用以下的方法。

〔7〕故瓦器：陈旧的瓦制炊具。

〔8〕刚炊：指不加水干炒。秫（shú）米：高粱米。

〔9〕气熟：以炒秫米的气味断定其已经炒熟。

〔10〕沃之：浇泼在熟秫米上。

〔11〕近内：行房事。

〔12〕侍（zhì至）其汁：将所得汁液储存起来。

〔13〕使人即起：服用此方药，能使阴茎勃起。

〔14〕浆所□：帛书此行以下缺损，行数不明。

〔15〕渍乌：浸渍乌喙。

原文

【為】醴[1]：為醴，取黍米[2]、稻米□□□□□□□□□□□□□□□□□□□□
□□□□□□□稻醴孰（熟），即誨（每）朝厭歠（歠）□□□□□□更□[3]

〔1〕为醴：制备甜酒的方法。

〔2〕黍米：黄米。

〔3〕每朝厌歠（chuò）：每天早上饮下大量醴酒。

原文

【不】起：為不起者[1]且為善水鬻（粥）而□□[2]，【以】厭為故[3]，
□□□□□□□□□□□□□□然，而□出之，如此二，且起矣。勿□□有

益二曰不用□□以□水□之□□□□□□把，用□□，已後再歓（歓）一，已後三□，【不】過三歓（歓），理後用□□〔4〕。其歓（歓）母相次□□□□□□□□歓（歓）。若已施，以寒水淺（濺）〔5〕，毋□□必有（又）歓（歓）。飲食□□□棄水已必以□□□□□氣鉤□印（仰）之〔6〕，比□，稍以鼻出氣，□□□復氣。□老者□

〔1〕为不起者：治疗阳痿不起的方法。

〔2〕旦为善水粥：清晨用上好的水煮粥。

〔3〕以厌为故：以饱足为度。

〔4〕理：通"挺"。此处为阴茎勃起之意。

〔5〕若已施……寒水溅：行房事后用清水洗净阴器。

〔6〕气钩口仰：是配合房事进行的气功引导活动。

原文

加〔1〕：以五月望取萊、蕳〔2〕，陰乾冶之〔3〕，有（又）冶白松脂之□□□□□□□□□□□□各半之〔4〕，善裹以韋〔5〕，日一飲之。誨（每）飲，三指最（撮）入酒中〔6〕，□□□□□□□□□□□力善行。雖旦莫（暮）飲之，可殹（也）。

〔1〕加：益也。

〔2〕望取萊蕳：望，每月十五。萊，即藜，后世本草称"灰藋"。蕳，兰草。

〔3〕冶：碎也。

〔4〕松脂：即松香。

〔5〕韦：加工过的皮子。

〔6〕三指撮：以拇指、食指、中指捏取细碎药物。

原文

筭〔1〕：以五月望取蚩鄉輡者篅〔2〕，入篅□盈，篅長五□□□□□□□□□□□□□之，置甋中〔3〕，傅筴（策）炊，澤上□□而出，重□□□□□□□□□□□□□□不智（知）〔4〕，即取篅中樂（藥）大如黍，□

【一】曰：以五月□備夆，蒐（纁）黃〔5〕，即□□□□□□□□□□□□□□□□□□多為善臧（藏）□

【一】曰：治中者〔6〕，段乌□□□□□□□□□□□□□□□□□□□
□□□□□□此醯□〔7〕

〔1〕箅（suàn）：通"孱"，软弱。指阳痿。
〔2〕蛍乡靯者籥：含义待考。疑蛍为"蜇"，蟋蟀。籥，竹筒。
〔3〕甗：古炊具。
〔4〕不知：按《方言》，南楚谓病愈为"知"，不知指没有效果。
〔5〕备柃：茯苓。
〔6〕治中者：谓调理和加强性机能的方法。
〔7〕醯：即醋，东汉称苦酒。

原文

为醪勺（酌）〔1〕，以美酒三斗渍麥□□□□□□□□□□□□□□□□成
醪飲之。男□□□以稱醴煮鏊（薤）

〔1〕醪酌：酒。

原文

【治】〔1〕：以雄鶏一，產搣〔2〕，□谷之□□□□□□□□□□〔3〕，陰乾而冶，
多少如鶏，○○○○令大如□□□□□□□□□藥，□其汁漬脯三日〔4〕。食脯
四寸，六十五〔5〕。
【一】曰：取黃蜂駘廿〔6〕，置一栖（杯）醴中，□□日中飲之，一十。易〔7〕。
【一】曰：取黃蜂百〔8〕，以美醬一栖（杯）漬〔9〕，一日一夜而出，以汁漬
疸糧九分升二〔10〕。誨（每）食，以酒飲三指最（撮）。
【一】曰：平陵吕樂道〔11〕，赢（蠃）中蟲陰乾冶〔12〕，欲廿用七最（撮），
欲十用三最（撮）〔13〕，酒一栖（杯）。

〔1〕治：此标题原脱，该题以治阴之道为主要内容。
〔2〕产搣（miè）：产，生也。指让鸡活着而拔其毛。
〔3〕谷：疑读为浴。
〔4〕渍脯：浸渍鸡肉脯。
〔5〕六十五：夸耀服药后可以多次交接的壮阳效果。

〔6〕黄蜂驹：黄蜂蜜。一说黄蜂子。

〔7〕易：待考。

〔8〕黄蜂百：疑指露蜂房，即大黄蜂窠。

〔9〕美酱：品质上乘的肉酱。

〔10〕疽糗：疽，通"饘"，稠厚粥。糗，熬干的米麦。此指稠厚的炒米粉或炒面。

〔11〕平陵吕乐道：平陵吕乐说。

〔12〕蠃中虫：疑蜗牛肉。

〔13〕撮：三指撮。

原文

【麥】卵：有恒以旦毁鷄卵入酒中[1]，前飲。明飲二，明飲三；有（又）更飲一，明飲二，明飲三，如此【盡】卌二卵[2]，令人强益色美[3]。

【一曰】：八月取蒐蠦實陰乾[4]，乾析取其米[5]，冶，以韋裹。到春，以牡鳥卵汁畚（弁）[6]，完（丸）如鼠矢[7]，陰乾，□入八完（丸）叔（菽）醬中，以食。

【一曰】：□春日鳥卵一，毁投糵糗中[8]，捖（丸）之如大牛戒[9]，食多之善。

【一曰】：□[10]。已□乾□者□。

【一】曰：治陰[11]，以將（醬）漬□□□□□□□□□□□□□□□其中。

〔1〕恒：常也。毁鸡卵：毁破鸡蛋取内液。

〔2〕前饮……如此尽卌二卵：平均每天吃了二个鸡卵，照此吃了四十二个鸡蛋。

〔3〕强益色美：身体功能得到振奋，身体更强壮、容颜更健美。

〔4〕蒐蠦：即兔芦，菟丝子别名。

〔5〕取其米：去皮取其内实。

〔6〕以牡鸟卵汁弁：用雀卵搅拌调合。古代认为雄雀卵有壮阳作用。

〔7〕丸如鼠矢：做成鼠屎大小的药丸。

〔8〕糵糗：加有糵的熟米（或麦）粉。

〔9〕大牛戒：大牛虻，此指做成大牛虻大小的丸药。

〔10〕□：帛书本行以下缺损，行数不明。

〔11〕治阴：治疗生殖器官或性功能方面毛病。

原文

【洒】男：□□□□□□□□□□□□□□三斗，渍梓實[1]一斗五日，以洒男，男强[2]。

〔1〕梓实：梓树果实。

〔2〕以洒男男强：以药水洒洗男子外阴，可使阴茎勃起坚劲有力。

原文

【勺】[1]：曰以五月望取勃贏[2]，渍□□□□布□中，陰乾，以□□熱。

【一曰】：取乾恒（薑）、桂、要茗、蛇牀、[3]□□，皆冶之，各等，以靈（蜜）若棗脂[4]和丸，大如指端，裹以疏布，入中[5]，熱細[6]。

【一】曰：五月取蝲贏三斗、桃實二斗[7]，并撓[8]，盛以缶[9]，沃以美瀸（戠）三斗[10]，蓋涂（塗），貍（埋）竈中[11]；令□□三寸，杜上[12]，令與地平。炊上書日而火□絕，四日出，間（濾）棄其滓。以汁染布三尺，陰乾，輒復染。汁索，善裹布，勿令蠡□。用，取大如掌，竄鼻空（孔）[13]，小養（癢）而熱；以據臂[14]，臂大養（癢）堅熱；勿令獲面[15]，獲面養（癢）不可支殿（也）[16]。為布多小（少）以此衰之[17]。

〔1〕勺：通"灼"，使发热。

〔2〕勃贏：蜗牛。

〔3〕要茗蛇牀：要茗、薁茗，即紫葳。蛇牀，蛇床子。皆为房中补益常用药。

〔4〕若棗脂：若，或也。枣脂，枣膏。

〔5〕入中：以布裹药丸纳入阴中，以刺激女子性要求。

〔6〕热细：为"入中"后一种微微痒热的感觉。

〔7〕桃实：即桃核仁。

〔8〕并挠：合并上述二药，挠匀。

〔9〕缶：盛酒浆的瓦器。

〔10〕沃以美戠：浇上好醋。

〔11〕竈：即"窖"的异体字，地窖。

〔12〕杜上：塞上。

〔13〕竄鼻孔：把药巾塞入鼻孔。

〔14〕据：放置。

〔15〕获面：读为"污"，即不要让布上的药直接沾到脸上。

〔16〕痒不可支也：奇痒不能忍受。

〔17〕为布多少以此衰之：用药布多少，以既能取效又可忍受为标准。

原文

【益甘】〔1〕：□伏霝〔2〕去滓，以汁肥豨〔3〕，以食女子，令益甘中美〔4〕。取牛腮〔5〕燔冶之，□乾恒（薑）、菌桂〔6〕○皆并□，□□囊盛之，○以醯渍之，入中〔7〕。

【一曰】：□汁，以牛若鹿肕殽〔8〕，令女子自采（探）入其戒□〔9〕。

【一曰】：削予木〔10〕，去其上菩亞（恶）〔11〕者，而卒斩之，以水煮□□氣□□□□□□□□□□□□□□而清，取汁，去其涿（浊）者，复煮其清，令渴（竭），乾则□□□□□□□□□□□□□□□下，如○食顷，以水洒，支七八□□□嘗□

【一曰】：取鳥產不殼者〔12〕，以一食其四□□□□□□□□□□□□□□□□□□□□□□□□戬〔13〕而陰乾，乾即□〔14〕。

〔1〕益甘：有快感。

〔2〕伏霝：茯苓。

〔3〕以汁肥豨（xī）：即用茯苓汁烹煮乳猪。

〔4〕以食女子……中美：以烹制好的乳猪肉让女子食用。一说用如猪肉塞入女子阴道，激发其性慾，使阴中有快感。

〔5〕牛腮：牛角尖中坚骨。

〔6〕菌桂：药材。《神农本草经》认为"久服轻身不老"。

〔7〕入中：塞入阴道中。

〔8〕以牛若鹿肕（niǔ）殽：谓以□汁烹调牛肉或鹿肉。

〔9〕令女子……入其戒：使女子自己试着把药物塞入玉门，置于阴道。

〔10〕予木：枥树。

〔11〕菩（póu）亚：枥树皮。

〔12〕鸟产不殼（kòu）者：不能孵化的鸟蛋。

〔13〕戬：读为"溅"，即洗涤。

〔14〕乾即□：帛书整理小组云帛书以下缺损，行数不明。

原文

【戲】[1]，□□者，取守【宫】[2]，□以□□□甚，已，貍（埋）竈口下，深□□□□□水染其汁，以染女子辟（臂）。女子與男子戲。□即被（破）缺；□卧，即去。[3]

取守宫置新甕中，而置丹甕[4]中，令守宫食之[5]。須死，即冶，□畫女子臂若身。節（即）與【男子】戲，即不明[6]；□[7]。

〔1〕戏：引申为房事。

〔2〕守宫：壁虎。

〔3〕女子与男子……即去：女子与男子有猥亵之事，则染在女子臂上的颜色会出现破缺，如果与男子交接，则所染颜色将全部退去。

〔4〕丹甕：盛有丹砂的甕。

〔5〕令守宫食之：使守宫吞食丹砂。

〔6〕不明：所染颜色减退不鲜明。

〔7〕□：本方原补录在帛书下方，故不计入行数。

原文

【去毛】[1]：欲去毛，新乳[2]始沐，即先沐下[3]，乃沐，其渔毛[4]去矣。

【一曰】：煎白罷（嬰）丘（蚯）引（蚓）[5]，骰智（蜘）蛛罔（綱）及苦瓠[6]，而醉（淬）戠（鐵），即以汁傅之。

【一】曰：以五月拔[7]，而以稱醴傅之。

〔1〕去毛：去除体毛。

〔2〕新乳：妇女刚刚生过小孩。

〔3〕下：即大小便的部位。

〔4〕渔毛：过分粗长的体毛。

〔5〕白嬰蚯蚓：即白颈蚯蚓。

〔6〕骰智蛛……及苦瓠：骰，此处指混合拌搅。苦瓠，即苦壶芦。

〔7〕拔：拔去腋下、阴部及口唇周围的体毛。

原文

【病最[1]】穜（腫）；冶柳付[2]，與志（臟）膏相挈（澤）和，以傅穜（腫）者。已，即裹以布。

〔1〕最：即朘，指男性外生殖器。

〔2〕柳付：药名，待考。一说为柳絮。

原文

【便近】内[1]：焉便近内方：用瘨（顛）棘根刊之。長寸者二參[2]，善洒之[3]；有（又）取全黑雄鷄，合翼成□□□三鷄之心垴（腦）匈（胸），以水二升泊故鐵䰗[4]，并煮之。以蘿堅稠節者爨之，令大潰（沸）一，即□□□去其宰（滓），以其清煮黑䲭犬[5]卒歲以上者之心肺肝□，以蘿堅稠節□□□□□□□□□□英□□□□五物□□以□□□□以餔時[6]食之，多少次（恣）。

一曰：近【内】□□□□□□□□□□□□□□□□□□□□□□□[7]□烏豙（喙）[8]大者四□□□□□□□□□□□□□□，取車踐[9]，產㷶（蒸）之，大把二，氣□□□□□□□□□□□車戔□□者，以布橐若盛[10]。為欲用之，即食□之[11]。

【一曰】：治中者[12]，以汾困[13]始汾以出者，取，□令見日，陰乾之。須其乾，□以粺□五、門冬[14]二、伏靈一，即并擣，漬以水，令毚（纔）闟（掩）[15]，□而泚取汁[16]，以漬【汾】困，亦【令毚（纔）】闟（掩），即出而乾之。令盡其乾，即冶，參指最（撮），以□半栖（杯）飲之。

〔1〕便近内：顺利进行房事的方法。

〔2〕參：一说为古代容量单位，为1/3斗。一说參通升。

〔3〕善洒之：认真洗净它。

〔4〕泊故铁䰗：灌入旧的铁釜。

〔5〕黑䲭犬：黑色公狗。

〔6〕餔时：餔，通"晡"。晡时，午后三时至五时。

〔7〕近内……：原帛书此行以下可能有缺损。

〔8〕乌喙：乌头。

〔9〕车践：车前。

〔10〕若盛：此二字之间可能有脱文。

〔11〕为欲用之即食□之：行房之前服用此方。

〔12〕治中者：详"筭"题注六。

〔13〕汾困：一种菌类。

〔14〕门冬：天冬或麦冬。

〔15〕令纔掩：使水刚刚淹没药物。

〔16〕泚取汁：挤出其汁。

原文

□巾[1]：取鶏毇（纔）能卷[2]者，產搣，盡去毛，遺兩翼之末[3]，而係縣竿□□□鶏靡（摩）逢（蜂）房一大者，令蠡蜇[4]之；厭，有（又）徙之，令以蜇死[5]。死，即挩[6]去其□□□□其肌，善冶，【以】布麗[7]之，已，而以邑棗之脂[8]弁之，而以斜（塗）布巾。即以巾靡（摩）足□□□四五乃復，以二巾為卒[9]。□足者少氣，此令人多氣。

【一曰】：治巾[10]，取楊思[11]一升，赤蛾（蟻）[11]一升、蟹量[11]廿以美□半斗并漬之，奄（掩）□□□□其汁，以漬細布一尺。已漬，糚（暘）[12]之，乾，復漬。汁盡，即取穀〈穀〉[13]、椅桐汁□□□□□斜（塗）所漬布，乾之，即善臧（藏）之。節（即）用之，操以循（揗）玉筴（策），馬因驚矣[14]。楊思者，□□□□狀如小□□而虼（虼）人[15]。

【一曰】：□□蛇牀泰半參、藺本[16]二斗半、潘石三指最（撮）一、桂尺者五廷（挺）□□□□之菩半□□者一挬（榘），以三【月】茜[17]瀳（薦）□，孰（熟）煮，○○令潰（沸），而以布巾曼[18]其□□□汁。且為之[19]，□□□□□□□□□□□之，令膚急毋歄（垂）[20]，有（又）令男子足□。

【一曰】：【取】萩筴[21]二，冶之，以水一參沃之，善挑[22]，即漬巾中，卒其時而扚[23]之，□□□乾，輒復漬。

【一曰】：陰乾牡鼠腎，冶，取邑鳥卵瀳[24]并以涂（塗）新布巾。臥，以抿（揗）男女[25]。

【一曰】：取弟選[26]一斗，二分之[27]，以截漬一分而暴之。冬日置竈上，令極潰（沸），即出弟選，□□□□，餘如前，即以漬巾，盡其汁。已，臥而漬巾，以抿（揗）男，令牝[28]亦□。

【一】曰：贏[29]四斗，美洛（酪）[30]四斗，天牡[31]四分升一，桃可[32]

大如棗，牡蔞首〔33〕二七，□□□□□□□□半升，并漬洛（酪）中。已，取汁以□□□布□□漬，汁盡而已。□用之，濕□□操玉筴（策），則馬驁〔34〕矣。所胃（謂）天牡者，□□□食桃李華（花）者殹（也）。【桃可】者，桃實小時毛殹（也）。牡蔞者，頡罐〔35〕□□□□□□□□□□□□者殹（也）。□□者，狀如贛皮〔36〕。

【一曰】：燔□柎，張巾其□□□□□□□□□有□□□□□，以巾玩牝，馬麄（纔）□〔37〕。

〔1〕□巾：本题介绍以药汁浸渍布巾或涂药于布巾而制成药巾的方法。

〔2〕卷：即鸣。

〔3〕遗两翼之末：去掉鸡两翼的末端。

〔4〕蚩（shì）：蜇。

〔5〕厌……令以螫死：用蜂螫已拔毛的活鸡，一处螫完后，再把悬竿上的鸡移另处碰摩蜂房，使蜂继续螫之，直到鸡被螫死。

〔6〕挩：除。

〔7〕丽：曝也，或读为"洒"。

〔8〕邑枣之脂：为枣膏的一种。

〔9〕卒：止也。

〔10〕治巾：制作药巾。

〔11〕杨思　赤蚁　盘量：杨思，一种咬人的昆虫。赤蚁，即红蚂蚁。盘量，即斑蝥。

〔12〕旸：日干物也。

〔13〕谷：指谷实。

〔14〕操以循（揗）玉莢……惊矣：以手操药巾抚弄摩擦阴茎，阴茎即可勃起。

〔15〕龁（hé）人：咬人。

〔16〕蘽本：如青蒿之属。

〔17〕茜：滤出清液。

〔18〕曼：浸渍。

〔19〕且为之：即将性交时。

〔20〕令肤急毋垂：使阴茎皮肤绷急，阴茎挺直而不垂软。

〔21〕荻筴：皂筴。

〔22〕挑：拌搅之意。

〔23〕扜：读为"抽"，出也。

〔24〕溃：破卵取液。

〔25〕揗男女：摩挲男女外生殖器。

〔26〕弟选：蜗牛。

〔27〕二分之：分为两份。

〔28〕牝：女子外阴。

〔29〕蠃：当是蚍蠃之简称。

〔30〕酪：用动物的乳汁做成的半凝固或凝固状乳制品。

〔31〕天牡：天社虫。

〔32〕桃可：即桃毛。

〔33〕牡螻首：指牡螻蛄之头。

〔34〕马骜：即马僵。

〔35〕頡蠸（quán）：一种瓜虫。

〔36〕贛皮：薏苡外壳。

〔37〕"馬龥（纔）□"句：帛书此行以下缺损，行数不明。

原文

一曰[1]：欲輕身[2]者，取人所□□□□□□□□□□□□□□□□□□□□并□，以為後飯[3]，春秋□□□□□□□□□□□□□□□□□□□□□□之各四斗，與□□□養□□□□□□□□□□□□□□□□□

〔1〕一曰：帛书缺损，原标题及开端的药方一并佚去。

〔2〕轻身：身体轻利自如。

〔3〕后饭：饭后服用方药。

原文

【除中益氣】[1]：□□茲[2]肉肥□□□膏者，皆陰乾，冶，以三指最（撮）□。

【一曰】：□節者，其樂（藥）以鳥□、□□、澤烏（瀉）、蔆[3]、酸棗□□□□□□□□□□□□□□等，冶，即以松脂和，以為完（丸），後飯，少多自□。

【一曰】：春秋時取菟[4]，陰乾，冶之；取冬葵種，冶，并之参【指最

（撮）】□□□□□□□□□□□□□益中[5]。

【一曰】：□□、方（防）風、□三等，界當三物[6]，冶，三指最（撮）後飯□

【一】曰：【取】牛肉薄剡（劙）[7]之，即【取】革英寸者，置□□牛肉中，炊沸，休，有（又）炊沸，有（又）休，三而出肉食之。臧（藏）汁及痹英，以復煮肉，三而去之[8]。□□人環[9]益強而不傷人。食肉多少（恣）[10]殹（也）。

【一曰】：取白杬本[11]，陰乾而冶之，以馬醬[12]和，□丸，大如指【端】，□□□□□□空（孔）中，張且大一○。

【一曰】：滿冬、茷[13]、房（防）風，各冶之等，并之□

【一曰】：取芍桂[14]二，細辛四，萩[15]一，戊屬[16]一，秦林（椒）[17]二，【三】指最（撮）以為後飯，令人強。

【一曰】：如（茹）[18]，濕靡（磨），盛之，飽食飲酒□□者臭（嗅）之。□□各善冶，皆并，三宿雄雞血[19]□□□□□□，以繒[20]橐（裝）之，因以蓋□以韋□雄□堅□□□旬。竹緩節者[21]一節，大徑三寸□

【一曰】：以秋取□量□□首[22]□□□□□三□□□之[23]，強。

【一曰】：取□□□□□□□□□□□□強。

【一曰】：□□汁置籥中，牡鳥□□□□□□□□□置水中，飲之。

【一曰】：以豬膏大如手，令䘍（蜂）□□□□□□□□□□□□□□□淳（醇）曹（糟）四斗，善冶□。節（即）弗欲，洒之。

【一曰】：□□□□□等，亦以□□後飯。

【一曰】：□□□大牡兔[24]，皮，去腸[25]。取革薆長四寸一把，朮（术）一把，烏豪（喙）十□□□削皮細析，以大【牡兔】肉入藥間，盡之，乾，勿令見日，百日□裹。以三指最（撮）一為後飯百日，支六七歲[26]，□食之可也，次（恣）所用。

【一】曰：取細辛、乾桓（薑）、菌桂、烏豪（喙），凡四物，各冶之。細辛四，乾桓（薑）、菌、烏豪（喙）各二，并之，三指最（撮）以為後飯，益氣，有（又）令人免（面）澤。

【一】曰：取白苻、紅符[27]、伏靁各二兩，桓（薑）十果（顆），桂三尺，皆各冶之，以美醯二斗和之。即取刑馬膌肉[28]十□，善脯之，令薄如手三指，即漬之醯中，反復挑之，即扁（漏）之，已扁（漏），陰【乾】煬（煬）之，□□□瀆（沸），有（又）復漬煬（煬）如前，盡汁而止。煬

（煬）之□脩，即以椎薄段之〔29〕，令澤，復煬（煬）□□□之，令□澤，
□□□□□□□□□□□□□□柰（漆）〔30〕糜之，乾，即善臧（藏）之。朝日
晝□夕食食各三寸〔31〕，皆先飯□□□□□□□□□□□□□□□。□□□各冶等，
以為後飯。

〔1〕除中益气：治中、益气。

〔2〕兹：母牛或乳猪。

〔3〕乌□泽泻藗：乌□，所缺当为"卵"字。泽泻，利水渗湿功效的药物。藗，即
莶，读术。《神农本草经》有"术"，"久服轻身延年"，但不分白术、苍术等。

〔4〕冤：读为菀，即紫菀。

〔5〕益中：内补身体。

〔6〕界当三物：即把上述三药切细。

〔7〕薄劃：切成薄片。

〔8〕藏汁……三而去之：草英即草薢，为利水湿、分清泌浊的药物。把原汁及草薢存
留下来，以后煮牛肉再用，用过三次就不要了。

〔9〕人环：肚脐。

〔10〕恣：任也。

〔11〕白杬本：白色芫花之根。

〔12〕马酱：马肉酱。

〔13〕满冬　术：满冬，门冬。术，一说为莪术。

〔14〕苔桂：菌桂。今药用统称肉桂。

〔15〕荻：青蒿别名。

〔16〕戊厉：读为牡蛎。上品药。

〔17〕秦椒：《神农本草经》中品药。温中除寒痹。

〔18〕茹：柴胡的地上部分。

〔19〕三宿雄鸡血：取雄鸡血后放置三夜即成。

〔20〕缯：丝织品。

〔21〕竹缓节者：谓节间距离较长的竹子。

〔22〕□量□□首：补为"盤量牡蝼首"。斑蝥、蝼蛄，使人强壮。

〔23〕……三……之：帛书整理小组云帛书本行以下缺损，行数不明。

〔24〕大牡兔：大公兔。

〔25〕皮去肠：皮，此指剖开兔腹。去肠，除去肠子里的东西。

〔26〕支六七岁：存放六七年。

〔27〕白苻红苻：五色苻中的白苻、赤苻，即白石脂和赤石脂。

〔28〕膂肉：背脊两侧的肌肉。

〔29〕以椎薄段之：用椎子把脩捶成薄片。

〔30〕漆：生漆，上品药。漆树汁涂抹肉条，具有一定防腐作用。

〔31〕朝日……各三寸：大意是每日三餐前各服所制肉脯三寸。

原文

用少：男子用少而清〔1〕，□□□□□□□□□□□□□□□□□□□雄二之血和
完（丸），大如酸棗，以為後飯，【治】一即□。

　　□□□□□□□□斗□□□□□□□□□□□□□□以□化半斗，牡腊
□□□□□□□□□升□。〔2〕

〔1〕男子用少而清：男子性功能减退，精出清冷、稀少。

〔2〕□斗……升□：帛书本条开端缺损，末端亦缺损，行数字数不明。

原文

【治力】[1]：□□□□□□□□□□□□□□□□□□□□□□□□□□□
□□□身若僯（癢）若不僯（癢），以

　　□：黑髮益氣，取□□□□□□□□□□□□□□□□□□□□□□□
□□行，復盛，以一復行□□□□□□□□□□□□□□□□□□□□□□□
食，火毋絕，卅□□冶，以□□裹，□□□□□□□□□□□□□□□□□□
八月為樂（藥）。

　　□：為醴，用石膏一斤少半，槀本〔2〕、牛膝□□□□□□□□□□□
□□□□□□□□二斗，上□其汁，淳□□□□□□□□□□□□□□□□□
□□

　　□：益力，敬除□心匈（胸）中惡氣，取槐莢中實〔3〕，置竈
□□□□□□□□□□□□□□□□五實，僯（癢）甚。□之不僯（癢），益之，令
身若僯（癢）若不僯（癢），□□□□□□□□□□□□□□□□谷名有泰室、少
室〔4〕，其中有石，名曰駢石〔5〕，取小者□□□□□□□□□□□□□病益壽。

　　□：取刑馬脫脯之〔6〕。段烏豙（喙）一升，以淳酒漬之，□去其宰（滓），
□□□□□□□□□□□輿、虋（糵）冬〔7〕各□□，革薢、牛膝各五拼（棋），

荚、桔梗、厚□二尺，乌豪（喙）十果（颗），并冶，以淳酒四斗渍之，毋去其宰（滓），以□□尽之，□□□以韦囊裹。食以二〈三〉指最（撮）为後饭。服之六末[8]强，益寿。

□：冶云母[9]、销松脂等，并以麦蘱[10]捖（丸）之，勿□手，令大如酸枣，【之】各一垸（丸）。日益一垸（丸），至十日；日後日捐一垸（丸）[11]，至十日，日□□□□□□益损□□□□，令人寿不老。

〔1〕治力：增强身体精神、筋力。

〔2〕槀本：藁本。

〔3〕槐荚中实：槐实。

〔4〕谷名有泰室少室：药物"骈石"的产地。

〔5〕骈石：矿物药，待考。

〔6〕取刑马脱脯之：宰杀食用马去皮骨筋膜，取精肉做成肉脯。

〔7〕䕅冬：麦冬。

〔8〕六末：四肢及前后阴。

〔9〕云母　销：云母，上品药。销，熔解。

〔10〕麦蘱（zhái）：杂有麦糠的面粉。

〔11〕日捐一丸：日减一丸。

原文

【醪利中】[1]：取枲（漆）□之茎[2]，少多等，而□□□□□□□□□□□□□其清汁四斗半，□□□之间为之若□□□□□□□□□□以酿之。取熏乌豪（喙）八果（颗），□取枲（漆）、节[3]之□□□□□□□□□□□□□□□□酿下，善封其婴（罂）口，令□□□□□□□□□□□□□□□□之孰（熟），而以平□□□□□□□□□□□□□□□□□□□□[4]。

【一曰】：□九斗，先□□□□□□□□□□□□□者二升其中十日，冶□□□□□□□□□从器出□□□□□中，服之百日，令肠中毋（无）病。

【一曰】：为醪，细斩枲（漆）、节各一斗，以水五□□□□浚[5]，以汁煮岢【威】[6]□□□□□□□□□□，有（又）浚鞠（麹）、麦鞠（麹）[7]各一斗，□□□，卒其时，即浚□□□□黍稻□□□各一斗，并□，以鞠（麹）汁脩（滫）之，如恒飯[8]。取【烏】豙（喙）三果（顆），乾畺（薑）五，焦□□，凡三物，甫□□投之，先置□甖（罌）中，即釀黍其上，□汁均沃之，有（又）以美酒十斗沃之，勿撓，□□。□涂（塗）之。十一□孰（熟）矣，即發，勿醴[9]，稍□□清汁盡，有（又）以□□酒沃，如此三而□□。以餔食飲一咅（杯）。已飲，身膿（體）養（癢）者，靡（摩）之。服之百日，令目【明耳】葱（聰），末皆强[10]，□□病及偏枯。

〔1〕醪利中：内补的药酒。

〔2〕漆□之茎：漆茎，泽漆的别名。

〔3〕节：地节之简称。按《名医别录》地节即葳蕤，又名玉竹。

〔4〕“而以平□……”句：帛书本行以下缺损，行数不明。

〔5〕浚：去滓留汁。

〔6〕茈威：紫葳，益气药物。

〔7〕麦麴：即药酒酿制过程所用的发酵物。

〔8〕以麴汁……如恒饭：以麴汁浇黍稻并拌匀，像平时做饭洗米一样。

〔9〕勿醴：不要滤酒。

〔10〕末：四肢。

原文

【治】[1]：取贏四斗，以浩（酢）瀸（截）[2]漬二日，去贏，以其汁漬□肉動（撞）[3]者，□犬脯□□，復漬汁，□□。食脯一寸勝一人，十寸勝十人[4]。

〔1〕治：此条宜移合于前面“治”题。

〔2〕浩瀸：即醋。

〔3〕撞：椎打。

〔4〕食脯一寸……十人：极言食脯的壮阳效果。

原文

【折角】[1]：燔螑[2]，冶。裹其灰以□牛，可以翕□[3]折角。益力。

〔1〕折角：可医治牛折角之疾病方，此指强壮筋骨之方。

〔2〕螑：为虫类药物。

〔3〕翕□：帛书整理小组云，"翕"的下一字不全。推测为盛器。

原文

【走】[1]：非廉、方葵[2]、石韋、桔梗、芘威各一小束，烏豙（喙）三果（顆），□□□□□□□□大□□□箐五寸，白脃蛇若蒼梗蛇[3]長三四寸，若□□□□□□□□，各蠱（治），并以□若棗脂完（丸），大如羊矢，五十里一食。陰困出雝[4]□□□□□□□□。七百[5]。

【一曰】：烏豙（喙）五，龍愬[6]三，石韋、方（防）風、伏兔（菟）各□，陰乾，□□□□□□□□去其□□蠱（治）五物，入酒中一日一夜，浚去其財（滓），以汁漬餐（滫）[7]飯，如食【頃】，□□乾，乾有（又）復□□乾，索汁而成[8]。

【一曰】：烏豙（喙）二，北南陳陽□骨一，蠱（治），并以細新白布裹三。馬骨□□□□棲肥鷄□□□，復鬻（煮）瓦茞[9]長如中指，置□□□□汁，出茞，以囊盛，□□□□日棄貍（埋）□□財（滓）。節（即）行，漬，扜東行水一栖（杯），置□□□□□□□□二以出□□見日飲之。

【一曰】：□□犬三卒□烏豙（喙）一半，冶之，□为□。

【一曰】：走者，取女□□□□□□□□□□□□□□□□□□□□□□□□□□服一斗，取□。

【一曰】：□□有□□□□□□□□□□□□□□□□□□□□晦[10]漬，晝乾之，盡□□□行百里。

【一曰】：行宿[11]，自謼（呼）："大山之陽，天□□□，□□先□，城郭不完，□以金關[12]。"即禹步[13]三，曰以產荆長二寸周畫（畫）中[14]。

【一曰】：東鄉（嚮）謼（呼）："敢告東君明星[15]，□來敢到畫所者，席彼裂瓦[16]，何人？"有（又）即周中。

【一】曰：走疾欲善先者，取女子未嘗男子者【布】[17]，縣枲[18]，懷之，見旋風以投之。

風止，即□□帶之。

〔1〕走：加强行走足力的方法。
〔2〕非廉方葵：非廉，蟑螂。方葵，坚骨髓、益气轻身的药物。
〔3〕白脃蛇若苍梗蛇：待考。
〔4〕阴困出雝：阴菌出产在雝地。

〔5〕七百：可云按方服药可行走七百里。

〔6〕龙慨：龙葵。

〔7〕饗：酸臭的淘米水。

〔8〕索汁而成：汁尽即成。

〔9〕瓦茝：瓦苔。

〔10〕晦：夜晚。

〔11〕行宿：旅行夜宿。

〔12〕大山之阳……以金关：咒语。

〔13〕禹步：巫祝术士施术时的一种步法。

〔14〕产荆长二寸周画中：产荆，生荆条。用两寸生荆条在四周空中作画。

〔15〕东君明星：巫术中的天神名。

〔16〕席彼裂瓦：用破瓦片攻击。

〔17〕女子未尝男子者布：处女月经布。

〔18〕枲（xǐ）：麻。一说牛车上的横辕。

原文

疾行：取牛車枲纍（暈）〔1〕帶之，欲疾，一約之〔2〕。

【一曰】：行欲毋足痛者，南鄉（嚮）禹步三，曰："何水不截，何道不枯，氣我□□。"末即取突墨〔3〕□□□□□內（納）履中。

〔1〕纍：指缠绕在车辕上的麻绳。

〔2〕约之：缠束裤腿。

〔3〕突墨：灶突墨。

原文

□〔1〕：□□□□天下□□□□□□□□□□□□宗，有氣則產〔2〕，無氣則死，是□□□□□□□。怒〔3〕而不大者，據（膚）〔4〕不至【也；大而不堅者】，筋不【至也】；堅而不熱者，氣不至也。據（膚）不至【而用】〔5〕則腄（垂）〔6〕，筋不至而用則避，氣不至而用則隋（惰），是以聖人必□□之。湯〔7〕斿（游）於搖（瑶）臺，陳□□〔8〕於南宮，問○○男女之齊至相當〔9〕、毋傷於身者若可（何）？合（答）曰：益產者食也，損產【者色】也〔10〕，是以聖人必有法廁（則）〔11〕：一曰麋□，二爰（猨）據，三曰蟬傅，四曰蟾者（諸），五曰魚粲（嚓），六曰青□[12]。一曰云石，二曰拮弧，三曰濯昏[13]，四伏□，五曰□□。【一曰】高之，二曰下之，三曰左之，四曰右之，【五曰】深之，六曰淺之[14]，七曰兔秋（鶩）[15]。一曰疢（吷），二曰癵（醔）[16]。一曰□□，【二】曰震撞（動）[17]。一曰定味，二曰致氣，【三曰勞】實，四曰侍（時）節[18]。

〔1〕□：标题已佚，内容应为房中术。

〔2〕產：生也。

〔3〕怒：阴茎勃起。

〔4〕膚：肌肤。

〔5〕用：性交。

〔6〕垂：下垂，衰瘻也。

〔7〕湯：是古医书和房中书的一种常用方法。

〔8〕陳□□：陈□或为人名，第2个□疑为一动词。

〔9〕男女之齐至相当：男女交接最适当的方法。

〔10〕損產者色也：房室生活过度就会损伤身体生命。

〔11〕則：法则。

〔12〕一曰麇□……六曰青□：麇□疑作"鷵桷或鷵粲"。青□疑作"蜻蛉"。

〔13〕一曰云石……濯昏：一是石，二是調弧，三是濯昏。

〔14〕一曰高之……六曰浅之：考注详见简书《合阴阳》"十条"等。

〔15〕兔鶩：考注详见《合阴阳》"十节""天下之道谈""十势"。

〔16〕一曰吷二曰醔：考注详见《天下至道谈》"五音"、《合阴阳》"五音"。

〔17〕震动：考注详见简书《合阴阳》"八动"。

〔18〕一曰定味……四曰时节：考注详见简书《天下至道谈》"十修"。

原文

□語：□見三月吉日在□，禹乃□□入於誠（璿）房[1]，其狀變，色甚雄以美，乃若台壯[2]。羣河[3]見之□□□□□□□□□□□□□河月之□治釦而見□，凡彼卓〈莫〉不漑（既）蒿有英[4]。今人□□□□□□□□□□□□□□□□□我須（鬚）麇（眉）漑（既）化[5]，血氣不足，我無所樂□□□□□□□□□□□□□□□□□欲毋言，王有□色，□□□□□□□□□□□□□□□□□□□□□□□昏有吾（悟）。南河□□□□[6]女子之□□□□□□□□□□

□□□□□□□□□□□□□□□□□□□不能已。西河□□□□□□□□□
□□□俞曰：□□□□□□□□□□□□□堅病而□而不已，恐過而不
吾（悟）。少河□合[7]麋（眉）睞[7]□□□□□□□□□□□□□其□
撞而問之，以渴（謁）請故。少河進合（答）曰：女子之□有□□□□□□□
□□□□□□幼疾，暴進暴退，良氣不節[8]。禹曰：善戈（哉）言也。
□□□□□□□□□□□□□□我欲合氣，男女蕃茲[9]，為之若何？少
河曰：凡合氣之道，必□□□□□□□□□□曰：君何不鬻（羹）茅艾[10]，
取其湛[11]，以實五賞石膏白□[12]□□□□□□□□□□，端夜茨
窹，白雖賞，登左下右，亦毋暴成。

〔1〕璇房：代指宫娥美女住宿。

〔2〕其狀变……乃若台壯：描述禹的外貌的变化。

〔3〕河：娥，当是指代人。

〔4〕凡彼莫不……有英：帛书整理小组云，卨写为莫。

〔5〕鬚眉既化：须眉已花白。

〔6〕南河□□□□：帛书此行以下缺损，是否与下行直接衔接，不能确定。

〔7〕合　睞：合，疑读为答。睞，睫毛。

〔8〕暴進暴退良氣不節：性交动作急暴，精气不能得到调节。

〔9〕我欲合氣男女蕃茲：男女交接，生儿育女。

〔10〕茅艾：茅根和艾叶。以茅根、艾叶为羹的食疗法。

〔11〕湛：汁。

〔12〕白□：白字下一字疑读为煆字。

原文

食引[1]：【利】益氣，食飲恒移音（陰）撞（動）之，卧有（又）引之[2]，
故曰：飲□□，有（又）教謀之[3]。右引而曲左足。

〔1〕食引：配合饮食进行的导引。

〔2〕卧又引之：配合睡眠进行的导引锻炼。

〔3〕教谋之：教诲之。

《十問》

原文

黄帝問於天師[1]曰："萬勿（物）何得而行？草木何得而長？日月何得而明？"天師曰："璽（爾）察天之請（情）[2]，陰陽為正[3]，萬勿（物）失之而不繼（繼），得之而贏。食陰樸陽[4]，稽於神明[5]。食二陰之道，虛而[6]五臧（藏），廣而三咎[7]，若弗能出㨦[8]。食之貴靜而神風[9]，距而兩持[10]，參築而毋遂[11]，神風乃生，五聲[12]乃對。翕毋過五[13]，致之口，枚之心[14]，四輔[15]所貴，玄尊[16]乃至。飲毋過五，口必甘昧（味），至之五臧（藏），刑（形）乃極退[17]。薄（摶）而肌膚[18]，及夫髮末，毛脈乃遂[19]，陰水[20]乃至，淺坡（彼）陽燘[21]，堅塞不死[22]，飲食賓體（體）[23]，此胃（謂）復奇之方[24]，通於神明[25]。"天師之食神氣之道。

〔1〕天师：对医学有研究的人。

〔2〕璽察天之请：请你考察天地阴阳发展变化情况。

〔3〕阴阳为正：以阴阳为准则。

〔4〕食阴樸阳：服食滋阴之品以养阴扶阳。

〔5〕稽于神明：到达神明的境界。

〔6〕而：你的。

〔7〕三咎：三焦。

〔8〕若弗能出㨦：所食之气全保持在体内。

〔9〕食之贵静而神风：此指在房事之前，应当保持镇静，务使精气旺盛。

〔10〕距而两持：男方精气旺盛，则交媾之时方能与女方抗衡而能持久。

〔11〕参筑而毋遂：交合时多次抽送而不泻精。

〔12〕五声：女子在交合时所发出的五种呼吸声或叹息声。

〔13〕翕毋过五：行深呼吸而不超过五次，使之合乎天地之中数。

〔14〕枚之心：吸气入内脏。

〔15〕四辅：四肢。

〔16〕玄尊：借指口中津液。

〔17〕刑乃极退：立即停止一切活动静守之。

〔18〕摶而肌肤：摶，马继兴认为即"抟"也，集聚。精气迫行于外而充聚于皮肤。

〔19〕毛脉乃遂：周身微细之脉都很通畅。

〔20〕阴水：精液或阴液。

〔21〕浅彼阳怫：阴茎勃起。

〔22〕坚蹇不死：阳强不痿。

〔23〕饮食宾体：饮食调和适体。

〔24〕复奇之方：补偿精气亏损的方法。

〔25〕通于神明：排除忧、怒、惊、恐，做到虚静自守。

原文

黄帝問於大成曰[1]："民何失而疀（顔）色鹿（麓）貍（貍）[2]，黑而蒼？民何得而奏（腠）理靡曼[3]，鮮白有光？"大成合（答）曰："君欲練色鮮白，則察歡尺汙（蠖）之食方[4]，通於陰陽，食蒼則蒼，食黄則黄。唯[5]君所食，以變五色。君必食陰以為當（常）[6]，助以柏實[7]盛良，飲走獸泉英[8]，可以却老復壯，曼澤有光。棲（接）陰將衆[9]，鬵（繼）以蜇蟲[10]，春斸（爵）員馻[11]，興坡（彼）鳴雄[12]，鳴雄有精[13]，誠能服此，玉筴（策）[14]復生。大（太）上執遇[15]，靡坡（彼）玉寳[16]，盛乃從之，員馻送之；若不執遇，置之以饎[17]。誠能服此，可以起死[18]。大成之起死食鳥精之道。"

〔1〕大成：人名，假托为黄帝时懂得养生之道的人。

〔2〕粗貍：黎民百姓长得又粗又黑。

〔3〕靡曼：美丽。

〔4〕尺污之食方：尺蠖在树上吃花叶而形成保护色的规律。

〔5〕唯：因也。

〔6〕食阴以为当：必须长期服食滋阴之品。

〔7〕柏实：中药名。

〔8〕饮走兽泉英：饮用牛羊乳。

〔9〕接阴将众：能多次与女子交合而阳强不衰。

〔10〕蜇虫：指鸟。

〔11〕春爵员馻（dài）：春天的雀卵。

〔12〕兴坡鸣雄：作兴食用公鸡之类。

〔13〕精：公鸡睾丸。

〔14〕玉策：男子阴茎。

〔15〕势遇：指阴茎能够勃起，形成可与女子交合之势。

〔16〕靡彼玉窦：形容两性交合。

〔17〕𩚜：以麦粥或麦芽糖服雀卵。

〔18〕可以起死：可以治好阳痿。

原文

黄帝问于曹熬〔1〕曰："民何失而死? 何得而生? "曹【熬答曰】："□□□□□而取其精。侍（待）坡（彼）合气〔2〕，而微动其刑（形）〔3〕。能动其刑（形），以致五声，乃入其精，虚者可使充盈，壮者可使久榮，老者可使长生。长生之稽〔4〕，侦用玉闭〔5〕，玉闭时辟〔6〕，神明来积。积必见章〔7〕，玉闭坚精，必使玉泉毋顷（倾）〔8〕，则百疾弗婴〔9〕，故能长生。楼（接）阴之道，必心塞葆〔10〕，刑（形）气相葆。故曰："壹至勿星〔11〕，耳目葱（聪）明；再至勿星，音气高陽（揚）；三至勿星，被（皮）革有光；四至勿星，脊肤不陽（傷）〔12〕；五至勿星，尻脾（髀）能方〔13〕；六至勿星，百脉通行；七至勿星，冬（終）身失（无）央（殃）；八至勿星，可以寿长；九至勿星，通于神明。"曹熬之楼（接）阴治神气之道。

〔1〕曹熬：人名。

〔2〕合气：指阴阳二气，阴阳交合。

〔3〕微动其形：交合动作当舒缓柔和，不宜暴急。

〔4〕稽：长生之道。

〔5〕侦用玉闭：侦，慎。此句指藏精勿泄以防耗损精液。

〔6〕辟：聚藏之义。

〔7〕章：同"彰"，明显。

〔8〕必使玉泉毋顷：务必不要竭耗津液和精液。

〔9〕百疾弗婴：各种疾病都不会患上。

〔10〕必心塞葆：交媾之道，必须精神内守。

〔11〕壹至勿星：星，泻。指交媾一个回合而不泻精。

〔12〕脊肤不伤：脊柱和臂肘关节不会损伤。

〔13〕尻脾能方：臀部和两腿周正健壮，肌肉丰满。

原文

黄帝問於容成[1]曰："民始蒲淳溜刑[2]，何得而生？溜刑成膘（體），何失而死？何曳[3]之人也，有惡有好，有夭有壽？欲聞民氣贏屈施（弛）張之故[4]。容成合（答）曰："君若欲壽，則順察天地之道。天氣月盡月盈，故能長生。地氣歲有寒暑，險易相取[5]，故地久而不腐。君必察天地之請（情），而行之以身。有徵可智（知），間雖聖人[6]，非其所能，唯道者智（知）之。天地之至精，生於無徵，長於無刑（形），成於無膘（體），得者壽長，失者夭死。故善治氣摶（摶）精者[7]，以無徵為積，精神泉益（溢），翕甘潞（露）[8]以為積，飲榣（瑤）泉靈尊以為經[9]，去惡好俗[10]，神乃溜刑。翕氣之道，必致之末[11]，精生而不厥[12]。尚（上）下皆精，塞（寒）溫安生？息必探（深）而久，新氣易守。宿氣為老，新氣為壽。善治氣者，使宿氣夜散，新氣朝最[13]，以徹九徹（竅）[14]，而實六府。食氣有禁，春辟（避）濁陽，夏辟（避）湯風[15]，秋辟（避）霜潛（霧），冬辟（避）凌陰，必去四咎[16]，乃榢（深）息以為壽[17]。朝息之志[18]，亓（其）出也潛（務）合於天，亓（其）入也椄（揳）坡（彼）閨誦[19]，如臧（藏）於淵，則陳氣日盡，而新氣日盈，則刑（形）有云光[20]。以精為充，故能久長。盡息之志，虖（呼）吸必微，耳目葱（聰）明，陰陰蓺氣[21]，中不薔腐[22]，故身無苟（疴）央（殃）。莫（暮）息之志[23]，深息長徐，使耳勿聞，且以安侵（寢）。云（魂）柏（魄）安刑（形）[24]，故能長生。夜半之息也，覺牾（寤）毋變侵（寢）刑（形），探（深）余（徐）去執（勢）[25]，六府皆發，以長為極[26]。將欲壽神[27]，必以奏（腠）理息。治氣之道，出死入生[28]，驪欣眯縠[29]，以此充刑（形），此胃（謂）摶（摶）精。治氣有經，務在積精，精盈必寫（瀉），精出必補。補寫（瀉）之時，於臥為之，酒食五味，以志治氣[30]。目明耳葱（聰），被（皮）革有光，百脈充盈，陰乃□生[31]，繇使則可以久立[32]，可以遠行，故能壽長。

[1]容成：人名，传说为黄帝时史官，古代房中家之一。

[2]蒲淳溜刑：敷布阳和之气而演化成健康的形体。

[3]曳：读为世，甚是。

[4]贏屈施张之故：要了解庶民百姓体力的盈虚与劳逸的情况。

[5]险易相取：此言地势有高有低，乃能相辅相成。

〔6〕间虽圣人：现今即使是圣人。

〔7〕故善治气抟精者：所以擅长行呼吸吐纳气功导引之事、凝聚精气的人。

〔8〕翕甘露：吸饮甘露。

〔9〕饮瑶泉灵尊以为经：把饮用上等泉水、美酒当作经常的事情。

〔10〕去恶好俗：去恶好善，培养好的习惯。

〔11〕末：四肢或外阴部位。

〔12〕厥：短缺。

〔13〕最：聚积。

〔14〕以徹九窍：使九窍通畅。

〔15〕汤风：热风。

〔16〕四咎：指浊阳、汤风、霜雾、凌阴，四者皆可致病灾。

〔17〕深息以为寿：经常做深呼吸可以健康长寿。

〔18〕朝息之志：早晨进行呼吸吐纳的原则和方法。

〔19〕揆彼闺䐄：衡量吸气的标准是以肺部充满为度。

〔20〕形有云光：形体润泽有光。

〔21〕阴阴蓺气：胸中充满喜气。

〔22〕中不荟腐：荟，溃。内脏不会发生溃疡腐烂之病。

〔23〕莫息之志：晚上行吸吸吐纳的原则和方法。

〔24〕云柏安形：云柏，魂魄。此句指精神安于形体。

〔25〕深徐去势：呼吸要深而徐缓，不要急暴用力。

〔26〕以长为极：呼吸以深长为标准。

〔27〕将欲寿神：想要使精神长期旺盛而不衰减。

〔28〕出死入生：吐故纳新。

〔29〕骤欣咪敥：指轻松愉快地吸收新鲜空气。

〔30〕以志治气：认为酒食五味可以资助治气。

〔31〕阴乃□生："乃"后疑脱一"得"字或"复"字。

〔32〕繇使则可以久立：可使善于治气的人久立、远行和长寿。

原文

尧问於舜曰[1]："天下孰最贵？"舜曰："生最贵。"尧曰："治生奈何？"舜曰："审夫阴阳。"尧曰："人有九缴（窍）十二節[2]，皆设而居[3]，何故而阴与人具（俱）生而先身去[4]？"舜曰："飲食弗以[5]，謀慮弗使，諱其名而匿其膿（體）^[6]，亓（其）使甚多，而無寬禮^[7]，故興（與）身俱生而先身死。"堯曰："治之奈何？"舜曰："必愛而喜之，教而謀之，飲而食之，使其題禎堅強而緩事之^[8]必鹽之而勿予^[9]，必樂矣而勿寫（瀉），材^[10]將積，氣將褚^[11]，行年百歲^[12]，賢於往者^[13]。"舜之楼（接）陰治氣之道。"

〔1〕尧问于舜：这里托名尧舜互相问答而讨论房中养生问题。

〔2〕十二节：此指四肢大关节。

〔3〕皆设而居：人体各器官的设置皆有所处。

〔4〕阴与人俱生而先身去：生殖器官虽然与人体同时生长，但其功能容易衰退，比其他器官要早衰得多。

〔5〕饮食弗以：进饮食用不着它。

〔6〕讳其名而匿其体：指生殖器官隐藏于下体，人们都避免直呼其名。

〔7〕而无宽礼：房事过于频繁而不加宽缓与节制。

〔8〕使其题禎坚强而缓事之：要使生殖器官健壮就得节制房室生活。

〔9〕必鹽（gǔ）之而勿予：即使产生了性欲也不要轻率地进行交合。

〔10〕材：当为精。

〔11〕褚：蓄积。

〔12〕行年百岁：经历了一百岁。

〔13〕贤于往者：年满百岁反而比以往几十岁时身体还要强健。

原文

王子巧父問於彭祖曰^[1]："人氣何是為精虖（乎）？"彭祖合（答）曰："人氣莫如竣（朘）精^[2]。竣（朘）氣宛（菀）閉^[3]，百脈生疾；竣（朘）氣不成，不能繁生，故壽盡在竣（朘）^[4]。竣（朘）之葆愛^[5]，兼予成眂（佐）^[6]，是故道者發明唾手循辟（臂）^[7]，靡（摩）腹從陰從陽^[8]。必先吐陳，乃翕五竣（朘）氣^[9]，與竣（朘）通息，與竣（朘）飲食^[10]，飲食完竣（朘），如養赤子。赤子驕悍數起^[11]，慎勿出入^[12]，以脩美浬^[13]，軥白内成^[14]，何病之有？坡（彼）生有央（殃），必亓（其）陰精扇（漏）泄，百脈宛（菀）廢，喜怒不時，不明大道，生氣去之。俗人芒生^[15]，乃持（恃）巫醫，行年秂十^[16]，刑（形）必夭貍（埋）^[17]，頌事白（自）殺^[18]，亦傷（傷）悲弋（哉）。死生安在，徹士製（制）之^[19]，實下閉精^[20]，氣不扇（漏）泄。心製（制）死生^[21]，孰為之敗？慎守勿失，長生纍迣（世）^[22]。纍迣（世）安樂長壽，長壽生於蓄積。坡（彼）生之多〔23〕，尚（上）察於天，下播〔24〕於地，能者必神〔25〕，故能刑（形）解〔26〕。明大道者，亓（其）行陵雲，上自麋摇〔27〕，水溜（流）能遠，奠（龍）登能高〔28〕，疾不力倦，□□□□巫成招〔29〕□□□不死。巫成招以四時為輔，天地為經〔30〕，巫成招與陰陽皆生。陰陽不死，巫成招興（與）相視〔31〕，有道之士亦如此。

〔1〕王子巧父问于彭祖曰：王子乔向彭祖问。

〔2〕竣精：男生殖器能蓄养精液。

〔3〕朘气宛闭：指男子精道闭塞不通。

〔4〕故寿尽在朘：要想尽终天年关键在于保养阴精。

〔5〕葆爱：保养和爱护。

〔6〕兼予成胜：兼之加以辅佐。

〔7〕道者发明唾手循辟：善于养生的人发明气功导引动作。

〔8〕靡腹从阴从阳：按摩腹部以导气运行而顺从阴阳。

〔9〕乃翕五朘气：收敛精气。

〔10〕与朘饮食：口吞津液或预服补养药以补阴壮阳。

〔11〕赤子骄悍数起：阴茎多次勃起。

〔12〕慎勿出入：房事要慎重，不可随意交合。

〔13〕以脩美涅：研究高妙的养生道理。

〔14〕轴白内成：人体正气固附而内脏功能健全。

〔15〕俗人芒生：一般人蒙昧而不懂保健知识。

〔16〕柔十：七十。

〔17〕刑必夭貍：不善养生者，刚满七十岁就头倾视深，弯腰驼背，形体很不雅观。

〔18〕颂事白杀：诉说其疾病之痛苦，感到无可奈何，因而自杀。

〔19〕彻士制之：通晓养生之道的人节制房室生活。

〔20〕实下闭精：实其下而闭其精，也就是巩固精关之意。

〔21〕心制死生：充分发挥人的主观能动性以控制疾病死生和寿命长短。

〔22〕彝迣：喻时间久长。

〔23〕多：即久。

〔24〕播：施行。

〔25〕能者必神：善于养生者必能推广长寿的方法。

〔26〕形解：即尸解，言将登仙，假托为尸以解化也。

〔27〕上自麋榣：向上能到达仙境。

〔28〕龙登能高：言龙能入云霄而登高。

〔29〕巫成招：务成昭，传说为舜之师。

〔30〕天地为经：以天地为法度。

〔31〕巫成招与相视：阴阳不死而务成昭可与阴阳相比。

原文

帝盤庚問於耇老曰[1]："聞子楱（接）陰以爲强，翕天之精，以爲壽長，吾將何處而道可行？"耇老合（答）曰："君必貴夫與身俱生而先身老者[2]，弱者使之强，短者使長，貧者使多量（糧）[3]。亓（其）事壹虛壹實，治之有節：一曰垂枝（肢），直脊，橈（撓）尻[4]；二曰疏股，動陰，繻（縮）州[5]，三曰合疌（睫）毋聽，翕氣以充膃[6]；四曰含亓（其）五味[7]，飲夫泉英[8]；五曰羣精皆上，翕亓（其）大明[9]。至五而止，精神日抬（怡）[10]。"耇老妾（接）陰食神氣之道。

〔1〕帝盘庚问于耇（gǒu）老：盘庚向高寿的老者询问。

〔2〕与身俱生而先身老者：生殖器官因为性功能容易早衰。

〔3〕贫者使多量：使贫穷者能获得足够的饮食管养。

〔4〕挠尻：按摩臀部。

〔5〕疏股动阴缩州：皆房中气功导引动作。

〔6〕翕气以充膃：吸引天之精气以充实头脑。

〔7〕含其五味：口含津液自觉五味皆备。

〔8〕饮夫泉英：吞服舌下津液。

〔9〕翕其大明：收敛全身之阳气也。

〔10〕至五而止精神日抬：交合时精液五至而不泄泻，就会使人精神愉快。

原文

禹問於師癸曰[1]："明耳目之智，以治天下，上均湛地[2]，下因江水，至會稽之山[3]，處水十年矣[4]。今四枝（肢）不用，家大乿（亂），治之奈何？"師癸合（答）曰："凡治正（政）之紀，必自身始。血氣宜行而不行，此胃（謂）款央（殃）[5]，六極[6]之宗也。此氣血之續也，筋脈之裱[7]也，不可廢忘也。於膃也施[8]，於味也移[9]，道（導）之以志[10]，動之以事。非味也，無以充元（其）中而長其節；非志也，無以智（知）其中虛興（與）實，非事也，無以動元（其）四支（肢）而移去其疾。故覺侵（寝）而引陰〔11〕，此胃（謂）練筋；餤（既）信（伸）有（又）詘（屈），此胃（謂）練骨。動用必當，精故泉出。行此道也，何迣（世）不物〔12〕？"禹於是飲潼〔13〕，以安後姚〔14〕，家乃復寧，師癸治神氣之道。

〔1〕禹问于师癸曰：禹向天师癸询问。

〔2〕上均湛地：平整修治洪涝之地。

〔3〕会稽之山：承上文由长江顺流而下来到了会稽山。

〔4〕处水十年矣：治水十年。

〔5〕款央：指血气郁闭不通而成病殃。

〔6〕六极：六种灾患。

〔7〕核：筋脉聚结之处。

〔8〕于腦也施：要让头脑松弛，不能老是处于紧张之中。

〔9〕于味也移：饮食口味要有所变化，不能只偏食某种或某几种食物。

〔10〕导之以志：要开导和启迪人的智慧和思维能力。

〔11〕觉（jiào）侵而引阴：晚上睡眠时导气运行于阴部。

〔12〕何世不物：遵循养生之道，没有哪个时代是行不通的。

〔13〕潼（dòng）：乳汁。

〔14〕后姚：为禹妻，姚姓。

原文

文執（摯）見齊威王〔1〕，威王問道焉，曰："夏（寡）人聞子大夫之博於道也，夏（寡）人已宗廟之祠〔2〕，不叚（暇）其聽，欲聞道之要者，二、三言而止。"文執（摯）合（答）曰："臣為道三百編（篇），而卧最為首。"威王曰："子澤（繹）之〔3〕，卧時食何氏（是）有？"文執（摯）合（答）曰："淳酒毒韭〔4〕。"威王曰："子之長韭何邪〔5〕？"文執（摯）合（答）曰："后稷（稷）半鞣〔6〕，草千歲者唯韭〔7〕，故因而命之〔8〕。元（其）受天氣也蚤（早），元（其）受地氣也葆，故辟䨢（懾）胠（怯）〔9〕者，食之恒張，目不蔡（察）者，食之恒明；耳不聞者，食之恒葱（聰）；春三月食之，苟（疴）疾不昌，筋骨益強，此胃（謂）百草之王。"威王曰："善，子之長酒〔10〕何邪？"文執（摯）合（答）曰："酒者，五穀之精氣也，元（其）人（人）中散溜（流）〔11〕，亓（其）人（入）理也徹而周[12]，不胥臥而九（究）理[13]，故以為百藥繇（由）[14]。"威王曰："善。然有不如子言者，夫春赇寫人人以韭者[15]，何其不與酒而恒與卵[16]邪？"文執（摯）合（答）曰："亦可。夫雞者，陽獸[17]也，發明聲葱（聰）[18]，信（伸）頭羽張[19]者也。復陰三月，與韭俱徹[20]，故道者食之。"威王曰："善。子之長臥何邪？"文執（摯）合（答）曰："夫臥，非徒生民之事也。舉[21]鼀雁、蕭（鷫）相（鸘）[22]、蚖檀（蟺）[23]、魚鱉（鼈）、奂（蝡）動之徒[24]，胥食而生者也；食者，胥臥而成者也[25]。夫臥，使食靡宵（消）[26]，散藥以流刑[27]者也。辟（譬）臥於食，如火於金。故一昔（夕）不臥，百日不復。食不化，必如扽鞠（鞠）[28]，是生甘心密墨[29]，粔湯劂惑[30]，故道者敬臥。"威王曰："善。夈（寡）人恒善莫（暮）飲而連於夜，苟毋（無）苛（疴）虖（乎）[31]？"文執（摯）合（答）曰："毋（無）芳（妨）也。辟（譬）如鳴（鳥）獸，蚤（早）臥蚤（早）起，莫（暮）臥莫（暮）起，天者受明，地者受晦[32]，道者九（究）其事而止。夫食氣瀟（潛）人（入）而黔（默）移，夜半而□□□□□氣，致之六極[33]。六極堅精，是以內實外平，痤瘻弗處[34]，癰（癰）壹（噎）[35]不生，此道之至也。"威王曰："善。"

〔1〕文摯见齐威王：文摯，战国时宋国名医。齐威王，战国时田齐国君。

〔2〕寡人已宗庙之祠：此句言齐威王已经获得主祭宗庙之权，也就是继承了统治齐国的王位。

〔3〕子泽之：请您解说一番。

〔4〕淳酒毒韭：厚味酒和味道浓烈的韭菜。

〔5〕子之长（zhǎng）韭何也：您为何贵重韭菜。

〔6〕后稷半鞣：指后稷从事农耕种植。

〔7〕草千岁者唯韭：草之类能生长长久的就是韭。

〔8〕命之：给它取名。

〔9〕辟蠹懹（ràng）肤：体虚之人多皮肤襞皱而且心惊胆怯。

〔10〕长酒：以酒为长。

〔11〕入中散溜：即入中散流，指饮酒以后，很快流散到全身。

〔12〕入理也彻而周：酒入周身腠理，即周身各个部位全都吸收了酒精。

〔13〕不胥臥而究理：不待臥而能使酒深入肌理。

〔14〕繇：同"由"，用也。

〔15〕夫春朕写人人以韭者：春天因饮食不适而引起腹泻者，当加食辛温之韭以安脏腑。

〔16〕卵：当指韭卵，可能是用韭汁浸泡或腌制过的禽蛋之类。

〔17〕阳兽：这里的兽是泛指禽和兽的，谓鸡性属阳，故曰阳兽。

〔18〕发明声聪：鸡鸣司晨而开启视听，使人觉醒。

〔19〕信头羽张：形容公鸡啼鸣时的伸头展翅之状。

〔20〕与韭俱彻：言阳春三月，鸡与韭皆能通其阳气。

〔21〕举：大凡。

〔22〕萧相：雁的一种。

〔23〕蚖蟺（yuán shàn）：泛指蛇。

〔24〕奂动之徒：昆虫之类。

〔25〕食者胥卧而成者也：凡动物都要靠睡眠才能成长。

〔26〕使食靡消：即使食物糜烂消化。

〔27〕散药以流刑：消化药物使之流布于形体。

〔28〕肫（chún）鞠：饮食不化腹中如裹皮球。

〔29〕是生甘心密墨：因此产生忧思而郁闭不通。

〔30〕糒汤劀惑：毁伤扰乱。

〔31〕苟毋苛虏：大概不会产生疾病吧。

〔32〕天者受明地者受晦：谓天有日月，故受其明，而日、月西落，则地受其晦暗。

〔33〕六极：六腑或人体的头身及四肢。

〔34〕痤瘘弗处：痤疖痔瘘之类的病也不会产生。

〔35〕痈噎：痈喉。

原文

王期见，秦昭王问道焉〔1〕，曰："寡人闻客食阴以为动强〔2〕，翕气以为精明〔3〕。孬（寡）人何处而寿可辰〔4〕？"王期合（答）曰："必朝日月而翕其精光，食松柏，饮走兽泉英〔5〕，可以却老复莊（壮），曼泽有光。夏三月去火以日爨享（烹）〔6〕，则神慧而葱（聪）明。楼（接）阴之道，以静为强，平心如水，灵路（露）内臧（藏）〔7〕，款以玉筴（策）〔8〕，心毋秋（怵）愓（荡）〔9〕，五音进合（答）〔10〕，孰短孰长，翕其神襦（雾）〔11〕，饮夫天将（浆）〔12〕，致之五臧（藏），欲其深藏（藏）。蚩息以晨〔13〕，气刑（形）乃刚，襄□□□，□□近水，精气凌楗（健）〔14〕久长。神和内得，云（魂）柏（魄）皇□〔15〕，五臧（藏）轼白〔16〕，玉色重光，寿参日月，为天地英。"昭王曰："善。"。

〔1〕王期见秦昭王问道焉：王期，人名。秦昭王，即秦昭襄王，战国时秦国在位时间最长的君主。

〔2〕食阴以为动强：通过服食滋阴的药物或食品来增强人的体质和活动能力。

〔3〕翕气以为精明：通过气功导引使人耳聪目明。

〔4〕寡人何处而寿可长：我该怎样做才能长寿。

〔5〕食松柏饮走兽泉英：食用松脂柏实，饮用牛羊乳。

〔6〕夏三月……爨（cuàn）烹：爨，炊也。指夏季天气炎热，可以不留炉火，利用日光集聚取火，或径直承器皿于聚焦处（以凹面铜镜作日燧，焦点处取火），以此烹煮食物或药物。

〔7〕灵露内藏：内心和谐平静，可使阴精内藏而不外溢。

〔8〕款以玉策：以玉茎叩击玉门。

〔9〕心毋怵荡：内心既不要恐惧，也不要任意放纵。

〔10〕五音进答：可从五音中进一步了解女方对交合的反应。

〔11〕翕其神雾：行深呼吸而吸引天之精气。

〔12〕饮夫天浆：指吞服舌下津液。

〔13〕鼃息以晨：早晨平和地吸引朝气。

〔14〕淩健：坚实或刚强之意。

〔15〕云柏皇□：云柏，魂魄之同音假借。此句脱一字，依前后韵，应为魂魄皇皇。

〔16〕五脏轵白：五脏健康结实。

十三、《合阴阳》

原文

凡將合陰陽之方[1]，土揾陽[2]，揗村（肘）房[3]，抵夜（腋）旁，上竈綱[4]，抵領鄉[5]，揗拯匡[6]，覆周環[7]，下缺盆，過醴津[8]，陵勃海[9]，上常山[10]，入玄門[11]，御交筋[12]，上欲精神[13]，乃能久視而與天地牟（侔）存[14]。交筋者，玄門中交脉也，為得操揗之，使膿（體）皆乐養樂養（癢），説（悦）澤（懌）以好。雖欲勿為，作相响相抱[15]，以次（恣）戲道。戲道：一曰气上面執（熱），徐响；二曰乳堅鼻汗[16]，徐抱；三曰舌溥（薄）而滑[17]，徐屯[18]；四曰下汐股濕[19]，徐操[20]；五曰嗌乾咽唾，徐搣（撼），此胃（謂）五欲之徵[21]。徵備乃上，上摙而勿内[22]，以致其氣。氣至，深内而上撅[23]之，以抒其熱，因復下反之，毋使其氣歇，而女乃大竭。然後熱十動[24]，接十莭（節），雜十脩。接刑（形）已没，遂氣宗門〔25〕，乃觀八動，聽五音，察十已〔26〕之徵。

〔1〕合阴阳之方：男女交合的原则和方法。

〔2〕土掮阳：出于腕阳。

〔3〕揗（xún）村房：抚摩肘旁。村，当为"肘"。

〔4〕上灶纲：上经灶纲。灶纲应为腋窝上部位。

〔5〕抵领乡：按摩至颈项部位。

〔6〕拯匡：即承光，足太阴膀胱经的经穴。

〔7〕覆周环：绕脖项一周进行按摩之意。

〔8〕醴津：疑指乳晕。

〔9〕陵勃海：按摩胸窝（气海）。

〔10〕常山：恒山，本为中药名称，此处亦为人体部位，疑指今之曲骨与横骨部位。

〔11〕玄门：女子外阴。

〔12〕御交筋：此指按摩至阴蒂部位。

〔13〕上欱（hé）精神：欱：啜，吸。吸引天气以强壮精神。

〔14〕与天地侔存：与天地共同长存。

〔15〕相呴（xū）相抱：互相亲吻拥抱。

〔16〕乳坚鼻汗：女子性冲动的表现。

〔17〕舌溥而滑：此言舌苔淡薄而舌面滑利。

〔18〕徐屯：徐徐地相依从。

〔19〕下汐股湿：因性冲动而使阴液流湿至大腿。

〔20〕徐操：徐徐操动。

〔21〕五欲之征：女子性冲动五种征候。

〔22〕上揸（zhē）而勿内：指交合时挺刺而不深入。

〔23〕撅：上翘。

〔24〕热十动：使用气功与交媾相结合的动作。

〔25〕遂气宗门：气血流注于阴部。

〔26〕十已：交媾十个回合而不泻精。

原文

十動：始十，次廿、卅、卌、五〔十〕、六十、七十、八十、九十、百，出入而毋决[1]。一动毋决，耳目葱（聪）明，再而音声【章】[2]，三而皮革光，四而脊胁强[3]，五而尻脾（髀）方[4]，六而水道行，七而至坚以强，八而奏（腠）理光，九而通神明，十而为身常[5]，此胃（谓）十动。

十节[6]：一曰虎游[7]，二曰蝉柎（附）[8]，三曰斥（尺）蠖[9]，四曰困（麕）桶[10]，五曰蝗磔[11]，六曰爰（猨）据[12]，七曰瞻（詹）诸[13]，八曰兔鹜[14]，九曰青（蜻）令（蛉）[15]，十曰鱼嘬[16]。

[1]决：古人认为交合而不泻精则可滋补身体。

[2]再而音声【章】：两次交合而不泻精则令人声音洪亮。

[3]脊胁强：脊骨强。

[4]尻脾方：臀部和大腿粗壮而结实。

[5]十而为身常：十动而不泻精则可常保身体健康。

[6]十节：此指一组仿生的房中气功导引式。

[7]虎游：模仿老虎动作姿态来操练房中气功导引或作为性交动作。

[8]蝉附：像蝉一般地附着，房中气功导引动作之比拟。

[9]斥蠖：模仿尺蠖缘木的一种房中导引术式。

[10]麕（jūn）桶：麕，同麇，此言模仿獐鹿角触动作。

[11]蝗磔（zhé）：模仿蝗虫（或凤凰）张开翅膀动作。

[12]爰据：爰，通猨，同猿。模仿猿猴引取物品动作。

[13]瞻诸：模仿蟾蜍吸气或跳跃动作。

[14]兔鹜：模仿兔子奔跑动作。

[15]青令：模仿蜻蛉飞翔动作。

[16]鱼嘬（chuài）：模仿鱼吞食饵动作。

原文

十脩[1]，一曰上之，二曰下之，三曰左之，四曰右之，五曰疾之，六曰徐之，七曰希[2]之，八曰数[3]之，九曰浅之，十曰深之。

八动[4]：一曰接手，二曰信（伸）村（肘），三曰直踵[5]，四曰侧句（钩），五曰上句（钩），六曰交股，七曰平甬（踊），【八曰】振动。夫接手者，欲腹之傅[6]也；信（伸）村（肘）者，欲上之擩（摩）且距[7]也；直踵者，深不及也；侧句（钩）者，旁欲擩（摩）也[8]；上句（钩）者，欲下擩（摩）也[9]；交股者，夹（刺）大（太）过也[10]；平甬（踊）者，欲浅也[11]；振动者，欲人久持之也。

瘛息[12]者，内急也，檔（喘）息，至美也；絫瀸[13]者，玉莢（策）人而養（癢）乃始也；瘔（吙）[14]者，鹽甘甚也[15]；齧者，身振動，欲人之久也[16]。

〔1〕十条：交合动作的十种情况。

〔2〕希：同“稀”，指交合动作次数稀少。

〔3〕数（cù）：指交合动作频繁而细密。

〔4〕八动：指交合动作姿势，但次序有异。

〔5〕直踵：伸直两腿脚。

〔6〕傅：附也。

〔7〕撵且距：相磨擦而深触之。

〔8〕侧句者旁欲韵也：侧钩磨擦左右。

〔9〕上句（钩）者欲下撵（摩）也：向上钩的人想要深摩。

〔10〕交股者刺太过也：交合时两股相交者，是因挺刺太深之故。

〔11〕平甬者欲浅也：身体平展而跃动的想要浅刺。

〔12〕瘛（chì）息：急促的呼息。

〔13〕累瀸：女子交合过程中所发出的叹息声或感叹声。

〔14〕瘔：女子交合时所发出的呼吸声或叹息声。

〔15〕盐甘甚也：对性交快感的形容。盐，同艳，歆羡之意。

〔16〕欲人之久也：要求交合能够持久。

原文

昏者，男之精將[1]；早者，女之精責（積）。吾精以養女精，前脈皆動[2]，皮膚氣血皆作，故能發閉通塞，中府受輸而盈[3]。

〔1〕昏者男之精将：将，壮也，盖谓男为阳，能得阴气之滋补。

〔2〕前脉皆动：因阴器乃宗筋之所会，交合时处于高度兴奋状态，故言前脉皆动。

〔3〕中府受输而盈：指阴阳交合得宜使瘀滞得以通畅，故脏腑皆可受其补益。

原文

十已之徵[1]：一已而清涼出[2]，再已而臭如燔骨[3]，三已而澡（燥）[4]，四已而膏^[5]，五已而薌^[6]，六已而滑，七已而遲^[7]，八已而脂^[8]，九已而膠^[9]，十已而緰^[10]，緰已復滑，清凉復出。是胃（谓）大卒^[11]。大卒之徵，鼻汗脣白，手足皆作，尻不傅席，起而去，成死為薄^[12]。當此之時，中極氣張^[13]，精神入臧（藏），乃生神明。

〔1〕十已之征：交媾十个回合而不泻精的快感征候。

〔2〕清凉出：即出现清新凉爽的感觉，当是对性交快感的形容。

〔3〕臭如燔骨：对性交快感的形容。

〔4〕澡：当作臊。

〔5〕膏：交合时分泌物多而且稠，有如膏脂滑腻之状。

〔6〕芗：对交合快感之形容。

〔7〕迟：持久。

〔8〕脂：与膏义相近。

〔9〕胶：胶着凝持。

〔10〕緰：交媾到十个回合已是精疲力竭。

〔11〕大卒：房事将要告终。

〔12〕成死为薄：不待茎痿就要结束房事。

〔13〕中极气张：血汇集于阴部，使阴部张大而得补益。

十四、《杂禁方》

原文

又（有）犬善皋（嗥）於壹（壇）與門^[1]，垛（塗）井上方五尺^[2]。夫妻相惡^[3]，垛（塗）户□^[4]方五尺。欲微貴人^[5]，垛（塗）門左右方五尺。多惡薨（萝），垛（塗）牀下方七尺。姑婦善斯（鬬）^[6]，垛（塗）户方五尺。嬰兒善泣，涂（塗）琇^[7]上方五尺。

〔1〕又犬善皋于壹与门：此言有犬爱在中庭和门前嗥叫，主人很讨厌想用符咒来制服它。

〔2〕垛井上方五尺：早期的符禁法。

〔3〕相恶：夫妻反目，互相嫌弃。

〔4〕户□：疑为楣字。

〔5〕欲微贵人：想通过符咒来媚住贵人。

〔6〕姑妇善斗：婆媳不和互相骂詈。

〔7〕堮（yǒu）：疑为"垛"字，即作屏障用的土墙或砖墙。

原文

與人訟，書其名直（置）履中[1]。

取兩雌佳尾[2]，燔冶，自飲之，微矣[3]。

取東西鄉（嚮）犬頭[4]，燔冶，飲。

〔1〕与人讼书其名直履中：与人诉讼，便将对方的名字写上放置在鞋内。

〔2〕雌佳尾：雌鸟尾。

〔3〕微矣：指服食经过加工修治的雌雏尾以后，讼事可以消除。

〔4〕取东西乡犬头：从东西方向取回狗头。

原文

夫妻相去[1]，取雄佳左蚤（爪）四[2]，小女子左蚤（爪）四[3]，以鍪[4]熬，并冶，傅，人得矣[5]。取其左麋（眉）直（置）酒中[6]，飲之，必得之。

〔1〕夫妻相去：夫妻相离弃。

〔2〕取雄佳左蚤四：取雄雏左足爪四个。

〔3〕小女子左蚤四：取来未出嫁女子左手指甲四个。

〔4〕鍪（móu）：锅。

〔5〕傅人得矣：经过敷治之后，夫妇感情得以恢复。

〔6〕取其左麋直酒中：取女子左眉毛烧灰放置于酒中。

十五、《天下至道谈》

原文

黃帝問于左神[1]曰："陰陽九譤（竅）十二節俱產而獨先死[2]，何也？"左神曰："力事弗使[3]，哀樂弗以[4]，飲食弗右[5]，其居甚陰而不見陽[6]，莘（猝）而暴用[7]，不寺（待）其莊（壯），不刃（忍）兩熱[8]，是故亟傷[9]。諱其名，匿其醴（體）[10]，至多暴事而毋（無）禮[11]，是故與身俱生而獨先死。"

〔1〕左神：道教神名。

〔2〕阴阳九窍十二节俱产而独先死：阴器早衰，生殖功能首先丧失。

〔3〕力事弗使：劳力之事用不着阴器参与。

〔4〕哀乐弗以：用不着阴器来操劳喜怒哀乐之事。

〔5〕饮食弗右：进饮食用不着阴器来相助。

〔6〕其居甚阴而不见阳：生殖器官隐匿于人体下部而不外露。

〔7〕猝而暴用：急促而频繁地进行交媾。

〔8〕不忍两熟：忍受不了两性交媾的消耗。

〔9〕亟伤：受到严重的损伤。

〔10〕讳其名匿其体：人们避免直呼生殖器官之名，也不让它暴露在外。

〔11〕暴事而无礼：性生活过于急暴频繁而无节制。

原文

怒而不大者，肌不至也〔1〕；大而不坚者，筋不至也〔2〕；坚而不热者，氣不至也〔3〕。肌不至而用则遏〔4〕，氣不至而用则避〔5〕，三者皆至，此胃（謂）三脂（詣）〔6〕。

〔1〕怒而不大者肌不至也：玉茎勃起而不大，气血不能流注阴部肌肤。

〔2〕大而不坚者筋不至也：气血不能流注于阴部筋脉。

〔3〕坚而不热者气不至也：气血流注于阴部，则阴茎勃起，坚而且热，很有神气。

〔4〕遏：阳痿。

〔5〕避：阳痿而不能交合。

〔6〕脂：当作"詣"，至也。

原文

如水沫淫〔1〕，如春秋氣〔2〕，往者弗見，不得其功；來者弗堵（覩）〔3〕，吾鄉（饗）其賞〔4〕。於（鳴）虖（呼）謓（慎）才（哉），神明之事〔5〕，在於所閉。審操玉閉〔6〕，神明將至。凡彼治身，務在積精。精贏（赢）必舍〔7〕，精夬（缺）必布（補）〔8〕，布（補）舍之時，精夬（缺）為之〔9〕。為之合坐，闕（髖）尻畁（鼻）口〔10〕，各當其時，物（忽）往物（忽）來，至精〔11〕將失，吾奚以止之？虖（虛）實有常，謓（慎）用勿忘，勿困勿窮，筋骨淩強〔12〕，硾（踵）以玉泉〔13〕，食以粉（芬）放（芳）〔14〕，微出微入，侍（待）盈是常〔15〕，三和氣至[16]，堅勁以強。將欲治之，必害其言[17]。膧（踵）以玉閉，可以一遷（仙）[18]。一膧〔動〕耳目蔥〔聰〕明[19]，再膧（動）聲音章[20]，三膧（動）皮革光，四膧（動）脊骨強，五膧（動）尻脾（髀）方，六膧（動）水道行，七膧（動）致（志）堅以強，八膧（動）志驕以陽（揚），九膧（動）順彼天蓋（英）[21]，十膧（動）產神明[22]。

〔1〕如水沫淫：像水一般的幽深暗昧，浸淫漫衍。

〔2〕如春秋气：像不寒不热的春秋中和之气。

〔3〕来者弗堵：谓事物发展变化的规律是看不见的。

〔4〕吾乡其賞：我享受着大自然的馈赐。賞，馈，馈赠。

〔5〕神明之事：此指房事。

〔6〕审操玉闭：谨守闭精之道，不滥施泄泻。

〔7〕精赢必舍：精满必泻。

〔8〕精夬必布：精缺必补。

〔9〕布舍之时精夬为之：补泻之法，当视精液耗损的情况来确定和运用。

〔10〕阙尻界口：形容男女合坐、鼻口相对的亲昵之状。

〔11〕至精：精液。

〔12〕淩强：健壮。

〔13〕膧以玉泉：跟随舌下两脉之津液。膧，同"踵"，继也。

〔14〕食以粉放（芬芳）：吸入新鲜空气。

〔15〕侍盈是常：要经常保持充实旺盛的精力。侍盈，即持盈，保持盈满。

〔16〕三和气至：即上文勿纵欲、吞服津液、细吐深纳三者结合。

〔17〕必害其言：在房事之前必审慎地思考其节度。

〔18〕膧以玉闭可以一迁：继之以注意闭精勿泄，即可合乎仙道，也就是合乎健康长寿之道。

〔19〕一膧而耳目聪明：性交一个回合而不泻精，则令人耳聪目明。

〔20〕章：此指声音洪亮。

〔21〕顺彼天蓋：顺应天地变化。天蓋，当为"天壤"，即天地。

〔22〕十膧产神明：指十次交合而不泄泻，就可以产生养神益智的效果。

原文

氣有八益，有（又）有七孫（損）[1]，不能用八益去七孫（損），則行年册而陰氣自半也^{〔2〕}，五十而起居衰^{〔3〕}，六十而耳目不蒽（聰）明^{〔4〕}。七十下枯上涗（脫）^{〔5〕}，陰氣不用^{〔6〕}，湶泣留（流）出^{〔7〕}。令之復壯有道，去七孫（損）以振其病^{〔8〕}，用八益以貳其氣^{〔9〕}，是故老者復壯，壯【者】不衰。君子居處（處）安樂，飲食次（恣）欲^{〔10〕}，皮奏（腠）曼密^{〔11〕}，氣血充贏，身體（體）輕利。疾使内，不能道^{〔12〕}，產病出汗耑（喘）息，中煩氣亂；弗能治，產内熱；飲藥約（灼）灸以致其氣，服司^{〔13〕}以輔其外，強用之，不能道，產痤瘇（腫）橐^{〔14〕}；氣血充贏，九竅（竅）不道^{〔15〕}，上下不用^{〔16〕}，產痤雎（疽），故善用八益、去七孫（損），五病者不作^{〔17〕}。

〔1〕气有八益有（又）有七孙：精气既有八益又有七损之分，即八种对人体有益、七种对人体有害举动。

〔2〕行年卌而阴气自半也：此句与《素问·阴阳应象大论》同，人到四十岁，阴气减损一半。指历年人体功能不断减退的衰暮之气。

〔3〕五十而起居衰：年五十，体重，耳目不聪明。

〔4〕六十而耳目不蒽（聪）明：年六十，阴痿，气大衰，九窍不利，下虚上实，涕泣俱出。

〔5〕下枯上涗：涗当作"脱"，虚脱之意。

〔6〕阴气不用：生理功能衰退，性器官不能勃起，不能行房事。

〔7〕湶泣留出：涕泣流出。

〔8〕振其病：预防疾患。

〔9〕贰其气：补益其精气。贰，副益，增益。

〔10〕饮食次欲：食欲旺盛，能随意进其饮食。次，恣。

〔11〕曼密：肌肤纹理细密。

〔12〕疾使内不能道：此言疾速交合而精道不通。

〔13〕服司：服食。

〔14〕产痤肿囊：产生痤疖、阴囊肿胀的疾病。

〔15〕九竅不道：九窍不通。

〔16〕上下不用：指因气血瘀滞而导致上下四肢麻木不仁。

〔17〕五病者不作：五脏之病或五虚之病不会产生。

原文

八益：一曰治氣^{〔1〕}，二曰致沫^{〔2〕}，三曰智（知）時^{〔3〕}，四曰畜氣^{〔4〕}，五

日和沫[5]，六曰竊氣[6]，七曰寺（待）贏[7]，八曰定頃（傾）[8]。

〔1〕治气：操练房中气功导引。

〔2〕致沫：服食舌下津液。

〔3〕智时：即知道最适宜的交合时机。

〔4〕畜气：蓄养精气。

〔5〕和沫：指男女双方互相亲吻而吸其津液。

〔6〕窃气：聚气。

〔7〕寺赢：即"持盈"，保持盈满的精气。

〔8〕定顷：防止阳痿。

原文

七係（損）：一曰閉[1]，二曰泄[2]，三曰渴（竭）[3]，四曰勿[4]，五曰煩[5]，六曰絕[6]，七曰費[7]。

〔1〕闭：精道闭塞不通。

〔2〕泄：男精早泄。

〔3〕渴：精液竭尽。

〔4〕勿：形容阳痿不举。

〔5〕烦：指交媾时心慌意乱，烦躁不安。

〔6〕绝：依后文所述，是指当女方根本没有性欲时，男方强行交合，因而有损身心健康，如同陷入绝境。

〔7〕费：交合时过于急速图快，徒然耗费精力而已。

原文

治八益：旦起起坐，直脊，開尻[1]，翕州[2]，印（抑）下之[3]，曰治氣；飲食[4]，垂尻，直脊，翕周（州），通氣焉，曰致沫；先戲兩樂[5]，交欲為之[6]，曰智（知）時。為而耎脊[7]，翕周（州），呴（抑）下之，曰蓄氣；為而物（勿）亟勿數[8]，出入和治，曰和沫；出臥，令人起之，怒擇（釋）之[9]，曰積氣；幾已[10]，內脊[11]，毋歱（動），翕氣，印（抑）下之，靜身須[12]之，曰侍（待）贏；已而灑之[13]，怒而舍之[14]，曰定頃（傾），此胃（謂）八益。

〔1〕直脊开尻：伸直脊背，放松臀部，准备做房中气功导引动作。

〔2〕翕州：谓收敛肛门，如忍大便之状。

〔3〕印下之：导气下行。

〔4〕饮食：吞服舌下津液。

〔5〕先戏两乐：指类似《医心方》引《玉房指要》双方徐徐嬉戏，神和气感，精神愉快。

〔6〕交欲为之：男女双方都产生了性的冲动，也就是都有了交合的要求。

〔7〕为而冥脊：交合时放松腰脊部位，避免强用力。

〔8〕物亟勿数：交合时不要粗暴急躁，不得草率图快。

〔9〕怒择之：在交合过程中，当玉茎尚能勃起之时就得告退。

〔10〕几已：房事将要结束。

〔11〕内脊：交合时行深呼吸，纳气运行于脊背。

〔12〕须：等待。

〔13〕已而洒之：房事结束之时，宜将余精洒尽，或则加以洗涤。

〔14〕怒而舍之：在玉茎尚能勃起之时就舍去。

原文

七孙（损）：為之而疾痛，曰內閉〔1〕；為之出汗，曰外泄〔2〕；為之不已，曰楬（竭）〔3〕；秦（臻）欲之而不能，曰弗〔4〕；為之耑（喘）息中亂，曰煩；弗欲強之，曰絕〔5〕；為之秦（臻）疾〔6〕，曰費；此謂七孫（損）。故善用八益，去七孫（損），耳目蔥（聰）明，身體（體）輕利，陰氣益強〔7〕，延年益壽，居處（處）樂長。

〔1〕为之而疾痛曰内闭：交合之时阴茎疼痛，或者精道闭塞不通，甚至无精可泻，所以叫内闭。

〔2〕为之出汗曰外泄：交合之时大汗淋漓，或正方汗出之时进行交媾，因而走泄精气。

〔3〕为之不已曰楬：房室生活没有节制就会使精液耗竭。

〔4〕秦（臻）欲之而不能曰弗：到了想要过性生活的时候，却因阳痿而不能进行。弗，本为束发的网巾，质地柔软。

〔5〕弗欲强之曰绝：当女方根本没有性的要求时，男方强行交合，这对双方特别是女方的身心健康非常有害，犹言陷入绝境。

〔6〕秦（臻）疾：交合过于急速。

〔7〕阴气益强：性器官不衰，性功能日益增强。

原文

人產而所不學者二，一曰息[1]，二曰食。非此二者，無非學與服[2]。故貳生者食也[3]，孫（損）生者色也[4]，是以聖人合男女必有則也[5]。

〔1〕息：呼吸。

〔2〕服：用也。

〔3〕貳生者食也：有益于生命健康者，乃饮食也。

〔4〕损生者色也：没有节制的房事生活会损伤人体健康。

〔5〕合男女必有则也：两性生活应遵循一定的原则和法度。

原文

故：一曰虎流[1]，二曰蟬付（附）[2]，思外[3]，三曰尺扝（蠖）[4]，四曰困（麏）[5]暴，五曰黃（蝗）柘（磔）[6]，息內[7]，六曰爰（猨）居[8]，思外，七曰瞻（詹）諸[9]，八曰兔務（騖）[10]，九曰青（蜻）靈（蛉）[11]，思外，十曰魚族（嗫）[12]，此謂十執（勢）。

一曰致氣，二曰定味[13]，三曰治節[14]，四曰劵（勞）實[15]，五曰必時，六曰通才[16]，七曰微腫（動），八曰侍（待）盈，九曰齊生[17]，十曰息刑（形）[18]，此謂十脩。

一曰高之[19]，二曰下之，三曰左之，四曰右之，五曰架（深）之，六曰淺之，七曰疾之，八曰徐之，此謂八道。

十脩暨（既）備，十執（勢）豫陳，八道雜[20]，棱（接）刑（形）以昏[21]。汗不及走，遂氣血門[22]，翕因（咽）榣（搖）前[23]，通辰（脈）利筋。乃祭（察）八腫（動），觀氣所存，乃智（知）五音[24]，孰後孰先。

〔1〕虎流：多系模仿老虎游泳、步行或腾跃的动作来操练房中气功导引。

〔2〕蝉付：像蝉一般地附着，房中气功或交合动作的比拟。

〔3〕思外：吸引外气。

〔4〕尺扝：模仿尺蠖缘木的动作。

〔5〕困：同麏，又作麋，獐也。

〔6〕黄拓：模仿蝗虫或凤凰张开翅膀的动作。

〔7〕息内：导气于内，静守内气。

〔8〕爰居：模仿猿猴攀树或引取果物的动作。

〔9〕瞻诸：模仿蟾蜍俯伏或跳跃的动作。

〔10〕兔务：作兔骛。

〔11〕青灵：模仿蜻蛉飞翔的动作。

〔12〕鱼族：模仿鱼逐食饵的动作。

〔13〕定味：口含津液。

〔14〕治节：导气运行于阴茎。

〔15〕劳实：阴蒂。

〔16〕通才：开始交合。

〔17〕齐生：有益于养生。

〔18〕息刑：停止交合，行深呼吸而静息形体。

〔19〕高之：对交合动作的具体形容。

〔20〕八道杂："杂"后疑脱一字，当为"八道杂列"或"八道杂之"。

〔21〕接形以昏：交合当在夜晚进行。

〔22〕遂气血门：使气血之门户当畅通无阻。

〔23〕翕咽摇前：指屏住呼吸、摇动前身的一种气功动作。

〔24〕五音：女子在交合时所发出的声音。

原文

八牝（動）：一曰接手，二曰信（伸）紂（肘），三曰平甬（踊），四曰直踵，五曰交股，六曰振銅（動），七曰廁（側）枸（鉤），八曰上暴（鉤）[1]。

五言（音）：一曰候（喉）息，二曰褍（喘）息，三曰纍哀[2]，四曰疢（吷）[3]，五曰齘（齧）[4]審蔡（察）五言（音），以智（知）其心；審祭（察）八牝（動），以智（知）其所樂所通。

接手者，欲腹之傅；信（伸）紂（肘）者，欲上之麻（摩）且據（距）[5]也；廁（側）枸（鉤）者，旁欲麻（摩）也；交股者，刺大（太）過也；直踵者，罙（深）不及；上暴（鉤）者，下不級（及）心也；平甬（踊）者，欲淺；振銅（動）者，至善也，此謂八觀。

氣上面熱，徐昫（呴）；乳堅鼻汗，徐葆（抱）；舌薄而滑，徐傅；下夕（液）股濕，徐操；益（嗌）乾因（咽）唾，徐緘（撼），此謂五微（徵）[6]，此謂五欲[7]，微（徵）備乃上。

怒而不大[8]者，膚不至也；大而不堅者，筋不至也；堅而不熱者，氣不至也；三至乃入〔9〕。壹已而清澡（凉）出〔10〕，再已而糗（臭）如靡骨〔11〕，三已而蠸（燥）〔12〕，四已而膏，五已而鄉（薌），六已而精如黍粱，七已而懘（滯）〔13〕，八已而肌（脂），九已而黎（膩），十已而瀀（迄），瀀（迄）而復滑，朝氣乃出〔14〕。

一曰筓光〔15〕，二曰封紀〔16〕，三曰調瓠〔17〕，四曰鼠婦〔18〕，五曰穀實〔19〕，六曰麥齒〔20〕，七曰嬰女〔21〕，八曰反去〔22〕，九曰何寓〔23〕，十曰赤繳〔24〕，十一曰赤毀九〔25〕，十二曰礖石〔26〕。得之而物（勿）則（釋）〔27〕，成死有薄〔28〕，走裏（理）毛，置杸（腰）心〔29〕，脣盡白，汗留（流）至國（膕）〔30〕，已數以百〔31〕。

〔1〕上暴：以脚向上勾。

〔2〕纍哀：当指性交时女子对快感所发出的叹息声。

〔3〕疢：女子在交合时发出的呼吸声或叹息声。

〔4〕齝：亲吻或叩齿声。

〔5〕麻且据：麻当作“摩”。

〔6〕五征：女子产生性冲动的五种兆征。

〔7〕五欲：女子产生性欲的五种表现。

〔8〕怒而不大：阴茎勃起的程度不够大。

〔9〕三至乃入：三个方面的条件均已具备方能交合。

〔10〕壹已而清凉出：交媾一个回合，性交快感的形容。

〔11〕臭如靡骨：气味像煮烂的骨头。

〔12〕蠸：当为膜，指阴部分泌物的气味。

〔13〕滯：胶着持久。

〔14〕朝气乃出：形容适度的房事生活能收补益之功。

〔15〕筓光：即金沟。

〔16〕封纪：阴户，也就是大小阴唇。

〔17〕谰瓠：玄圃，指阴阜或阴道前庭。

〔18〕鼠妇：臭鼠，指阴道口或阴蒂。

〔19〕谷实：阴蒂。

〔20〕麦齿：阴道口之处女膜处。

〔21〕婴女：阴道后穹窿。

〔22〕反去：阴道内左右穹窿。

〔23〕何寓：阴道穹窿。

〔24〕赤缴：阴道口或阴道穹窿。

〔25〕赤殴九：阴道穹窿内子宫颈口。

〔26〕碟石：阴道后穹窿与直肠子宫陷窝相接处。

〔27〕得之而勿释：能得到房室之补益就不要随便舍弃。

〔28〕成死有薄：不待茎痿就要结束房事，否则对人体有损害。

〔29〕走里毛置杯心：当导气运行于皮肤肌理，进而至腰身和内脏。

〔30〕汗流至腘：因性交而出汗，汗流至膝弯部位。

〔31〕百：简书原文作百。

原文

　　人人有善者[1]，不失女人[2]，女人有之，善者獨能，毋予毋治[3]，毋作毋疑[4]，必徐以久，必微以持[5]，如已不已，女乃大台（怡）[6]。侯（喉）息，下咸土陰光陽[7]；椯（喘）息，氣上相薄[8]，自宫張[9]；絭哀者，尻彼疾而腫（動）封紀[10]；疢（吠）者，鹽甘甚而蕡（癢）乃始[11]；齡（齧）者，身振寒[12]，置已而久。是以雄杜（牡）屬為陽，陽者外也；雌牝屬為陰，陰者内也。凡牡之屬靡（摩）表[13]，凡牝之屬靡（摩）裏[14]，此謂陰陽之數，牝牡之里（理），為之弗得，過在數已[15]。娪樂之要[16]，務在屌（遲）久[17]句（苟）能遲久，女乃大喜，親之弟兄，愛之父母。凡能此道者，命曰天士[18]。

〔1〕人人有善者：人人，衍一人字。有人善于处理房事者。

〔2〕不失女人：失，当为"先"。不能在女子产生性冲动之前进行交合。一说不失信于女人。

〔3〕毋予毋治：对待房事既不能犹豫，也不能仓促治事。

〔4〕毋作毋疑：对待房事既不能过分兴奋，也不要太迟疑。

〔5〕必徐以久必微以持：交合动作要徐缓微细而能持久，不可粗暴急躁。

〔6〕女乃大台（怡）：交合能持久则女方感到悦怡。

〔7〕土阴光阳：排出阴气，充实阳气。

〔8〕气上相薄：因气迫于上，故而喘咳。

〔9〕自宫张：指女子因性冲动而阴户自动张开。

〔10〕尻彼疾而动封纪：臀部动作颇为疾速而冲刺着玉户。

〔11〕盐甘甚而痒乃始：形容交合时快感甚强而恋恋不舍。

〔12〕振寒：振动。

〔13〕凡牡之属靡表：雄性在交合时只在阴器的外表进行摩擦。

〔14〕凡牝之属摩里：雌性在交合时则在阴器的里面进行摩擦。

〔15〕为之弗得过在数已：交合时阴茎不能勃起来，由于房室不节，交合次数太多所造成的。

〔16〕娸乐之要：交合之前必须戏要娱乐，使双方情和意感。

〔17〕迟久：持久。

〔18〕命曰天士：真正懂得房中养生的人。

参考文献

［1］周一谋，萧佐桃.马王堆医书考注 [M].天津：天津科学技术出版社，1988.

［2］何清湖，周兴，谭同来，等.马王堆古汉养生大讲堂 [M].北京：中国中医药出版社，2009.

［3］马继兴.中国出土古医书考释与研究（上）[M].上海：上海科学技术出版社，2015.

［4］陈红梅.马王堆医书抄录年代研究概况 [J].中医文献杂志，2009，27（6）：50-52.

［5］邹登顺.战国秦汉养生思想体系研究 [J].重庆师院学报（哲学社会科学版），2000，3：12-20.

［6］刘蔚.简论马王堆医书《十问》"审夫阴阳"生命观及现世价值 [J].湖南中医药大学学报，2014，34（3）：1-3.

［7］葛晓舒，魏一苇，谭玉美，等.马王堆汉墓医书对先秦秦汉养生思想的借鉴与创新 [J].湖南中医药大学学报，2020，40（12）：1576-1580.

［8］熊常初.浅谈先秦楚地养生思想形成的背景和思想繁荣的缘由［A］中华中医药学会养生康复分会第十二次学术年会暨服务老年产业研讨会论文集［C］.中华中医药学会，2014：6.

［9］苏培庆，郑民，崔华良.中医养生文化基础 [M].北京：中国中医药出版社，2015.

［10］凌昌全，夏翔.中国养生大全 [M].上海：上海科学技术出版社，2013.

［11］李建民.发现古脉——中国古典医学与数术身体观 [M].北京：社会科学文献出版社，2007.

［12］彭坚.经络学说新探——马王堆帛医书与《仓公传》比较研究 [J].湖南中医学院学报，1986，（2）：44-45.

［13］葛晓舒，魏一苇，周曦，等.马王堆医书中的地域文化特色 [J].中医药导报，2022，28（2）：219-222.

［14］和中浚，李继明，赵怀舟，等.老官山汉墓《六十病方》与马王堆《五十二病方》比较研究 [J].中医药文化，2015，10（4）：22-34.

［15］石原明.汉方：中国医学的精华 [M].东京：中央公论社，1971.

［16］班固.汉书（第六册）[M].北京：中华书局，1996.

［17］王逸（著）；黄灵庚（点校）.楚辞章句 [M].上海：上海古籍出版社，2017.

［18］李零.长沙子弹库战国楚帛书研究 [M].北京：中华书局，1985.

［19］邓婧溪，何清湖，刘朝圣.从马王堆汉墓出土香物探讨楚地香文化及其医学运用 [J].湖南中医药大学学报，2016，36（6）：8-10.

［20］周祖谟.方言校笺 [M].北京：中华书局，1993.

［21］李今庸.古医书研究 [M].北京：学苑出版社，2019.

［22］庄奕周，李芹.从《格致余论》试探养阴学说的形成及其影响 [J].福建中医药，1995，2（26）：6-7.

［23］田维君.《伤寒论》养阴保津学术思想特色探述 [J].四川中医，1996，9：6-7.

［24］陈好远，王朝阳，周安方.历代房中著作对中医男科学贡献简述 [J].中医文献杂志，2018，36（2）：25-27.

［25］郑海文，周向锋，方虹，等.丹溪养阴学理论研究 [J].金华职业技术学院学报，2003，4：4-7.

［26］赵立勋.关于温病治疗中的养阴学说 [J].成都中医学院学报，1978，7：16-22.

［27］葛晓舒，魏一苇，谭玉美，等.马王堆医书中的养阴思想及后世流变 [J].西部学刊，2020，10（125）：114-117.

［28］恽铁樵.群经见智录 [M].厦门：福建科学技术出版社，2006.

［29］张其成.中医哲学基础 [M].北京：中国中医药出版社，2004.

［30］沈国权，龚利，房敏，等.经筋－经络的初始形式——从马王堆帛书探讨经络学说的形成 [J].上海针灸杂志，2014，33（1）：72-74.

［31］李零.中国方术考 [M].北京：中华书局，2019.

［32］张雷.秦汉简牍医方集注 [M].北京：中华书局，2018.

［33］古健青，张桂光.中国方术大辞典 [M].广州：中山大学出版社，1991.

［34］张其成.从简帛医书经络描述探讨早期医家身体观 [J].中国针灸，2021，41（2）：225-228.

［35］陈国清.从帛医书与《灵枢》的比较看经脉循行的发展 [J].中国医药学报，1989，6：53-54.

［36］彭坚.马王堆医书学术研究一瞥——上篇：帛书经脉四种 [J].湖南中医学院学报，1990，3：171-173.

［37］李海峰.从马王堆医帛书到《灵枢·经脉》看经络学说的起源和发展 [J].中医文献杂志，2002，4：31-32.

［38］胡蓉，田永衍，赵小强，等.从马王堆文献看中医灸法理论的演变——以足太阳脉为例 [J].中国中医基础医学杂志，2017，23（6）：830-832.

［39］关晓光，隋小平，侣雪平，等.马王堆医书脉证关系研究 [J].中医药学报，2013，41（4）：81-82.

［40］张雷，蔡荣林，胡玲.马王堆帛书《五十二病方》灸疗学成就 [J].中国针灸，2013，33（3）：279-280.

［41］何宗禹.马王堆医书中有关经络问题的研究 [J].中国针灸，1982，5：33-37.

［42］赵希睿，王群，孙天石，等.马王堆汉墓医书灸法文献研究与考证 [J].中医学报，2018，33（9）：1809-1814.

［43］石全福，王宫博.从马王堆医书到《黄帝内经》看经络辨证的早期发展 [J].针灸临床杂志，2008，11：46-47.

［44］黄龙祥.中国针灸学术史大纲 [M].北京：华夏出版社，2001.

［45］马先林，李玉仙，李志道.《帛书·经脉》在经络腧穴发展史中的意义 [J].中华针灸电子杂志，2021，3（10）：120-122.

［46］熊益亮，赵希睿，王群，等.早期医家身体观之"寒头暖足"探讨 [J].中华中医药杂志，2017，32（5）：2223-2225.

［47］郭霭春.黄帝内经素问语译 [M].北京：人民卫生出版社，2013.

［48］任秀玲.《黄帝内经》建构中医药理论的基本范畴—四时 [J].中华中医药杂志，2008，23（4）：343-345.

［49］周少林，林汉芳.从《黄帝内经》谈顺应四时养生 [J].甘肃中医，2006，19（12）：1-2.

［50］闫雪，王琦，刘铜华.浅析中国古代睡眠养生术 [J].中华中医药杂志，2010，25（12）：2082-2084.

［51］张晓黎.中医睡眠养生的理论研究 [D].桂林：广西中医药大学，2012.

［52］马焰瑾，李锦江，熊益亮，等."卧"的姿势、时位与禁忌文献研究 [J].中医学报，2020，35（1）：218-222.

［53］江洪亮，杜菡，梁沛华.《十问》浅谈 [J].中国性科学，2010，19（5）：45-47.

［54］周贻谋.人之身体，易伤难养 [J].家庭医药，2009，7：16.

［55］周贻谋.论帛书所言"寒头暖足"与疾病防治 [J].医学与哲学（人文社会医学版），2006，27（5）：65-75.

［56］孙孝忠.中国古代养生史 [M].厦门：厦门大学出版社，2019.

［57］王青，王刚.贵生与舍生——先秦儒家生命观的文化解读 [J].安徽理工大学学报（社会科学版），2018，20（6）：68-72.

［58］刘家琳.先秦道家生命思想及其教育价值 [D].青岛：中国海洋大学，2014.

［59］刘涛.先秦儒家身体观及其生命伦理学意蕴 [J].中国医学伦理学，2017，30（10）：1196–1200.

［60］苏克强.先秦儒、道养生思想的异同比较及其对现代健身观的启示 [D].桂林：广西师范大学，2007.

［61］夏秀荣.先秦两汉时期的导引术研究 [D].济南：山东中医药大学，2015.

［62］李小青，许峰，沈晓东，等.历代有关医籍中导引内容之评析——再述导引之内涵与外延 [J].中医文献杂志，2014，32（5）：28–33.

［63］吴志超.古导引初探（上）[J].体育科技，1979，1：75–85.

［64］陈昌乐，刘峰，邢锐.导引定义探析 [J].中华中医药杂志，2019，34（10）：4920–4923.

［65］马尚奎.从马王堆汉墓帛画《导引图》到中国运动医学的发展 [J].致富时代（下半月），2009，10：71–73.

［66］穆长帅，王震.从经络学说的视角探研健身气功·马王堆导引术的健身原理 [J].中国运动医学杂志，2011，30（2）：189–191.

［67］郑署彬.马王堆汉墓帛画《导引图》[J].历史学习，2007，1：12–13.

［68］中医研究院医史文献研究室.马王堆三号汉墓帛画导引图的初步研究 [J].文物，1975，6：6–13.

［69］赵希睿.先秦两汉简帛医书中的气论与身体观研究 [D].北京：北京中医药大学，2018.

［70］胡晓飞，张广德，练碧贞.导引养生功功法遥测心率的实验研究 [J].北京体育大学学报，1997，2（20）：28–34.

［71］刘先萍，王震，周广瑞.马王堆导引术锻炼对中老年女性情绪影响的实验研究 [J].上海体育学院学报，2010，5（34）：72–74.

［72］李德杏.道教医学辟谷养生术浅析 [J].中华中医药杂志，2012，27（5）：1230–1232.

［73］黄永锋.关于道教辟谷养生术的综合考察 [J].世界宗教研究，2010，3：106–114.

［74］郭建红.辟谷现象及其理论探讨 [A] 中国医学气功学会第五届会员代表大会暨 2014 年学术年会论文集 [C].中国医学气功学会，2014：5.

［75］李晨悦.服气辟谷的养生作用及其对代谢性疾病疗效的研究 [D].广州：广州中医药大学，2020.

［76］陈湘萍.帛书《五十二病方》对食疗学的贡献 [J].四川中医，1991，5：5–7.

［77］李时珍.本草纲目 [M].北京：人民卫生出版社，2004.

［78］尚志钧.本草拾遗辑释 [M].合肥：安徽科学技术出版社，2004.

［79］李梴.医学入门 [M].北京：人民卫生出版社，2006.

［80］汪绂 . 医林纂要探源 [M]. 北京：中国中医药出版社，2015.

［81］常敏毅 . 日华子本草辑注 [M]. 北京：中国医药科技出版社，2016.

［82］司马迁 . 史记 [M]. 北京：中华书局，1982.

［83］曹丕 . 列异传等五种 [M]. 北京：文化艺术出版社，1988.

［84］马继兴 . 马王堆古医书考释 [M]. 长沙：湖南科学技术出版社，1992.

［85］周一谋 . 马王堆医学文化 [M]. 上海：文汇出版社，1994.

［86］李经纬，余瀛鳌，蔡景峰，等 . 中医大辞典 [M]. 北京：人民卫生出版社，2005.

［87］王焘 . 外台秘要 [M]. 北京：中国医药科技出版社，2011.

［88］李景荣 . 备急千金要方校释 [M]. 北京：人民卫生出版社，2014.

［89］郑炳林 . 敦煌占卜文献叙录 [M]. 兰州：兰州大学出版社，2014.

［90］陈自明 . 外科精要 [M]. 北京：中国医药科技出版社，2019.

［91］罗天益 . 卫生宝鉴 [M]. 北京：中国医药科技出版社，2019.

［92］（英）弗雷泽（著）；徐育新，汪培基，张泽石（译）. 金枝 [M]. 北京：商务印书馆，2020.

［93］成无己 . 伤寒明理论 [M]. 北京：中国医药科技出版社，2020.

［94］Harper D J. Medical Book–No.3 Tomb Mawangdui unearthed Document [M]. Cambridge：Cambridge University Press，1976.

［95］Harper D J. The "Wu Shih Erh Ping Fang"：Translation and Prolegomena [D]. Berkeley：University of California，1982.

［96］Harper D J. Early Chinese Medical Literature：the Mawangdui Medical Manuscripts [M]. New York：Columbia University Press，1998.

［97］李学勤 . 拥彗集 [M]. 西安：三秦出版社，2000.

［98］Haruki E. Classified Index for the Characters in Mawangdui Unearthed Medical Books [M]. Suita：Department of Literature Kansai University，You Jiu Publishing House，1987.

［99］Kobayashi K. General Index for the Interpretations on Meridian Vessel of Mawangdui Medical Books（Ⅳ）and Zhangjiashan Han Tomb Bamboo Books[M]. Tokyo：Daito Bunka University Institute for Human Sciences，2004.

［100］Cho Y. A Research on the Shamanistic Medical Activities as Seen in the Recipes for Fifty-two Ailments（五十二病方）Written in the Mawangdui（馬王堆）Silk Manuscript [J]. Korean Journal of Medical History，2019，28（3）：755–786.

［101］Small S Y. A Daoist Exploration of Shenming [J]. Journal of Daoist Studies，2018，11（11）：1–20.

［102］Tavor O. Authoring virile bodies：self–cultivation and textual production in early China [J]. Studies in Chinese Religions，2016，2（1）：45–65.

［103］魏一苇，何清湖，严暄暄，等. 从编码解码角度探讨"一带一路"视域下中医养生国际化传播 [J]. 世界科学技术——中医药现代化，2017，19（6）：994–999.

［104］魏一苇. 基于传播学编码解码理论的马王堆养生理论跨文化传播研究 [D]. 长沙：湖南中医药大学，2015.

［105］魏一苇，何清湖，刘禹希. 马王堆养生理论研究的现状与展望 [J]. 湖南中医药大学学报，2014，34（9）：62–65.

［106］Livia Kohn. Chinese Healing Exercises：The Tradition of Daoyin [M]. Honolulu：University of Hawaii Press，2008.

［107］Donald Harper. Ancient and Medieval Chinese Recipes for Aphrodisiacs and Philters [J]. Asian Medicine，2005，1（1）：91–100.

［108］Shawn Arthur. Early Daoist Dietary Practices：Examining Ways to Health and Longevity [M]. Maryland：Lexington Books，2013.

［109］李健兵. 汉代健身图谱《导引图》探源 [J]. 兰台世界，2011，23：57–58.

［110］郝勤. 中国导引术与近代西方体操的比较研究 [J]. 体育文史，1990，5：16–18.

［111］Ivana Buljan. Philosophical Dimensions of Chinese Gymnastics（daoyin xingqi 導引行氣）. Gymnastics as a Creative Imitation [J]. Filozofska istraživanja，2009，29（3）：485–503.

［112］Ernesto Nastari–Micheli. Recherches sur les origines et la formation de la médecine traditionnelle chinoise [M]. Paris：Springer，2012.

［113］Livia Kohn. A Source Book in Chinese Longevity [M]. St. Petersburg：Three Pines Press，2012.

［114］Elisabeth Hsu. Chinese propriety medicines：An "alternative modernity?" The case of the anti–malarial substance artemisinin in East Africa [J]. Medical Anthropology，2009，28（2）：111–140.

［115］Volker Scheid，Trina Ward，Veronica Tuffrey. Comparing TCM textbook descriptions of menopausal syndrome with the lived experience of London women at midlife and the implications for Chinese medicine research [J]. Maturitas，2010，66（4）：408–416.

［116］马伯英. 英国中医立法的曲折历程和经验教训 [J]. 环球中医药，2010，3（2）：143–146.

［117］Choi B S，Lee E J，Li Y C，et al. Effect of The Daoyin Exercise Therapy Combined with Complex Korean Medicine Treatment on Pain and Function Improvement of Low Back

Pain Patients：A Retrospective Observational Study [J]. Journal of Physiology & Pathology in Korean Medicine，2018，32（1）：88–97.

［118］Phillips S P，Mroz D. Daoyin reimagined：a comparison of three embodied traditions [J]. Journal of Daoist Studies，2016，9（9）：139–158.

［119］Chen Q，Shi M，Zhang W，et al. Effect of breathing and Daoyin exercises on the quality of life in patients with chronic obstructive pulmonary disease [J]. Journal of Acupuncture and Tuina Science，2015，13（6）：353–360.

［120］Zhao W，Zhang P，Qi M，et al. Research on Combined Rehabilitation Method and Its Mechanism of Traditional Chinese Medicine Daoyin Technique with Biofeedback Technique [J]. Journal of Biomedical Science and Engineering，2019，12（12）：514.

［121］陈洪，何清湖，陈小平. 论马王堆养生文化的价值取向 [J]. 中华中医药杂志，2014，29（12）：3689–3691.

［122］陈小平，王歆妍，江娜. 马王堆医书的生态思想及当代价值研究 [J]. 湖南中医药大学学报，2016，36（2）：9–12.

［123］甘宁，陈小平. 马王堆养生文化创造性转化与创新性发展应处理的关系 [J]. 科教文汇，2019，（33）：169–170.

［124］何清湖，李天宇，周兴. 以肾为本干预男子亚健康 [J]. 中国中医药现代远程教育，2008，6（2）：110–111.

［125］陈小平，孙相如，严暄暄，等. 中医健康养生思想审视：历史和逻辑统一的维度 [J]. 医学与哲学，2020，41（2）：57–60.

［126］何清湖，周兴，谭同来，等. 马王堆古汉养生大讲堂（第2版）[M]. 北京：中国中医药出版社，2017.